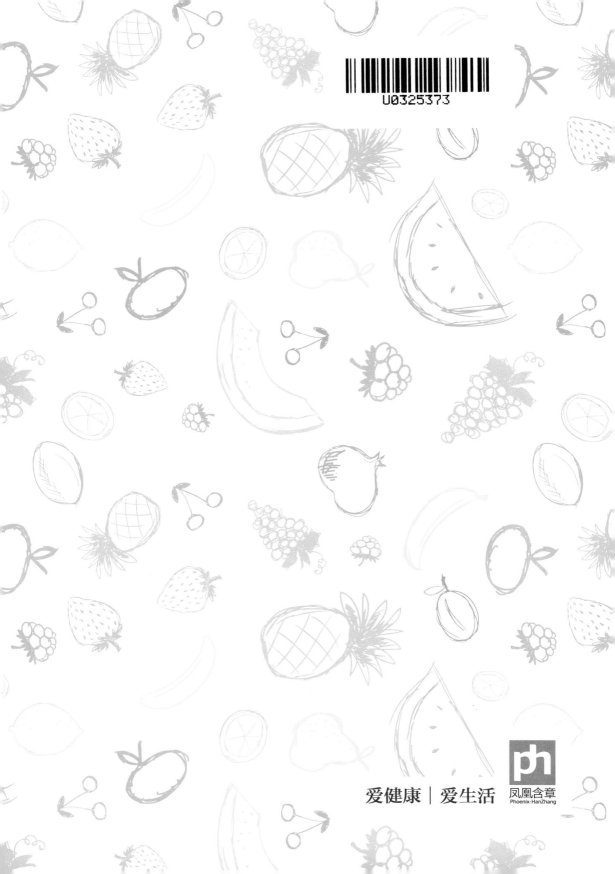

U0325373

爱健康 | 爱生活　凤凰含章
Phoenix-HanZhang

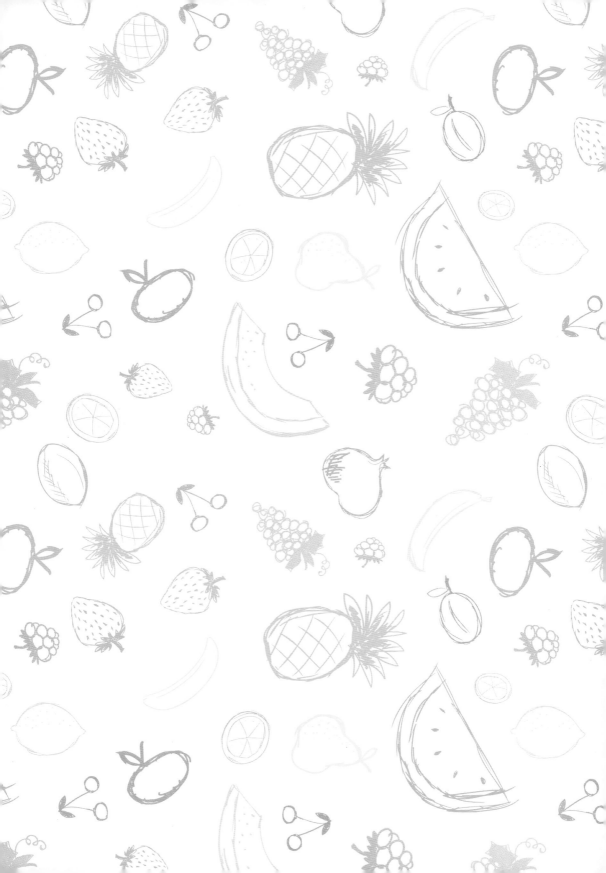

含章·食在好健康系列

常见病慢性病
这样吃就对了

生活新实用编辑部　编著

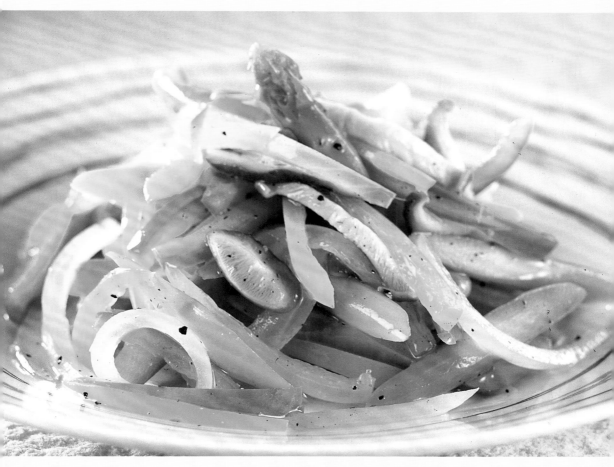

江苏凤凰科学技术出版社·南京

图书在版编目（CIP）数据

常见病慢性病这样吃就对了 / 生活新实用编辑部编
著. — 南京：江苏凤凰科学技术出版社，2024.2
（含章.食在好健康系列）
ISBN 978-7-5713-3496-3

Ⅰ.①常…　Ⅱ.①生…　Ⅲ.①常见病 – 慢性病 – 食物
疗法　Ⅳ.①R247.1

中国国家版本馆CIP数据核字（2023）第055933号

含章·食在好健康系列

常见病慢性病这样吃就对了

编　　　著	生活新实用编辑部	
责 任 编 辑	汤景清	
责 任 校 对	仲　敏	
责 任 监 制	方　晨	

出 版 发 行	江苏凤凰科学技术出版社	
出版社地址	南京市湖南路 1 号 A 楼，邮编：210009	
出版社网址	http://www.pspress.cn	
印　　　刷	天津丰富彩艺印刷有限公司	

开　　　本	718 mm × 1 000 mm　1/16	
印　　　张	16.5	
插　　　页	4	
字　　　数	411 000	
版　　　次	2024年2月第1版	
印　　　次	2024年2月第1次印刷	

标 准 书 号	ISBN 978-7-5713-3496-3	
定　　　价	56.00元	

吃对食物少生病

机器要插电或加油以维持运作；拥有名车的人，会为爱车选择最好的油料，以免造成机件损坏。人体也像一部相当复杂的机器，其精密程度绝不亚于世界上任何一种高科技产品。

健康要自我管理

大脑的"鬼斧神工"就不用细说了，连许多平常容易被我们忽略的小地方，如手指关节、眼球肌肉等的构造与运作模式之巧妙，每年医学研究都有新的发现。

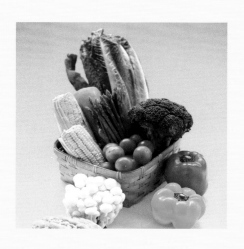

机器坏了，可以买一台新的，但每个人只有一个身体，其宝贵程度不言而喻，维系人体运转之所需的，是每天所摄取的食物，又怎能不慎选呢？

如同每一款机器有不同规格，需要不同电压、电量，或者汽油、柴油，人体需要从食物中摄取哪些营养素，有共同原则，也有因人而异之处。不过可以确定的是，吃对食物，符合身体所需，这台机器自然会稳定运转，维持健康状态。反过来说，倘若食物不能提供身体所需养分，无论过多或过少，都可能让它上演"罢工记"，我们称此现象为"生病"。

维持良好的饮食习惯，就是人体的最佳保养方式。万一真的发生故障（生病），除了及早寻求专业人员（医师）的协助，进厂（医院）维修（治疗），适当地调整饮食结构也很重要。

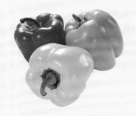

吃对了，疾病远离你

生病的时候该吃些什么？该怎么吃？有哪些注意事项？来自四面八方的大量资讯常常让人感到头昏眼花，甚至不易执行，内容是否正确也很令人忧虑。没有正面效果不要紧，万一影响身体健康，岂不是雪上加霜、得不偿失？

为了避免上述状况，本书特别列举数十种常见疾病，如感冒、偏头痛、高血压、贫血、过敏、失眠等，加以分门别类及系统化地整理，方便读者翻查，让读者能轻松地找到问题所在，进而寻求答案。

针对各种不同病症，本书提供"就诊科别""英文病称""症状停看听"等资讯；还安排了"健康警讯""营养素需求""医生小叮咛""舒缓不适妙招""饮食宜忌公布栏""食材配对"与"中医师的小偏方"等相当实用的小栏目，为读者提供最适合、最科学的常见病饮食宜忌，协助读者通过饮食的辅助，告别病痛困扰，维持身体健康。

吃对了，跟大病小病说再见

很多人为追求健康或瘦身，不断限制饮食，晚餐不吃淀粉，久之导致酮症酸中毒，免疫力下降。为达到目的严格限制饮食，不仅生活得不愉快，也让身体受到伤害。想要拥有健康的身体，就要快乐吃对食物。

生病的人的确要控制饮食，但不是盲目限制、无条件地限制，否则患者长久下来会受不了，进而偷吃或完全不理会。

例如，有人认为糖尿病患者饭后不能吃水果，其实是错误观念，水果虽富含糖类，但仍含有其他食物不可取代的营养价值。

任何病症都有对应的饮食方法，就怕道听途说。您的确需要能提供正确饮食观念的参考书籍，帮您找对方法，真正获得健康。

书中所有针对疾病所提供的食材或搭配，都经过特别谨慎的判断，希望通过适当的介绍，让您能在短时间内为自己或家人找到最适合的饮食方式。想达到健康功效，不能光说不练，阅读本书后，须把想要保持健康的念头化成实际的行动，才能真正获得健康。

诚挚地将本书推荐给您，希望您能很快摆脱疾病威胁，迈向健康美满的人生。

用食物为自己调理身体

饮食是人体营养的主要来源，也是维持生命的必要条件。饮食不当，会影响一个人的健康。

中医对饮食的好坏十分重视，利用食物或药物来解决身体不适的医学著作、经方、验方多不胜数。现在食疗观念已无形地融入生活，有些更是众所周知的常识。

现今可供人类调养的食材比比皆是，食物药源更是随处可见。唐代名医孙思邈说过："夫为医者，当须洞晓病源，知其所犯，以食治之；食疗不愈，然后命药。"说明注意平常饮食，才是改善身体不适的首要手段。

现代许多研究亦显示，饮食不足或不当，可能诱发某些疾病，导致人体提早老化衰退；相反地，饮食调理得当，不仅可保持人体正常功能，还能提高人体免疫力。

现代人的饮食习惯，最常见的误区就是肉、鱼类摄入较多，蔬果、五谷类的食用比例较少，这样很容易增加人体患病率。

本书专门讨论正确的饮食观念，更介绍了许多常见疾病的饮食宜忌、民间常用小偏方。相信读者能从中获取许多有益的知识，感受阅读的乐趣，进而享受健康的人生。

如何使用本书

　　本书是一本实用的常见病饮食指南，共分为三大章节。第一章概述食物属性和食用原则；第二章是本书重点，介绍60种常见病的原因、症状、营养素需求、饮食宜忌、调养重点，并提供专业小常识、对症食谱、保健功效、中医小偏方和舒缓不适症状的妙招等资讯；第三章从重要营养素的作用、来源、摄取量，到各人生阶段的补充重点，加以详细整理和说明。

疾病小档案
包括疾病的中文、英文名称，并提供就诊科别建议。

健康警讯
列出该疾病可能出现的征兆。

医生小叮咛
从医生的视角，提醒读者该项疾病应注意的事项。

致病原因
介绍该项疾病相关资讯，并详细说明可能的致病原因。

症状停看听
详尽列出该项疾病的症状。

舒缓不适小妙招
提供舒缓疾病不适症状的妙招或相关小常识。

营养素需求
以列点方式列出该项疾病所需补充的营养素。

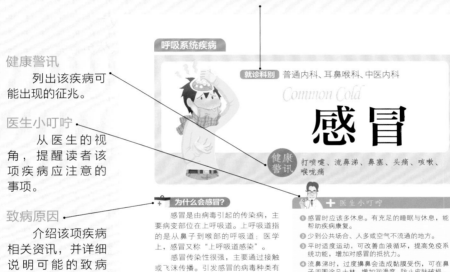

呼吸系统疾病

就诊科别 普通内科、耳鼻喉科、中医内科

Common Cold

感冒

健康警讯 打喷嚏、流鼻涕、鼻塞、头痛、咳嗽、喉咙痛

为什么会感冒？

　　感冒是由病毒引起的传染病，主要病变部位在上呼吸道。上呼吸道指的是从鼻子到喉部的呼吸通道；医学上，感冒又称"上呼吸道感染"。

　　感冒传染性很强，主要通过接触或飞沫传播。引发感冒的病毒种类有数百种，每年感冒的症状不尽相同，若没有引发其他并发症，通常在5～7天内会痊愈。感冒时，要消除体内病毒的唯一方法就是增强免疫力，目前西医只能针对感冒的各种不适症状开药。

感冒症状停看听

　　感冒的症状有打喷嚏、流鼻涕、鼻塞、喉咙痛、咳嗽、肌肉酸痛、全身无力等。感冒没有季节性，儿童和抵抗力差的成年人较易感染。

　　感冒时，若有发热持续数天、耳朵痛、鼻涕变黄稠、咳嗽剧烈等状况，则是产生并发症的现象，应尽快就医。

医生小叮咛

1. 感冒时应该多休息。有充足的睡眠与休息，能帮助疾病康复。
2. 少到公共场合、人多或空气不流通的地方。
3. 平时适度运动，可改善血液循环，提高免疫系统功能，增加对感冒的抵抗力。
4. 流鼻涕时，过度擤鼻会造成黏膜受伤，可在鼻子周围涂凡士林，增加润滑度，防止皮肤破损。
5. 吸烟会干扰呼吸道纤毛活动，减缓感冒痊愈的速度。
6. 注意保暖，洗澡时宜用37～38℃的水。
7. 以生理盐水漱口，可舒缓不适。
8. 注意清洁，勤洗手，以减少病毒感染的概率。

舒缓不适小妙招

　　感冒时到底需不需要多喝水，因人而异。会有"感冒时要多喝水"的说法，是因为一般人通常所摄取的水分不足，医生借此提醒患者补充身体所需的水分。感冒时摄取水分，有助于补充分泌物增加或发热所流失的水分，并排出有害毒素。一般来说，只要不是需限水的心血管疾病或肾病患者，感冒时适量补充水分都是好的，以每天2000～3000毫升为宜。

感冒
营养素需求

●维生素A	●维生素B₁	●维生素B₂	●维生素B₃	●维生素B₅
●维生素B₆	●叶酸	●维生素B₁₂	●维生素C	●维生素E
●蛋白质	●锌	●生物类黄酮	●类胡萝卜素	

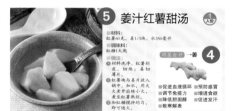

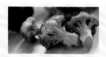

左上页面

① 感冒饮食宜忌公布栏

宜吃的食物	肉类	猪肉
	海鲜类	鲣鱼 鳗鱼 鳟鱼 沙丁鱼 三文鱼
	蔬菜、海藻类	西红柿 青椒 苋菜 菠菜 南瓜 圆白菜 豆芽菜 苜蓿芽 黄瓜 西蓝花 胡萝卜 苦瓜 南瓜 嫩豆 玉米 姜 小麦草 阳桃 桑叶 菠萝 葡萄柚 草莓 枇杷 柠檬 苹果 猕猴桃 葡萄 红枣 番石榴 木瓜 海带 紫菜
	谷类、坚果类	芝麻 杏仁 黄豆 纳豆 大米 小麦 胚芽米 糙米 五谷米
	其他类	酸奶 玄米茶 鸡蛋
忌吃的食物	蔬果类	柑橘 荔枝 柿子 水梨 龙眼 枇杷
	饮品类	酒精饮料 浓茶 咖啡
	点心类	刨冰 冰棒 冰激凌 蛋糕
	其他类	油条 姜母鸭 炖羊肉 人参鸡

②食材配对 姜 + 红薯 祛寒保暖+提升免疫力

营养加分
① 姜含有挥发性化合物、姜辣素，能促进胃液分泌、使血管扩张、加速血液循环、提高免疫力，感冒的时候，摄取适量姜，能够促进身体排汗，赶走聚集在体内的热邪，加速痊愈。
② 红薯含有丰富的钾、钠、钙、镁、铁、类胡萝卜素、B族维生素、维生素C、维生素E，能提高身体的免疫功能，保护呼吸道、消化道。红薯中的膳食纤维还可减少肠道吸收脂肪，减轻心脏与血管的负担。

⑤ 姜汁红薯甜汤 (1人份)

材料：
红薯60克，姜1/3块，水350毫升
调味料：
红糖1大匙
做法：
① 材料洗净，红薯削皮，切块；姜切薄片。
② 红薯块与姜片放入锅中，加水，用大火煮开后转小火，煮至红薯熟烂。
③ 加红糖搅拌均匀，即可饮用。

明星食材 → 姜
- 促进血液循环
- 预防感冒
- 调节免疫力
- 增进食欲
- 降低胆固醇
- 促进发汗
- 散寒解表

23

左下页面

① 感冒饮食调养重点

① 感冒时饮食宜清淡，避免食用刺激性强的食物。
② 多吃富含维生素B、维生素C与类胡萝卜素的蔬菜。红色、黄色、深绿色蔬果，如草莓、樱桃、西红柿、南瓜、菠菜、圆白菜、莴苣等，是好的选择。
③ 当食欲不振时，建议采用少食多餐的进食方式。
④ 烹饪时宜减少油、盐的使用，采用清淡爽口的饮食，能减轻胃肠的负担。
⑤ 每天补充2000～3000毫升水，多喝水能补充发烧流失的水分、稀释痰液及鼻涕等分泌物，使其易于排出，也能舒缓鼻腔、喉咙充血等状况。

⑥ 感冒时，胃肠消化功能较弱，宜选择容易消化的软、流质食物，如温热的粥、面条、汤。
⑦ 少吃高蛋白、高脂肪食物，如动物内脏、肥肉，以免引起消化不良，增加胃肠负担。
⑧ 感冒时，应避免饮用含咖啡因、酒精、高糖分饮料，如浓茶、咖啡、酒、含糖饮料等。

② 宜食忌食问答

感冒不管有什么症状，饮食宜忌都一样吗？

有些部分不一样，但饮食清淡是不变原则。
会引发感冒的病毒有数百种，不同病毒会引起不同症状。当有咳嗽、流鼻涕、腹泻、手脚冰冷等现象时，不适合吃寒性凉性食物，如葡萄柚、大白菜等，宜多选择平性蔬果，如番石榴、苹果等。当喉咙痛、鼻涕或痰液黄稠、高热时，不适合食用温热性食物，如人参、当归、麻油鸡，可食用较寒凉的水果、果汁，如西瓜、椰子汁等，以缓解炎症引起的不适。

③ 中医师的小偏方
① 风寒感冒：有怕冷、头痛、鼻涕或痰液清稀等症状，可适量食用姜汤、洋葱、葱。
② 风热感冒：有出汗、黄色鼻涕或痰液、喉咙痛、口干、鼻塞等症状，可适量吃宽菜、空心菜、小白菜、白萝卜等蔬菜。
③ 暑湿感冒：有轻微怕风、汗少、全身酸痛、痰白色且黏、鼻塞、流汤涕等症状，可多食用冬瓜、丝瓜、黄瓜等能祛湿的蔬菜。

④ 喉咙痛、咳嗽特效食品
① 阳桃汁：适宜喉咙痛时，可适量食用阳桃或阳桃汁，能解热、生津、利水，舒缓不适。
② 白萝卜、葱白：其可减缓咳嗽不适。准备白萝卜1个，葱白6根，姜15克；材料清洗切碎，加700毫升水，煮至剩约1碗汤的分量时，可滤渣一起食用。

24

右侧说明栏

① 饮食宜忌公布栏
将食材分类，以表格呈现该项疾病宜吃及忌吃的食物。

② 食材配对
重点呈现本道食谱的主食材和营养功效。

③ 营养加分
条列式分析主食材对人体的食疗效果。

④ 明星食材
以列点方式呈现明星食材的保健功效。

⑤ 健康食谱
推荐对症健康料理，并详细介绍料理方式。

① 饮食调养重点
条列式分析该项疾病的饮食重点。

② 宜食忌食问答
以问与答的方式提供该项疾病的常见问题和专业解答。

③ 中医师的小偏方
从中医角度提供舒缓该项疾病不适症状的小偏方。

④ 特效食品或茶饮
提供该项疾病的特效茶饮和食品。

固体：1大匙约等于15克，1小匙约等于5克。
液体：1大匙约等于15毫升，1小匙约等于5毫升。

目 录

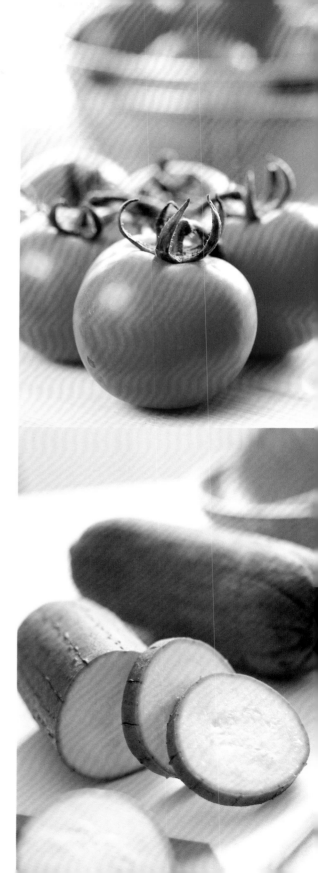

第二章 60种常见病饮食宜忌

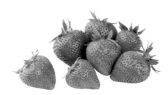

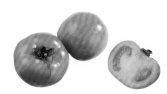

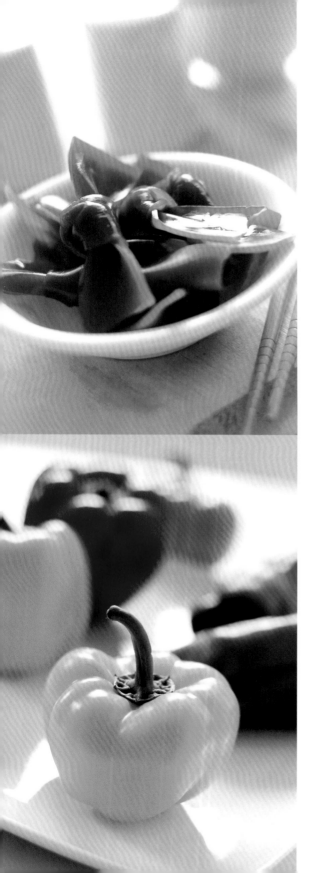

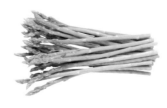

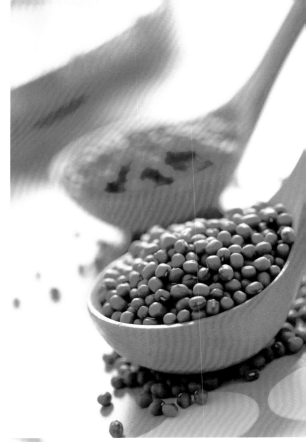

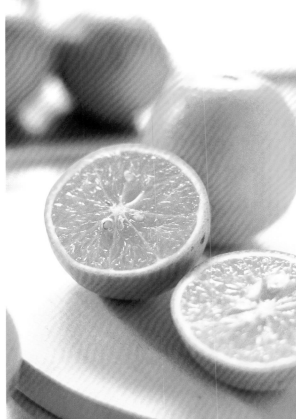

第三章 吃对营养 健康100分

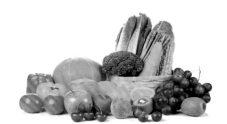

第一章
疾病食疗养生

古人说"药补不如食补"，
您吃的食物，与健康息息相关。
食物既有养生保健的功效，
也能协助改善疾病。
针对每种食物的不同属性，对症饮食，
既无副作用，又可吃得安心、常保健康！

食物是你最好的医生

身体的健康状态，与我们选择什么食物、偏好哪种饮食方式、有怎样的饮食习惯息息相关。既然吃进嘴里的食物有这么大的影响，怎么能不好好了解饮食，为自己的健康把关呢？

懂得"挑食"才健康

两千多年前，享有"医药之父"美称的希腊名医希波克拉底说过："食物是你最好的医药。"无独有偶，中国也有这么几句古话，如"药食同源""药补不如食补"等。显然，自古以来无论中外，莫不认可"食物可以协助预防与治疗疾病"的观点。

没有疾病的时候，食物可以发挥保健的功能；生病时，食物也可辅助药物的治疗作用。

天然食材的营养成分

拜科学发达所赐，如今我们可以通过各种专业的实验分析，了解各种天然食材里有什么营养成分，进一步依照需求来挑选食材。

如柠檬富含维生素C，能够促进胶原蛋白的合成，最适合爱美的女性；南瓜含有微量元素铬，可以促进胰岛素正常运作，对血糖偏高的人有帮助；蒜可以防癌；深海鱼类对心血管健康有益；花生可抗抑郁；水梨能止咳；牛奶有助睡眠。

中医对食材的分类法

一向注重食疗法的传统中医，对于天然食材的分析和选择也自有一套准则，就是按照食材的味道、颜色、属性来归类，分别称为"五味""五色""四性"，借此对应不同的体质、脏腑、病症或时节，对症吃菜。

天然食材的营养成分

食材名称	关键营养素	保健功效
柠檬	维生素C	促进胶原蛋白的合成
南瓜	微量元素铬	稳定血糖
蒜	大蒜素	防癌
深海鱼类	EPA、DHA	保护心血管
牛奶	钙	稳定神经，帮助睡眠

认识食物的"五味"

"五味"指的是食物吃进嘴里的五种味道，分别为酸、苦、甘、辛、咸，各自对应人体五脏：肝、心、脾、肺、肾，能够产生不同的食疗作用。

食物五味和五脏对应表

五味	对应五脏	食疗功效		代表食材
酸味	肝脏	❶ 抑制肠道有害菌滋生 ❷ 增加唾液分泌 ❸ 增进食欲，帮助消化 ❹ 促进胆汁分泌 ❺ 加强肝功能		柳橙、柠檬、山楂、葡萄、杧果、乌梅
苦味	心脏	❶ 清热退火 ❷ 除烦止渴 ❸ 消炎解毒 ❹ 调节心脏功能 ❺ 维持血管畅通		苦瓜、香椿、杏仁、白果、芥菜
甘味	脾脏	❶ 强健脾胃 ❷ 补充气血 ❸ 缓和情绪 ❹ 舒缓紧绷的肌肉 ❺ 调节免疫功能		苹果、红枣、红薯、菠菜、苋菜、鱼肉、牛肉、鸡肉、鹅肉
辛味	肺脏	❶ 祛寒、行气、活血 ❷ 促进血液循环 ❸ 调节新陈代谢 ❹ 促进胃肠道蠕动 ❺ 增强消化酶活性		辣椒、姜、洋葱、蒜、韭菜
咸味	肾脏	❶ 化痰散结 ❷ 调节血压 ❸ 改善便秘 ❹ 调节泌尿功能		紫菜、鸭肉、蟹、蛤蜊

吃得不对，有碍健康

凡事过与不及都有缺点，饮食也是一样。对身体有益的食材，吃多了也会成为身体的负担，有损健康。当身体有某些疾病或不适症状时，饮食更不能无所禁忌。

食材属性	特别说明
酸味食物	摄取过量，容易损伤筋骨和胃肠
苦味食物	呼吸道、胃肠功能不佳者，宜少吃
甘味食物	糖尿病患者应小心控制摄取量
辛味食物	吃多容易上火
咸味食物	高血压或肾病患者应小心控制摄取量

认识食物的"五色"

所谓的"五色"，就是依照食物在外观所呈现的天然颜色，将之区分为绿、红、黄、白、黑五类，它们分别对应体内不同的脏腑。

只吃某一色食物，或不吃某一色食物，都可能有害健康，应适量均衡地摄取各色食物，并依身体状况做相应调整。

食物五色和五脏对应表

食物五色	绿	红	黄	白	黑
对应五脏	肝	心	脾	肺	肾

绿色食物养肝

定义	绿色蔬果为主，其中以深绿色的叶菜类最具代表性
对应五脏	肝
有益成分	B族维生素、维生素C、胡萝卜素、类胡萝卜素、膳食纤维、镁、钾
健康作用	● 抗氧化　　● 有益于视力健康　　● 预防前列腺癌 ● 增强免疫力　　● 促进胃肠道蠕动　　● 减轻肝脏负担 ● 避免毒素滞留肠道　　● 预防心血管疾病　　● 调节新陈代谢
代表食材	水果类：番石榴、猕猴桃 蔬菜类：空心菜、菠菜、芹菜、芥蓝、芦笋、丝瓜、四季豆

红色食物养心

定义	泛指各种颜色深浅不一的红色蔬果，以及鸟禽、牛、猪、羊的肉与内脏
对应五脏	心
有益成分	维生素A、类胡萝卜素、番茄红素、蛋白质、脂肪、铁
健康作用	● 增强对感冒的抵抗力　　● 增进食欲　　● 消除疲劳 ● 改善脑部的功能　　● 使气色红润　　● 维持心脏与血管功能 ● 促进血液循环　　● 帮助造血　　● 改善缺铁性贫血
代表食材	水果类：樱桃、草莓、石榴、苹果 蔬菜类：红甜椒、西红柿 肉类：牛肉、猪肉、猪肝

4

黄色食物养脾

定义	黄色的谷类、根茎类、豆类、水果
对应五脏	脾
有益成分	糖类、氨基酸、B族维生素、维生素C、类胡萝卜素、胡萝卜素、叶黄素、玉米黄素
健康作用	● 抗氧化　　　　　　　● 降低血脂 ● 提供身体热量　　　　● 保护黏膜组织健康 ● 预防胃肠道疾病　　　● 对消化系统和免疫系统有益 ● 维持眼睛健康　　　　● 预防视网膜及黄斑部病变
代表食材	**五谷杂粮、坚果类**：薏苡仁、燕麦、糙米、胚芽米、小米、花生 **蔬菜类**：南瓜、玉米、金针菜、韭黄 **水果类**：木瓜、杧果、香蕉、菠萝、阳桃、枇杷 **其他类**：蛋黄

白色食物养肺

定义	奶、蛋、白色蔬果、米、面、白肉（如鸡肉、鱼肉）
对应五脏	肺
有益成分	糖类、蛋白质、膳食纤维、钙、钾、萝卜硫素
健康作用	● 调节体内水分　　● 促进大肠蠕动　　● 促进排便 ● 提供人体热量　　● 修复细胞组织　　● 维持骨骼健康 ● 增强抵抗力　　　● 预防心血管疾病　● 降低胆固醇 ● 改善高血压　　　● 杀菌、抗病毒
代表食材	**五谷类**：米、麦 **蔬果、菇蕈类**：山药、土豆、冬瓜、竹笋、蒜、洋葱、白萝卜、金针菇、银耳、水梨 **其他类**：牛奶、鸡肉、鱼肉

黑色食物养肾

定义	黑色谷类、菇蕈类、海藻类、乌鸡等
对应五脏	肾
有益成分	维生素A、B族维生素、维生素C、维生素D、维生素E、类胡萝卜素、花青素、铁、锌、锰、钙、硒、碘、多糖体
健康作用	● 抑制肿瘤生成　　● 调节免疫功能　　● 促进血液循环　● 保护心脏与血管 ● 调节新陈代谢　　● 增加骨质密度　　● 维持水钠平衡 ● 抗氧化　　　　　● 预防胃肠道疾病　● 有益生殖和排泄功能
代表食材	**五谷杂粮、坚果类**：黑糯米、黑米、黑豆、黑芝麻 **蔬果、菇、藻类**：香菇、茄子、海带、紫菜、葡萄、桑葚、黑枣 **其他类**：乌鸡

认识食物的"四性"

食物吃进体内，会产生偏热或偏寒的反应或影响。如常听人说，"荔枝吃太多小心上火""肠胃不好的人，吃太多西瓜可能会腹泻"。这些说的其实就是食物的性质。

食物的性质主要可分为"温、热、寒、凉"四种，称为"四性"。不过某些食物并不特别偏向哪一种，这类食物被归类于"平性"。

就算是相同性质的食物，被不同的人吃，甚至在不同的时段吃，都会产生不一样的反应，究竟四性食物该怎么吃才最健康呢？

温性与热性食物

温性与热性食物，都具有促进新陈代谢、祛寒保暖及改善血液循环等作用，只是程度略有差异。一般情况下，热性食物的效用比温性食物来得强烈。

冬季来临时，可适量食用温热性食物进补；容易手脚冰冷的人，也适合食用这类食物，使身体温暖；身体容易得炎症、口干舌燥，或在夏季，则建议少吃。

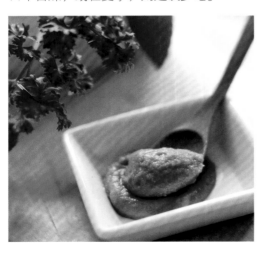

寒性与凉性食物

传统医学中，常说某些食物很"冷""凉"或可以"退火"，指的就是寒凉性食物，它们通常具有清热、消暑等作用。

为了避免对胃肠造成强烈刺激，寒凉性食物不适合在清晨起床时食用。在夏季来临或身处热带、亚热带地区的人，特别需要消暑、解热，最适合食用寒凉性食物。不过仍应注意食用量，过量摄取可能导致腹泻或手脚冰冷等问题。

平性食物

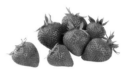

不偏温热，也不偏寒凉，介于其中的食物，称为平性食物。一般具有健脾、开胃、补益等作用。

日常生活中食用的食物，多属平性。除了少数人对特定食物过敏，一般人都可食用平性食物，无特殊限制。

料理方式也会影响食性

烹调的方式也会影响食性，如煎、炒、炸、烧烤，会使食物偏向热性，因此寒凉性食物可采取上述方式烹调；但如果是温热性食物，可能因此变得更温热。

寒凉性与温热性食物搭配烹煮，也可将食性寒热调和，转趋为平，更有利于体质的平衡。

如蟹食性较寒，可搭配酒、辣椒、姜、罗勒等温热的食物来料理。另外，像煮冬瓜加姜丝、炒青菜加蒜，或是炖羊肉搭配白菜，都是基于相同原理。

温热性食物，该怎么吃？

- 体虚怕冷、血液循环不佳者，多食用可温暖身体。
- 气候较寒冷的地方，或者是冬季时，最适合吃温热性食物。
- 体质燥热者，或有外伤、急性炎症等症状时，应少吃温热性食物。
- 温热性食物有提振精神的作用，因此白天比晚上更适合吃。

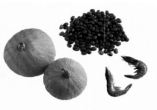

寒凉性食物，该怎么吃？

- 体质燥热、容易口干舌燥的人，可多食用寒凉性食物。
- 体质虚寒、胃肠功能不佳或有呼吸道疾病者，应减少寒凉性食物的食用量。

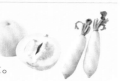

五大食物属性一览表

食物属性	食物特性说明	代表食材
温性食物	具有促进新陈代谢、驱寒保暖及促进血液循环等作用	**五谷、坚果、豆类：** 糯米、高粱、花生、杏仁、核桃 **海鲜类：** 虾、鳝鱼、海参 **蔬菜类：** 南瓜、香菜、韭菜、姜 **水果类：** 山楂、金橘、红枣 **其他：** 羊奶、咖啡、巧克力、花生油
热性食物	具有促进新陈代谢、驱寒保暖及促进血液循环等作用，效用较温性食物佳	**肉类：** 羊肉 **水果类：** 荔枝、龙眼、番荔枝、榴梿 **辛香料：** 辣椒、芥末、胡椒、洋葱、蒜、葱、干姜、咖喱、肉桂、茴香 **其他：** 酒
寒性食物	具有退火、清热、消暑、滋润等作用	**海鲜类：** 蛤蜊、蟹 **蔬菜类：** 芹菜、大白菜、竹笋、芦笋、茭白、芦荟 **水果类：** 水梨、椰子、火龙果、葡萄柚、西瓜、柑橘、柚子 **其他：** 冰品
凉性食物	具有退火、清热、消暑、解毒等作用，但效用较寒性食物弱	**五谷、豆类：** 小米、大麦、绿豆、薏苡仁 **肉类：** 鸭肉、蛙 **蔬菜类：** 白萝卜、丝瓜、冬瓜、豆芽菜、茄子、苦瓜、黄瓜 **水果类：** 香瓜
平性食物	不偏温热，也不偏寒凉，介于其中的称为平性食物，一般具有健脾、开胃、补益等作用	**五谷、豆类：** 大米、黄豆、黑豆、红豆、芝麻 **肉类：** 猪肉、鱼肉、鸡肉 **蔬菜类：** 西蓝花、圆白菜、红薯 **水果类：** 葡萄、草莓、苹果 **奶蛋类：** 鸡蛋、牛奶

对应体质吃出健康

要吃出健康，并不是一味地将各种营养全部塞进嘴巴里就行了。虽然和药补相比，食补温和多了，但不表示可以大意，有时候补错了还不如不补。该吃些什么？怎么吃？甚至是什么时候吃？其实都是有学问的。想吃出健康，首先得先了解自己的体质。

你是哪一种体质

食物依照品尝起来的味道、外在呈现的色泽，以及吃进肚子里所产生的作用，被归纳出"五色""五味"与"四性"等类别。人体则根据热、寒、实、虚、燥、湿等属性，来区分不同体质类型。

了解自己的体质类型，搭配适合的饮食、适量的运动，以及适当的生活习惯，就能轻松获得养生效果，让身体更健康。

热性及寒性体质

◆热性体质的特征

❶ 怕热，体温较高，喜欢喝冷饮
❷ 舌头颜色偏红，舌苔较厚且黄
❸ 常感到口干舌燥，容易有口臭
❹ 排尿量较少，尿液颜色偏黄
❺ 容易便秘

◆寒性体质的特征

❶ 怕冷，手脚冰冷
❷ 舌苔白
❸ 脸色苍白
❹ 容易疲劳，体力不佳
❺ 尿量多且颜色偏淡

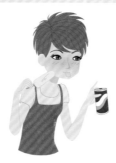

体质偏热性者，情绪上容易紧张、亢奋，且大多喜欢冰品或冷饮。

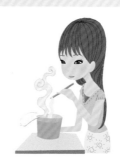

体质偏寒性者，说话常有气无力，而且因为怕冷而较喜欢吃热食。

燥性及湿性体质

◆燥性体质的特征

① 皮肤、毛发干燥，体形较为消瘦

② 常感到口干舌燥

③ 有时喉咙干痒，干咳却无痰

④ 容易便秘

⑤ 女性有经血少的症状

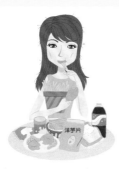

嗜吃油炸食物，体质易偏燥性；季节转换、环境较干燥时，也易转为燥性。

◆湿性体质的特征

① 容易出现四肢或特定部位水肿的现象

② 血压偏高、易疲倦

③ 喉咙时常感到有痰

④ 胃肠功能不佳，常腹泻、肠鸣、腹胀

⑤ 体形较为肥胖

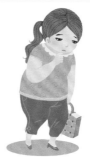

季节或环境转换，变得较为潮湿时，湿气容易侵入体内，造成湿性体质。

实性及虚性体质

◆实性体质的特征

① 精神亢奋　② 声音洪亮

③ 舌苔较厚　④ 容易便秘

⑤ 尿液颜色较黄

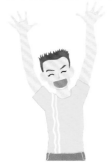

爱吃肉，且蔬菜摄取量不够多的人，体质容易偏实性。一般说来，以男性居多。

◆虚性体质的特征

① 脸色苍白　② 体力不佳

③ 容易流汗　④ 脉搏较弱

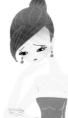

生活习惯差、熬夜、压力大、三餐不定时定量等，多是造成虚性体质的原因。

八大体质者就要这样吃

体质是每个人的身体特质，不同体质容易罹患的疾病各异，而同一类型的疾病，在不同体质的人身上，也会产生不同的症状。

中医根据"热、寒、实、虚、燥、湿"来区分不同体质。综合以上分类法，人体可以大致分为"燥热实型""燥热虚型""湿热实型""湿热虚型""寒燥实型""寒燥虚型""寒湿实型""寒湿虚型"八种体质。

体质受到遗传与生活饮食习惯的影响，每个人都不一样。在了解食物特性之后，若能进一步对应自身的体质，找出真正适合自己的食物，便可通过饮食调节来维持健康。

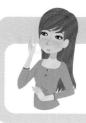
燥热实型
主要特征：
经常口渴、
体内津液不足

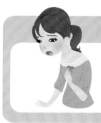
寒燥实型
主要特征：
易咳嗽、尿量多、
易便秘、易得急性病

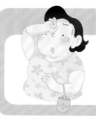
燥热虚型
主要特征：
汗量大、
易口渴

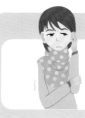
寒燥虚型
主要特征：
汗量多、尿量多、
易疲倦、有贫血症状

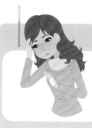
湿热实型
主要特征：
血压较高、
体内容易有炎症

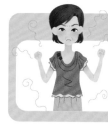
寒湿实型
主要特征：
不易流汗、
情绪易激动

湿热虚型
主要特征：
易腹泻或便秘、
易过敏

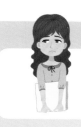
寒湿虚型
主要特征：
体质虚弱、
尿频、易腹泻

八种基础体质者的饮食宜忌

体质	○ 适宜的饮食	✕ 应节制的饮食
燥热实型	寒凉性或苦味、清淡退火的食物 例如，白萝卜、芦笋、西瓜、香蕉	温热性及辛辣、具刺激性的食物 例如，葱、姜、辣椒、龙眼、荔枝
燥热虚型	偏凉性、平性，能够清热退火、生津、滋补的食物 例如，山药、桃子、梅子、水梨、蜂蜜	燥热及辛辣的食物 例如，牛肉、羊肉、蒜、葱、辣椒、姜
湿热实型	平性、凉性或能健脾利湿、化痰祛湿的食物 例如，海带、菊花	辛辣、油腻或糖分偏高的食物 例如，葱、姜、蒜、栗子、核桃、糯米
湿热虚型	能滋阴补血、清热退火的食物 例如，鸭肉、鳗鱼、丝瓜、冬瓜、糯米、红豆、薏苡仁	温燥又辛辣的食物 例如，姜、蒜、人参、核桃
寒燥实型	味甘、性平、性凉、性温、清淡，能生津润燥的食物 例如，苹果、樱桃、菠萝、杏仁	太燥或太寒的食物 燥热食物：蒜、姜、洋葱、番荔枝 寒性食物：蟹、蛤蜊、芦荟
寒燥虚型	味甘、性平、性凉、性温的食物 例如，菠菜、茄子、苹果、樱桃	寒性及燥热的食物 寒性食物：西瓜、薏苡仁、冬瓜、大白菜 燥热食物：蒜、葱、姜
寒湿实型	性温，能健脾利湿的食物 例如，杏仁、茯苓、紫苏	高油脂、甜腻、性寒凉的食物 例如，甜点、糕饼
寒湿虚型	温热性食物，搭配其他平性食物	寒凉性食物 例如，苦瓜、冬瓜、水梨

营养素的15种保健功效

生活形态改变，久坐不动、饮食西化，导致越来越多的文明病困扰着现代人。有些小毛病看似轻微，但长久累积也会逐渐危害健康。除了求助专业医疗协助，通过饮食调整来改善，也是不错的选择。

1 预防感冒

维生素C能提升免疫力，降低病毒入侵的概率；维生素A则具有保护呼吸道黏膜的功能。要想预防感冒，平日适量补充这两种营养素是十分必要的。

万一不小心感冒了，可以摄取一些B族维生素，促进新陈代谢，让身体恢复得更快。

营养成分：维生素A、B族维生素、维生素C。
摄取来源：红色或黄色蔬果、柑橘类、带皮的全谷类。

2 帮助睡眠

有种名为"血清张力素"的激素，能帮助入睡，提高睡眠质量，色氨酸能在脑内转化成这种物质。有失眠困扰者，可从多种食物中摄取这种营养素。

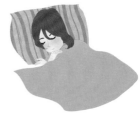

营养成分：色氨酸。
摄取来源：奶类、豆类、海鲜类、香蕉、猕猴桃。

3 消除疲劳

感觉疲劳有许多原因，如身体产生的能量不足、缺氧，或是新陈代谢不佳，体内堆积太多废物。可以针对不同的原因，补充缺乏的营养素，以达到改善效果。

糖类能转变为葡萄糖，提供身体所需能量；铁质具有补血作用，能增加细胞运送的氧气量，让人头脑清醒，不会昏昏欲睡。至于体内有太多物质或毒素等待代谢，就得靠B族维生素了，B族维生素可增强肝细胞活性，加速排出体内的废物，让人感觉神清气爽。

营养成分：糖类、铁质、B族维生素。
摄取来源：五谷杂粮、水果、深色蔬菜、动物肝脏。

4 保护眼睛

维生素A不仅具有很强的抗氧化能力，还可以保健视力、消除眼睛疲劳，预防多种眼部病变。对眼睛有益处的营养素还有花青素和叶黄素，它们能过滤紫外线、对抗自由基，防止光线伤害视网膜，预防眼部产生病变。

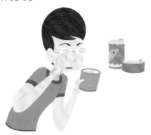

营养成分：维生素A、花青素、叶黄素。

摄取来源：动物肝脏、深色蔬果。

6 缓解疼痛

钙质除了能强化骨质密度，还能舒缓自主神经；镁能促进神经传导；维生素B₁、维生素B₆、维生素B₅与维生素B₃，也和神经系统的正常运作相关。

时常感到头痛或发生原因不明的疼痛者，建议从食物中补充上述营养素。

营养成分：钙、镁、B族维生素。

摄取来源：奶类、深绿色蔬菜、五谷杂粮类。

5 利尿消肿

水分在体内滞留，会造成水肿，而过多水分无法顺利排出的原因，主要有以下4点：肾功能不佳、盐分摄取过量、激素分泌不正常、血液循环不良。

建议有这类困扰者，平时吃一些有利尿作用的食材，如赤小豆、绿豆、薏苡仁。钾的补充也很重要，适量的钾可以调节体内钠含量，除了可缓解水肿症状，也能降低心脏血管的负担。

营养成分：钾。

摄取来源：豆类、根茎类、香蕉、阳桃、猕猴桃。

7 改善口腔炎

口腔炎造成的疼痛，是炎症作用的反应，此时应补充B族维生素。B族维生素当中的维生素B₁与维生素B₂，能使口腔黏膜细胞正常再生，进而缓解炎症。

疼痛缓解后，应充分摄取维生素C、维生素E，促进伤口的愈合。

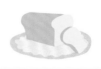

糙米

营养成分：B族维生素、维生素C、维生素E。

摄取来源：全谷类、奶类、肉类、水果类、坚果类。

8 保护关节

维生素C可以刺激胶原蛋白的合成，维护软骨弹性，有助于减少骨头和骨头之间软骨的磨损，缓解关节疼痛，保护关节。此外，蛋白质的补充也很重要，可提供胶原蛋白合成的原料。

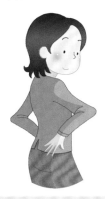

营养成分：维生素C、蛋白质。
摄取来源：蔬果类、鱼类、肉类、海鲜类。

9 减缓掉发

头发的主要成分是蛋白质。碘和锌这两种矿物质，可促进毛发生长；胶原蛋白具有维持发丝弹性的作用。

吸烟、喝酒、嗜吃辛辣品，可能损害毛囊健康，使头发易掉落，要避免食用。

营养成分：蛋白质、碘、锌、维生素C。
摄取来源：奶类、豆类、肉类、海藻类、坚果类、牡蛎、柑橘类。

10 排便顺畅

充足的水分与膳食纤维，是解决便秘问题的不二法门。水分有助于软化粪便，膳食纤维则有促进肠道蠕动的功用，两者均能使排便更顺畅。

营养成分：水分、膳食纤维。
摄取来源：水、水果类、蔬菜类、海藻类。

11 改善贫血

维生素B$_{12}$多存在于动物性食品当中，吃素者由于难以从饮食中摄取足够的维生素B$_{12}$，可能会出现贫血的问题。

素食者可从海带、紫菜、奶、蛋或保健食品中补充维生素B$_{12}$。

铁质摄取不足，也会导致缺铁性贫血，可摄取红色肉类、深绿色蔬菜来改善。

除了饮食偏嗜所引起的贫血，也有遗传因素所致的地中海性贫血，在饮食上应该注意蛋白质、维生素C、维生素E和叶酸的补充。

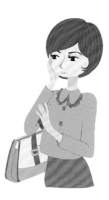

营养成分：铁质、维生素B$_{12}$、维生素C、维生素E、叶酸、蛋白质。
摄取来源：红肉、核果类、水果类、蔬菜类、海藻类。

12 温暖四肢

手脚冰冷多半是因为血液循环不良，建议平时最好少吃冰冷的食物。此外，更应该适量补充铁质、B族维生素与蛋白质，借此增加血液的供氧量，使血液循环变好。

营养成分：铁质、B族维生素、蛋白质。

摄取来源：肉类、深色蔬菜、全谷类、奶类、蛋类。

14 舒缓生理痛

稳定血糖，有助于缓解生理期的不适，生理期最好避免高糖分、高热量食物，以使血糖保持稳定。同时别忘了补充维生素B_6，以辅助蛋白质、脂肪和糖类的代谢，双管齐下改善生理痛。

营养成分：维生素B_6。

摄取来源：糙米、燕麦、土豆、香蕉、西红柿。

13 缓解过敏性鼻炎

过敏体质者应先找出过敏源，并加以避免。在饮食方面，容易引发过敏的有牛奶、坚果类、蛋类和甲壳类海鲜等。猕猴桃、木瓜、香瓜等水果也易诱发过敏，过敏性鼻炎者应限制摄取量。

平时可以适量补充维生素A，维生素A能保护呼吸道黏膜，可缓解鼻黏膜炎症与不适。

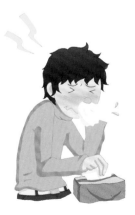

营养成分：类胡萝卜素、维生素A。

摄取来源：深色蔬果、动物肝脏。

15 增进食欲

食欲不佳时，可补充一些微量元素锌和铜，锌可以使嗅觉、味觉变得更敏锐；铜则有平衡体内锌的作用。此外，B族维生素也具有增进食欲的效果。

在烹调过程中添加糖、醋等调味料，或运用香菇、柠檬、柳橙、西红柿等天然食材，均能增加菜肴风味，达到增进食欲的效果。

许多辛香料，如蒜、姜、辣椒、胡椒、罗勒等，也具有开胃的作用。

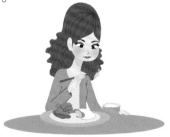

营养成分：锌、铜、B族维生素。

摄取来源：牡蛎、核果类、肉类、五谷杂粮类。

四季养生食疗法则

中国人的养生法则一向遵循自然，配合天地万物的变化，当然也包含四季更替，因此有"春生、夏长、秋养、冬藏"，以及"春温、夏热、秋燥、冬寒"等说法。接下来，我们就从饮食的观点出发，了解在不同的季节里，有哪些不同的养生食疗法则。

春季滋补养生

春季节气：立春、雨水、惊蛰、春分、清明、谷雨

春天气候从寒冷渐渐回温，不仅万物欣欣向荣，就连人体也随之运作起来，所以此刻正是为健康打好基础的最佳时机。从中医观点来看，春天养生的主要目的是养阳气，为的就是预防秋冬时可能发生的寒证，而此季节中养生的重点则在于肝经与胆经。

春季饮食重点

❶ 春季肝气旺盛，容易影响脾胃消化，饮食以清淡为宜。

❷ 食用当季绿色蔬菜，可补充冬季摄取不足的维生素和矿物质。

春季养生原则

❶ 注意保暖，避免因为气温骤升骤降所引发的各种呼吸道和过敏问题。

❷ 维持情绪稳定，少生气，避免肝火上升而伤肝。

❸ 调整作息，尽量早起，同时进行和缓的伸展运动，舒筋活络，以养护肝脏。

春季养生食补

❶ 不宜过度进补，以免过度滋补，影响肝气生发。

❷ 若需食补，建议选用莲子、白术、花生、白果等平性食物。

❸ 银耳可预防发炎，亦可促进肝脏蛋白质合成，适合春天食用。

❹ 过敏体质的哮喘者应少吃冰冷或寒性食物，如瓜类或蟹。

春季容易发作的疾病

疾病类型	春季好发病症
呼吸道疾病	过敏性哮喘、急性支气管炎、肺炎、病毒性肝炎、流行性感冒
精神疾病	忧郁症、躁郁症
心血管疾病	心肌梗死、脑卒中
其他	胃溃疡、皮肤炎、甲状腺功能亢进

夏季清热解毒

夏季节气：立夏、小满、芒种、夏至、小暑、大暑

夏天艳阳高照、雨水多，天气可用闷、热、燥来形容，人体也处于阳气旺盛的状态，心脏功能特别活跃。从中医观点来看，夏季身体有"心火旺、肺气衰"的特点，容易导致"伤津耗气，困顿疲乏"，因此养生首重于精神调养。

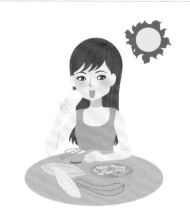

夏季饮食重点

❶ 夏季人体出汗多，容易造成电解质紊乱，应随时注意补充水分。

❷ 气温偏高，容易使食物变质、滋生细菌，因此务必特别留意食物的保存、清洁卫生。

❸ 夏季饮食宜清爽，避免油炸、油煎等料理方式，以免加重身体负担。

夏季养生原则

❶ 由于昼长夜短，人们在夏季时常睡得晚、起得早，睡眠时间较少。适度午睡，有助于补充体力、消除疲劳、保护心脏血管与大脑。

❷ 做好防晒工作，避免中暑、晒伤。

❸ 适当地抒发情绪，是夏季养生重点之一。要懂得宣泄，避免太过压抑。

夏季养生食补

❶ 适量食用清淡且带有苦味的食物，如苦瓜、芥蓝等。这些食物有清热、降火等效用，能帮助舒缓夏日不适。

❷ 每餐宜定时定量，避免贪凉和过度摄取冰品及寒凉性食物。

❸ 钙和锌常随汗水排出，建议从瘦肉、乳制品、核果类、鱼类与蛋类等食物中适量补充。

❹ 天气燥热容易使人缺乏食欲，可适当运用葱、姜、蒜等辛香料，或是柠檬、柳橙等酸甜食材，为菜肴提味，增进食欲。

❺ 丝瓜、冬瓜、小黄瓜、绿豆、四季豆、芦笋、芦荟等当季食材，具有清热利尿之效，适合夏天食用。

夏季容易发作的疾病

疾病类型	夏季好发病症
消化道疾病	胃肠炎、腹泻、消化不良、食欲不振
皮肤疾病	手足癣、湿疹、日光性皮肤炎
其他	中暑、失眠、血糖不稳定

秋季滋阴润肺

秋季节气：立秋、处暑、白露、秋分、寒露、霜降

经过春生夏长，时序进入秋收季节，此时气候从夏天的闷热转趋干爽。从中医观点来看，秋天的主气为"燥"，人体特别需要水分滋润。此季的养生重点在于清热润燥，以舒缓燥气对人体造成的不适。

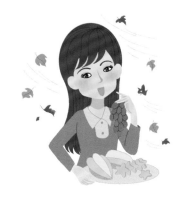

秋季饮食重点

❶ 少吃辣椒、葱、蒜等刺激性食物，以免加重体内的燥气。此外，寒凉性食物也应少吃。

❷ 最佳进食方式为少食多餐，选择容易咀嚼、消化的食物，同时应减少油脂的摄取。

秋季养生原则

❶ 睡眠充足不熬夜，维持正常作息规律，以降低脑血管疾病发生的概率。

❷ 秋季气温下降，肌肉伸展能力降低、血管较易收缩，人体活动趋缓，因此运动不宜过于剧烈，且事前应做好热身准备。

秋季养生食补

❶ 选择具有"助肝气、敛肺气"效用的食材，以强化呼吸道功能，如水梨、百合、莲藕等。

❷ 增加酸味食物的摄取，如苹果、葡萄、阳桃、柠檬、柚子、山楂等，有助于生津滋润。

❸ 芝麻、核桃、黑木耳、蜂蜜、甘蔗、银耳等食材，可润燥养阴，适合在秋天食用。

❹ 秋天的燥气容易对肺部造成负担，可多摄取银耳、水梨、山药、百合、莲藕等具有滋润呼吸道作用的食物。

❺ 热粥护胃补气，是秋天的理想早餐。

秋季容易发作的疾病

疾病类型	秋季好发病症
呼吸道疾病	感冒、咳嗽、喉咙发炎、哮喘、过敏性鼻炎、肺炎
消化道疾病	腹泻、便秘、胃肠炎、十二指肠溃疡
皮肤疾病	皮肤干燥、掉发、口角炎
精神疾病	失眠、忧郁症、躁郁症
其他	关节炎、脑血管疾病

冬季温润补元

冬季节气：立冬、小雪、大雪、冬至、小寒、大寒

冬天阳光较弱，且寒气逼人，容易损害阳气，中医观点强调，冬季养生应以"敛阴护阳"为主。有句古话说："冬不藏精，春必病温。"可见冬季需好好调养人体五脏，故有"补冬"一词。

冬季养生首重温润补元，"元"意指生命之元，说的就是负责"藏精"的肾脏。无论食补还是药补，冬季养生多以强化肾功能为出发点。

冬季饮食重点

❶ 适度增加热量摄取，以维持身体的正常运作，提高耐寒能力。

❷ 冬季应多吃生鲜蔬果，除了补足水分，也应增加维生素的摄取量。

冬季养生原则

❶ 早睡晚起，以保持元气。

❷ 注意保暖，尤其是背部保暖，可减少风寒感冒的发生。

❸ 保持室内空气流通，避免二氧化碳浓度偏高或一氧化碳中毒。

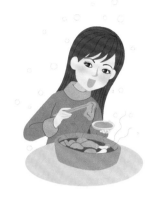

冬季养生食补

❶ 无论是食补还是药补，均应视个人体质进行，按照"虚则补之，寒则温之"的基本原则。

❷ 摄取足量的蛋白质、脂肪，可以提升免疫力。

❸ 羊肉、鸡肉、牛肉、深海鱼、蛋类、奶类，都是冬季最佳的蛋白质来源。

❹ 胡萝卜、韭菜、香菜、洋葱、红豆、芝麻、核桃、龙眼、辣椒、葱、姜、蒜，属于温热性食物，有助于御寒，可达到防病强身的效果。

❺ 现代人补充营养，不一定要进补。均衡摄取六大类食物，才是食补养生的关键。

❻ 四神汤具有健脾、补肾的功效，是冬天理想的食补选择。

冬季容易发作的疾病

疾病类型	冬季好发病症
呼吸道疾病	哮喘、支气管炎、支气管扩张
心血管疾病	心肌梗死、脑卒中
消化道疾病	胃溃疡、十二指肠溃疡
其他	风湿性关节炎、甲状腺功能亢进、青光眼、冬季湿疹、肥胖

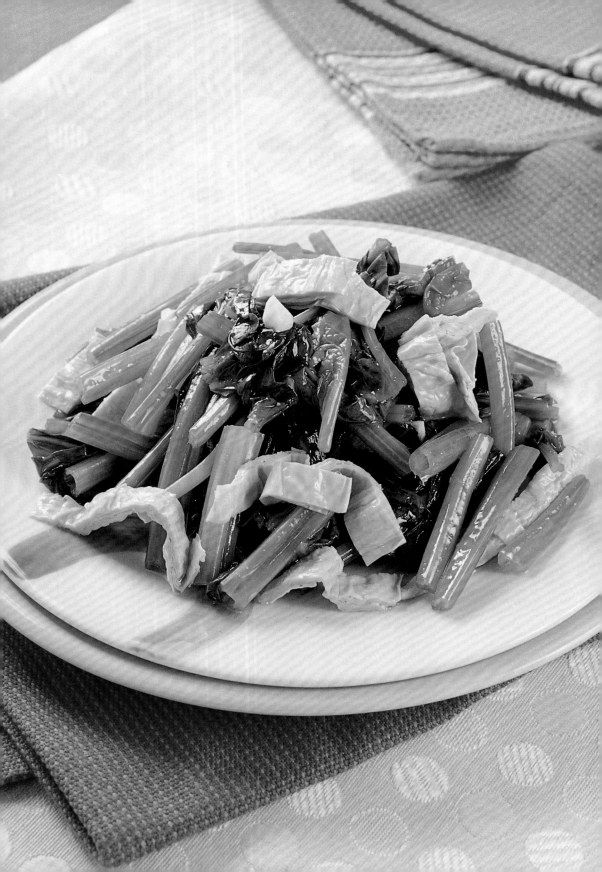

第二章
60种常见病饮食宜忌

感冒、腹泻、牙痛、贫血、失眠……

不同的常见疾病，

有不同的调养原则、营养需求、饮食禁忌。

接下来，让我们一起来了解，

如何挑对食物、吃对营养，

使疾病远离，让健康满分。

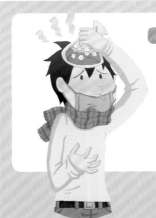

就诊科别 普通内科、耳鼻喉科、中医内科

Common Cold

感 冒

健康警讯 打喷嚏、流鼻涕、鼻塞、头痛、咳嗽、喉咙痛

为什么会感冒？

感冒是由病毒引起的传染病，主要病变部位在上呼吸道。上呼吸道指的是从鼻子到喉部的呼吸道；医学上，感冒又称"上呼吸道感染"。

感冒传染性很强，主要通过接触或飞沫传播。引发感冒的病毒种类有数百种，每种感冒的症状不尽相同，若没有引发其他并发症，通常在5～7天内会痊愈。感冒时，要消除体内病毒的唯一方法就是增强免疫力，目前西医只能针对感冒的各种不适症状开药。

感冒症状停看听

感冒的症状有打喷嚏、流鼻涕、鼻塞、喉咙痛、咳嗽、肌肉酸痛、全身无力等。感冒没有季节性，儿童和抵抗力差的成年人较易感染。

感冒时，若有发热持续数天、耳朵痛、鼻涕变黄稠、咳嗽剧烈等状况，则是产生并发症的现象，应尽快就医。

✚ 医生小叮咛

1. 感冒时应该多休息。有充足的睡眠与休息，能帮助疾病康复。
2. 少到公共场合、人多或空气不流通的地方。
3. 平时适度运动，可改善血液循环，提高免疫系统功能，增加对感冒的抵抗力。
4. 流鼻涕时，过度擤鼻会造成黏膜受伤，可在鼻子周围涂凡士林，增加润滑度，防止皮肤破损。
5. 吸烟会干扰呼吸道纤毛活动，减缓感冒痊愈的速度。
6. 注意保暖，洗澡时宜用37～38℃的水。
7. 以生理盐水漱口，可舒缓不适。
8. 注意清洁，勤洗手，以减少病毒感染的概率。

舒缓不适小妙招

感冒时到底需不需要多喝水，因人而异。会有"感冒时要多喝水"的说法，是因为一般人通常所摄取的水分不足，医生借此提醒患者补充身体所需的水分。感冒时摄取水分，有助于补充分泌物增加或发热所流失的水分，并排出有害毒素。一般来说，只要不是需限水的心血管疾病或肾病患者，感冒时适量补充水分都是好的，以每天2000～3000毫升为宜。

感冒
营养素需求

- 维生素A
- 维生素B_1
- 维生素B_2
- 维生素B_3
- 维生素B_5
- 维生素B_6
- 叶酸
- 维生素B_{12}
- 维生素C
- 维生素E
- 蛋白质
- 锌
- 生物类黄酮
- 类胡萝卜素

感冒饮食宜忌公布栏

宜吃的食物	肉类	猪肉
	海鲜类	鲣鱼 鳗鱼 鲭鱼 沙丁鱼 三文鱼
	蔬果、海藻类	西红柿 青椒 苋菜 菠菜 芹菜 圆白菜 豆芽菜 苜蓿芽 黄瓜 西蓝花 胡萝卜 苦瓜 南瓜 豌豆 玉米 姜 小麦草 阳桃 桑葚 菠萝 葡萄柚 草莓 枇杷 柠檬 苹果 猕猴桃 葡萄 红枣 番石榴 木瓜 海带 紫菜
	谷类、坚果类	芝麻 杏仁 黄豆 纳豆 大米 小麦 胚芽米 糙米 五谷米
	其他类	酸奶 玄米茶 鸡蛋
忌吃的食物	蔬果类	柑橘 荔枝 柿子 水梨 龙眼 杧果
	饮品类	酒精饮料 浓茶 咖啡
	点心类	刨冰 冰棒 冰激凌 蛋糕
	其他类	油条 姜母鸭 炖羊肉 人参鸡

食材配对 **姜** + **红薯** = 祛寒保暖+提升免疫力

营养加分

① 姜含有挥发性化合物、姜辣素，能促进胃液分泌、使血管扩张、加速血液循环、提高免疫力。感冒的时候，摄取适量姜，能够促进身体排汗，赶走聚集在体内的热邪，加速痊愈。

② 红薯含有丰富的钾、钠、钙、镁、铁、类胡萝卜素、B族维生素、维生素C、维生素E，能提高身体的免疫功能，保护呼吸道、消化道。红薯中的膳食纤维还可减少肠道吸收脂肪，减轻心脏与血管的负担。

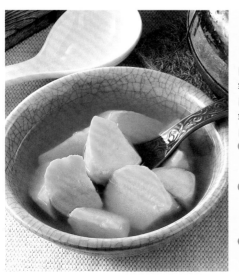

姜汁红薯甜汤 ①人份

■**材料：**
红薯60克，姜1/3块，水350毫升

■**调味料：**
红糖1大匙

■**做法：**
① 材料洗净。红薯削皮，切块；姜切薄片。
② 红薯块与姜片放入锅中，加水，用大火煮开后转小火，煮至红薯熟烂。
③ 加红糖搅拌均匀，即可熄火。

明星食材 →**姜**

■促进血液循环 ■预防感冒
■调节免疫力 ■增进食欲
■降低胆固醇 ■促进发汗
■散寒解表

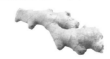

感冒饮食调养重点

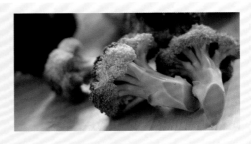

① 感冒时饮食宜清淡，避免食用刺激性强的食物。

② 多吃富含维生素B_1、维生素C与类胡萝卜素的蔬果。红色、黄色、深绿色蔬果，如草莓、樱桃、西红柿、南瓜、菠菜、圆白菜、莴苣等，是好的选择。

③ 当食欲不振时，建议采用少食多餐的进食方式。

④ 烹饪时宜减少油、盐的使用，采用清淡爽口的饮食，能减轻胃肠的负担。

⑤ 每天补充2000～3000毫升水。多喝水能补充发热流失的水分、稀释痰液及鼻涕等分泌物，使其易于排出，也能舒缓鼻腔、喉咙充血等状况。

⑥ 感冒时，胃肠消化功能较弱，宜选择容易消化的软、流质食物，如温热的粥、面条、汤。

⑦ 少吃高蛋白、高脂肪食物，如动物内脏、肥肉，以免引起消化不良，增加胃肠负担。

⑧ 感冒时，应避免饮用含咖啡因、酒精、高糖分饮料，如浓茶、咖啡、酒、含糖饮料等。

宜食忌食问答

感冒不管有什么症状，饮食宜忌都一样吗？

有些部分不一样，但饮食清淡是不变原则。

会引发感冒的病毒有数百种，不同病毒会引起不同症状。当有咳嗽、流鼻涕、腹泻、手脚冰冷等现象时，不适合吃寒性或凉性食物，如葡萄柚、大白菜等；宜多选择平性蔬果，如番石榴、苹果等。当喉咙痛、鼻涕或痰液黄稠、高热时，不适合食用温热性食物，如人参、当归、麻油鸡，可食用较寒凉的水果、果汁，如西瓜、椰子汁等，以减缓炎症引起的不适。

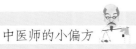

● 中医师的小偏方

① 风寒感冒：有怕冷、头痛、鼻涕或痰液清稀等症状，可适量食用姜、洋葱、蒜。

② 风热感冒：有出汗、黄色鼻涕或痰液、喉咙痛、口干、鼻塞等症状，可适量吃苋菜、空心菜、小白菜、白萝卜等蔬菜。

③ 暑湿感冒：有轻微怕风、汗少、全身酸痛、痰白色且黏、鼻塞、流浊涕等症状，可多食用冬瓜、丝瓜、黄瓜等能祛湿的蔬菜。

● 喉咙痛、咳嗽特效食品

① 阳桃汁：感冒喉咙痛时，可适量食用阳桃或喝阳桃汁，能解热、生津、利水，舒缓不适。

② 白萝卜、葱白：其可减缓咳嗽不适。准备白萝卜1个，葱白6根，姜15克；材料洗净切片，加700毫升水，煮至剩1碗汤的分量即可，连渣一起食用。

姜丝煮冬瓜

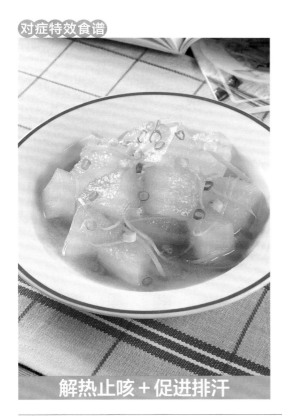

材料：

冬瓜150克，姜2片，蒜1瓣，葱1根，高汤60毫升

调味料：

色拉油1小匙，米酒1/2小匙，盐1/6小匙，酱油、白糖各1/4小匙

做法：

❶ 材料洗净。冬瓜切块，放入沸水中汆烫，再捞起沥干；姜切丝；蒜、葱切末。

❷ 色拉油倒入锅中加热，爆香蒜末、姜丝，加冬瓜块、米酒、盐、酱油、白糖、高汤，煮至收干汤汁。

❸ 撒上葱末即可。

保健功效

　　姜具有温暖胃肠、祛寒的作用，其中的姜酮与姜辣素两种成分可抑制病毒，促进血液循环，加强新陈代谢；冬瓜中的维生素C能抑制病毒和细菌的活性，帮助身体康复。姜和冬瓜一同烹煮，可促进身体排汗、退热、止咳。风寒感冒初期症状出现时立刻食用，效果最为明显。

解热止咳＋促进排汗

苋菜香炒咸蛋

材料：

苋菜100克，咸蛋1/2个，蒜1瓣

调味料：

色拉油1/2大匙，白糖1/2小匙，胡椒粉1/4小匙，水淀粉1小匙

做法：

❶ 把材料洗净。苋菜切成小段，咸蛋切丁，蒜去皮切片。

❷ 色拉油倒入锅中加热，爆香蒜片，再加苋菜段炒至变软。

❸ 加咸蛋丁略炒，再加白糖和胡椒粉拌匀，最后用水淀粉勾芡。

保健功效

　　苋菜和蛋黄含有类胡萝卜素、维生素A，具有保护呼吸道上皮组织健康、维持免疫系统正常运作的作用，能阻止细菌及病毒入侵，预防身体受到感染。

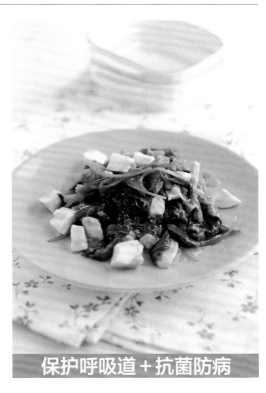

保护呼吸道＋抗菌防病

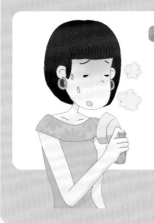

就诊科别 胸外科、普通内科、中医内科

Asthma

哮 喘

健康警讯 呼吸困难、胸闷、心跳加速、嘴唇发紫

为什么会哮喘?

哮喘是因为肺部被称作"细支气管"的小气管发生痉挛、发炎和被黏液阻塞,导致空气无法顺利进出,呼吸变得急促困难。

引发哮喘的原因有:空气中的刺激物,如吸烟;接触到过敏原,如尘螨、花粉;气候急剧变冷、病菌感染、情绪压力、剧烈运动。发作情形与症状随时间、刺激来源不同而改变。

哮喘症状停看听?

哮喘发作时,最明显的症状是有哮喘声,但不是所有患者都会发出这样的声音,有些患者发作时的表现为轻或重的咳嗽。

哮喘易在夜间及剧烈运动后发作,常见症状有脸色发白、呼吸困难、心跳加速,严重时会因氧气供应不足导致脸色发紫、大量冒汗,需要通过颈部呼吸辅助肌勉强维持呼吸。

医生小叮咛

1. 哮喘患者要戒烟、远离二手烟或其他的烟雾。
2. 远离所有可能的过敏原,定期清洗易滋生尘螨的布窗帘、被套、床单、枕头套。
3. 减少食品添加剂的摄取,避免食用亚硫酸盐及味精。
4. 使用止痛剂,要选择不含阿司匹林者。
5. 运动前先热身,运动后要做整理活动。
6. 天气变冷时,可使用口罩或围巾保暖。
7. 哮喘患者要特别注意,环境温度勿变化太大,留意空调的设定勿忽冷忽热。
8. 学会放松。压力过大会引发哮喘或使哮喘加剧,建议哮喘患者多发掘、培养自己的兴趣。

舒缓不适小妙招

1. 胃液反流容易导致哮喘发作,晚餐避免吃太饱,睡前2小时内不要再进食。睡觉时可以将床头及枕头垫高。
2. 进行剧烈运动时,闭嘴,用鼻呼吸。鼻子里有黏膜,呼吸时可让空气较温暖湿润后再吸入呼吸道。若用嘴呼吸,空气较干燥寒冷,易刺激气管。

哮喘

营养素需求

- 维生素A
- B族维生素
- 维生素C
- 维生素E
- 钙
- 硒
- 镁
- 次亚麻油酸
- EPA
- DHA

哮喘饮食宜忌公布栏

宜吃的食物 ○	肉类	鸡肉 猪肉 鱼肉
	蔬菜类	空心菜 苋菜 莴苣 芹菜 西红柿 紫苏 山药 南瓜 洋葱 百合
	水果类	枇杷 草莓 番石榴 菠萝 桑葚 樱桃 猕猴桃 红枣
	坚果类	芝麻 杏仁 银杏 莲子
	其他类	银耳 燕窝 豆腐 蜂王浆 蜂胶 豆浆
忌吃的食物 ✕	海鲜类	虾 蟹 海瓜子 文蛤 蚬 鲍鱼 扇贝 九孔 牡蛎
	蔬菜、菇蕈类	香菇 芋头 芦笋 圆白菜 菠菜 苜蓿芽 胡萝卜 甜菜
	水果类	荔枝 杧果 柿子 龙眼 柑橘 柚子 苹果 哈密瓜 西瓜
	其他类	花生 腰果 泡菜 红酒 碳酸饮料 碳酸饮料 冷饮 啤酒 汉堡 炸鸡 冰激凌 巧克力 蛋白 牛奶 腌制或太咸的食物（酱菜、火腿、腊肉、罐头食品）

 食材配对 洋葱  + 鸡肉 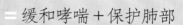 = 缓和哮喘＋保护肺部

营养加分

① 洋葱含有丰富的天然硫化物和类黄酮。天然硫化物能够抑制支气管肌肉痉挛；类黄酮则有松弛支气管肌肉的作用。适量吃洋葱，可降低哮喘发作的频率。

② 鸡肉含有B族维生素、维生素E和镁。其中，镁可松弛气管的平滑肌；维生素E具有抗氧化作用，能阻止身体受到自由基的伤害，保护肺部功能。

③ 洋葱搭配鸡肉食用，可强化松弛支气管肌肉的效果，有助于缓解哮喘症状。

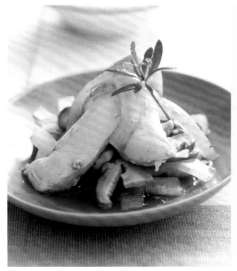

糖醋洋葱鸡肉 ①人份

■材料：
鸡肉片75克，洋葱丝30克，姜末、蒜末、葱末各5克，新鲜香草1根

■调味料：
色拉油1小匙，番茄酱2小匙，白糖、醋各1/6小匙，盐1/4小匙

■做法：
① 鸡肉片放入油锅烫熟至变白色，捞出。
② 锅内放油烧热，爆香葱末、姜末、蒜末、洋葱丝，加番茄酱、白糖、醋和盐翻炒。
③ 加鸡肉片炒匀，盛盘后放上香草即可。

明星食材 →洋葱

■增强体质　■松弛气管肌肉
■降胆固醇　■促进胃肠蠕动

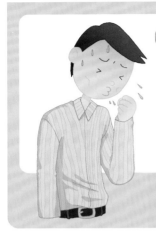

就诊科别 普通内科、胸外科、中医内科

Bronchitis

支气管炎

健康
警讯

咳嗽、哮喘、咳痰且痰液呈白色泡沫状、
喉咙痛、胸闷

为什么会得支气管炎？

支气管炎分为急性与慢性两种。急性支气管炎，通常由罹患普通感冒或流行性感冒时，病毒或细菌先在鼻腔、咽喉处引起炎症，波及支气管所致。其他原因，如过冷或过热的空气、亚硫酸、氯气或二氧化硫等刺激性气体等，也会引起急性支气管炎。

慢性支气管炎，指咳嗽持续3个月以上，且连续2年之内均有发作。诱发的原因有空气污染、吸烟、病毒或细菌感染、气候变化等。

支气管炎症状停看听

急性支气管炎初期会出现类似重感冒的症状，如剧烈咳嗽、发热；后期痰量会增多且变黄稠。

慢性支气管炎病情发展较慢，初期在冬天偶尔咳嗽，夏天少有症状。随着病情发展，咳嗽会加剧，痰呈白色泡沫状，且浓稠不易咳出，全年均会发作。

医生小叮咛

1. 均衡饮食，摄取充足营养素，可以提升身体免疫力，降低感冒概率，减少急性支气管炎的发生。
2. 发生急性支气管炎时，患者必须待在空气干净的环境，保持空气适当的湿度与温度。
3. 空气温度不宜太低、太干燥，以免加重病情。
4. 吸烟是引发慢性支气管炎的重要原因，应该戒烟且远离二手烟。
5. 慢性支气管炎的患者应做好保暖工作，季节交替时，注意增减衣服。
6. 养成补充足量水分的习惯，有助于化痰。

舒缓不适小妙招

1. 可烧一壶热水来制造水蒸气，保持室内湿度。
2. 利用水蒸气吸入器来维持气管的湿润，减轻炎症。
3. 慢性支气管炎患者可于睡前泡脚，水温控制在38℃左右，浸泡时间10～15分钟。然后擦干双脚，并用手按摩脚心，活动脚趾。

支气管炎
营养素需求

●维生素A	●维生素B₁	●维生素B₂	●维生素B₃	●维生素B₅
●维生素B₆	●叶酸	●维生素B₁₂	●维生素C	●维生素E
●锌	●乳酸菌	●生物类黄酮	●次亚麻油酸	●DHA
●类胡萝卜素				

支气管炎饮食宜忌公布栏

	肉类	鸡肉 猪肉
宜吃的食物	鱼类	秋刀鱼 沙丁鱼 三文鱼 鲭鱼 竹荚鱼
	蔬果、菇蕈类	蘑菇 胡萝卜 白萝卜 西红柿 冬瓜 丝瓜 南瓜 莲藕 圆白菜 西蓝花 芹菜 菠菜 青椒 红薯 荸荠 百合 水梨 枇杷 柑橘 草莓 葡萄 苹果 樱桃 柿子 番石榴
	五谷、坚果类	大米 胚芽米 糙米 小麦 杏仁
	其他类	薄荷茶 豆腐 纳豆
忌吃的食物	蔬果、辛香类	辣椒 葱 姜 蒜 荔枝 番荔枝 龙眼 菠萝
	其他类	蟹 烤肉 烤鸡 肥肉 炸鸡块 炸薯条 刨冰 冰棒 酸奶 冰激凌 浓茶 咖啡 碳酸饮料 烟熏与腌制食品 蜜饯 巧克力 糖分高的冰冷饮料 过浓、干燥、坚硬的食物 刺激性强的香辛料（胡椒粉、花椒粉）

食材配对 胡萝卜 + 番石榴 = 保护呼吸道+抗菌

营养加分

① 胡萝卜中丰富的类胡萝卜素可增强体内免疫细胞的功能，提高抵抗力，避免身体受到病毒和细菌感染。

② 胡萝卜中的胡萝卜素有助于维持呼吸道黏膜组织的正常运作与健康。

③ 番石榴含有大量维生素C，与胡萝卜中的类胡萝卜素同样具有良好的抗氧化作用。两者搭配食用，可以强化身体的免疫力，降低支气管炎的发生概率。

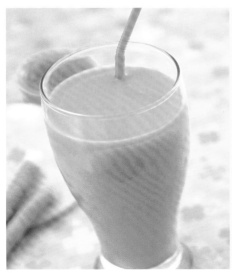

胡萝卜番石榴汁

（1人份）

■材料：
水150毫升，番石榴1/2个，柠檬1/4个，胡萝卜200克

■调味料：
蜂蜜1小匙

■做法：
① 番石榴洗净切开，去籽，切成小丁；胡萝卜洗净去皮，切块，放入果汁机中打成汁；柠檬洗净榨汁。

② 番石榴丁、胡萝卜汁、柠檬汁、水和蜂蜜倒入果汁机中，搅打均匀。

明星食材 →**胡萝卜**

■增强免疫力　■保护呼吸道
■润泽肌肤　　■预防便秘
■维持视力正常

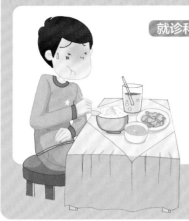

就诊科别 普通内科、中医内科

Gastritis

胃炎

健康警讯　腹胀、食欲不振、恶心、呕吐、上腹痛、粪便变黑

为什么会得胃炎?

胃炎即胃黏膜发炎，分为急性与慢性。发生急性胃炎的原因有暴饮暴食，喝酒过量，药物或化学物质伤害，细菌、病毒或霉菌感染等。一般经过治疗后，症状会改善或消失，但有时会转变成慢性胃炎。

慢性胃炎的病因很多，包括外在因素，如酒精、香烟、咖啡、X射线等；也包括内在因素，如胃酸分泌过多、自体免疫性疾病等。

胃炎症状停看听

急性胃炎的症状有上腹闷痛、胀气、没食欲、恶心、呕血和解黑便。

慢性胃炎患者，除了上腹疼痛、胃部烧灼感及胃部不适等症状长期不定时反复出现，常在早上起床或饿太久的时候感觉恶心、胃痛。慢性胃炎是普遍的疾病，不少人患有轻微慢性胃炎。

医生小叮咛

1. 急性胃炎患者应先禁食1~2餐，以让胃获得充分休息。口渴的时候，可喝少量水。当病情好转之后，先以少食多餐的方式进食流质食物，再视康复状况，增加进食的量及种类。
2. 胃炎发作时，宜采取少食多餐的进食方式，并于上午、下午及睡前食用点心。睡前2小时内，则不应再进食。
3. 养成定时定量的饮食习惯。进食速度宜放慢，不要狼吞虎咽，以免过量，造成胃肠负担。
4. 均衡摄取六大类食物，提高胃黏膜的自身保护力，不要只吃淀粉类含量高的食物。
5. 少吃糯米、年糕等会造成胃部负担的食物。

舒缓不适小妙招

制酸剂应该怎么吃?

1. 不舒服时，可服用制酸剂，但不能吃阿司匹林和其他非肾上腺皮质激素的消炎药。制酸剂体积较大，最好咬碎再吞服。
2. 服用液体制酸剂时先摇匀，避免浓度不均而影响效果。
3. 不可过度依赖制酸剂。长期服用制酸剂，易导致胃肠道细菌增多，不利于胃肠健康。

胃炎
营养素需求

- 维生素A
- B族维生素
- 维生素C
- 维生素D
- 维生素E
- 维生素K
- 铁
- 锰
- 锌
- EPA
- DHA

胃炎饮食宜忌公布栏

宜吃的食物	肉类	鱼肉 无筋膜的瘦肉 动物肝脏
	蛋类	鸡蛋 鸭蛋
	蔬菜类	莲藕 蔬菜嫩叶 瓜类
	水果类	木瓜 葡萄 去皮苹果 鳄梨
	黄豆类及其制品	黄豆 豆浆 豆腐
	其他类	无糖或低糖酸奶 无糖或低糖莲藕粉 面食
忌吃的食物	肉类	烤肉 烤鸡 炸鸡排 肥肉
	蔬果类	芹菜 红薯 竹笋 洋葱 杧果 柑橘
	辛香类	辣椒 芥末 胡椒
	其他类	冰品 酒 碳酸饮料 咖啡 浓茶 年糕 粽子 奶油蛋糕 巧克力 饼干 甜点 炸薯条 汤圆

食材配对 **莲藕** **＋蜂蜜** ＝消炎止血＋保护胃肠

营养加分
① 莲藕含有丰富的黏蛋白，可帮助脂肪和蛋白质的消化，减轻胃肠负担。
② 莲藕中的鞣酸具有消炎、止血作用，能调节胃肠功能，改善发炎和溃疡症状。
③ 蜂蜜可以调节胃酸分泌，有助于减缓胃部不适症状。
④ 莲藕与蜂蜜皆有益胃肠，二者一起食用，可强化护胃功效，改善胃肠不适。

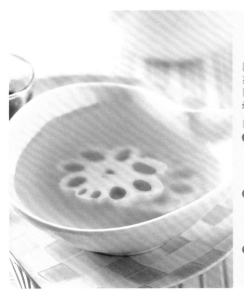

香甜莲藕汁

①人份

■**材料：**
莲藕200克，冷开水250毫升
■**调味料：**
蜂蜜1小匙
■**做法：**
① 莲藕洗净，去皮，放入沸水中汆烫2~3分钟，捞出，放凉，再切成薄片。
② 将莲藕片放入果汁机中，倒入冷开水，搅打成汁后，过滤去渣。
③ 莲藕汁倒入杯中，加蜂蜜调匀，最后加入莲藕片点缀即可。

明星食材 →**莲藕**

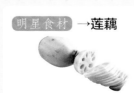

■改善胃肠炎症 ■止血
■保健胃肠 ■促进排便
■帮助消化 ■消除疲劳
■增强体力

胃炎饮食调养重点

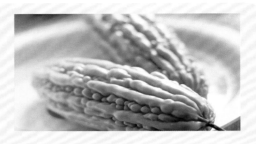

1. 胃炎患者适合温和的饮食，应挑选低纤维、较软、易消化的食物，减少胃部负担，让胃能获得较充分的休息。

2. 烹饪方式宜采清蒸、水煮、炖熬，不宜油炸、油煎、熏烤，以免增加胃部负担，导致不适。

3. 胃炎患者应避免摄取会引发胀气的食物。食物是否会引发胀气因人而异，患者可依自己的经验判断。

4. 胃炎患者要尽量少吃酸度及甜度较高的食物，如草莓、荔枝、龙眼、菠萝、柳橙、柑橘、柠檬等。酸度、甜度较高的食物对胃的刺激较大。倘若还是想吃，则应于饭后适量食用。

5. 刺激性食物，如咖啡、酒、辣椒、胡椒、花椒等，会刺激胃液分泌，或使胃黏膜受损，胃炎患者应避免食用。

6. 动物筋膜、胶质，以及口感粗糙的蔬菜，如竹笋、芹菜等，属于难消化食物，胃炎发作时应避免摄取。

7. 年糕、粽子等糯米类制品，黏性较大，容易引发胃肠不适，胃炎患者应避免食用。

宜食忌食问答

胃炎患者喝牛奶会比较舒服吗？

刚喝下时会比较舒服，但20分钟后会刺激胃酸分泌，更感不适。

急性胃炎发作时，胃部的闷痛、灼热令人感到不舒服。这时喝一些牛奶，刚开始胃会感觉舒服点，那是因为牛奶含有钙质，可以中和一点胃酸，减少刺激。不过，因为牛奶含有较多蛋白质，喝下牛奶20～30分钟之后，乳蛋白会刺激更多胃酸分泌，对胃的刺激与伤害反而更大。因此，急性胃炎患者最好不要喝牛奶。

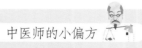

中医师的小偏方

1. 中医认为，以半夏、干姜、黄连、黄芩、人参、甘草、红枣为材料，烹煮而成的半夏泻心汤对气机不畅的人，有改善胃炎的效果。

2. 理中汤的成分包含人参、甘草、白术、干姜，能改善虚寒体质者的胃炎症状。

3. 山药富含黏蛋白，能帮助胃肠黏膜修复，有护胃功效。建议平日可以适量摄取山药，可单独料理，或者与红枣、黑枣、大米一起煮粥。

保护胃黏膜的特效食品

1. 蜂蜜、蜂蜜水：蜂蜜对胃酸有双重效果，可附着在胃黏膜上，阻止其他物质的刺激；也可促进黏膜保护因子产生，舒缓胃部不适。

2. 花旗参茶：准备花旗参5克，以500毫升沸水冲泡，加盖闷10分钟即可。

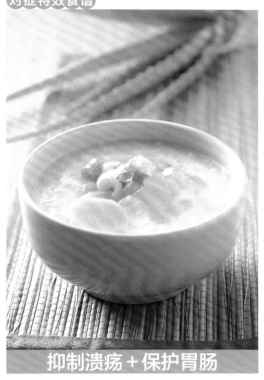

抑制溃疡＋保护胃肠

蛋香芦荟粥

材料：

芦荟200克，米饭1/2碗，鸡蛋1个，葱适量，水360毫升

调味料：

盐1/4小匙

做法：

❶ 去除芦荟的表皮和两侧的刺，切长条，放入水中汆烫，捞出；葱洗净，切末；鸡蛋煮熟，剥皮切块。

❷ 水放入锅中，煮至沸腾，加米饭、芦荟条和盐，以小火熬煮至熟烂。

❸ 放入鸡蛋块稍煮，撒上葱末即可。

保健功效

　　芦荟含有丰富的凝胶，具有保护胃肠黏膜的作用，能抑制溃疡，加快受损细胞康复，减轻胃肠不适；芦荟中的维生素C、维生素E、类胡萝卜素，以及鸡蛋中的维生素A、维生素E，具有理想的抗氧化作用，能防止身体受到自由基的伤害，提高免疫力，避免胃肠受病毒、细菌感染。

豆腐蛋黄粥

材料：

米饭1/2碗，豆腐1/2块，鸡蛋1个，水360毫升

调味料：

盐1/4小匙

做法：

❶ 豆腐放入碗中压碎；鸡蛋放入沸水中煮熟，捞出，再取蛋黄，放入碗中压碎。

❷ 水倒入锅中煮至沸腾，加米饭，以小火熬煮至熟烂，再加豆腐泥煮沸。

❸ 倒入蛋黄泥拌匀，续煮至沸腾，最后加盐调味即可。

保健功效

　　豆腐中的大豆寡糖具有活化胃肠细胞的作用，可调节胃肠消化与吸收的功能；鸡蛋含多种营养素，可增强胃肠的抵抗力。此道粥品既有营养又容易消化，可减缓胃炎患者的不适感。

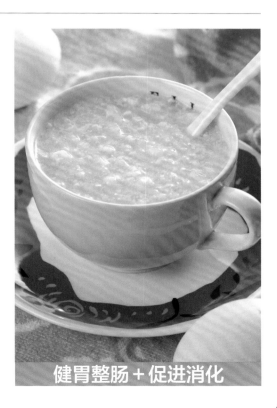

健胃整肠＋促进消化

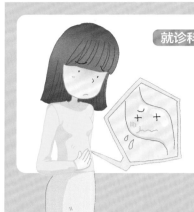

就诊科别 普通内科、中医内科

Flatulence

胀气

健康
警讯 腹胀、腹痛、经常排气、打嗝

为什么会胀气?

造成胀气的原因很多,如饮食习惯不好,吃东西时狼吞虎咽,或一边吃饭一边说话,如此空气会随之下肚,气体闷在肚子里就容易造成胀气;鼻子过敏者习惯用嘴巴呼吸,容易把空气吸进消化道内,导致胀气;吃了容易产气的食物,也会引发胀气;某些胃肠方面的疾病,如大肠激惹症、胆结石、消化性溃疡、胃炎等会导致胀气;情绪紧张、肌肉紧绷,使得胃肠蠕动变慢,也会导致胀气。

胀气症状停看听

胀气时,肚子会发胀,偶尔发出"咕噜"的声音,有时伴随腹痛。频繁排气、打嗝,也是胀气的常见症状。

胀气若是偶然发生,不用紧张,让气体自然排完就好。过度打嗝或排气,则非正常现象,若症状持续3天以上,无法自行缓解,最好就医诊治。

医生小叮咛

❶ 会"生气"的食物不少,不过吃哪些食物和摄取多少量会造成胀气,则因人而异。建议有胀气困扰的人,记录胀气当天饮食的种类、数量,以及腹胀的状况,找出引起胀气的食物,往后就知道该怎么预防了。

❷ 用餐后可稍微走动,不要立即躺下,以免加重胀气症状。

❸ 适度运动能促进胃肠蠕动,帮助气体排出。

❹ 避免吃太油腻的食物。油脂停留在胃里的时间较长,容易引发胀气。

❺ 紧张焦虑,会导致腹胀情况加重。应学会放松情绪,并找到适合自己排解压力的方法。

舒缓不适小妙招

❶ 按摩内关穴。内关穴在手腕横纹上3横指(2寸)处,两条肌腱间。每次用大拇指按压20~30次,一天2~3次。

❷ 弯曲身体,帮助排气。躺平后,膝盖弯曲,双手环抱住双脚,弯曲身体直到感觉腹部被压迫。

❸ 胀气时,在肚脐两边涂上薄荷油,按顺时针方向轻轻按摩,可消除腹部胀气。

胀气
营养素需求

● 维生素A　　● B族维生素　● 维生素D　● 维生素E　● 乳酸菌
● 水溶性膳食纤维

胀气饮食宜忌公布栏

宜吃的食物		薄荷 陈皮 茴香 香蕉 木瓜 海带 西红柿 鱼肉 莲藕

忌吃的食物	豆类及豆制品	绿豆 黄豆 红豆 豆干 豆包 豆腐
	叶菜、花菜类	圆白菜 西蓝花 韭菜
	根茎、瓜果类	青椒 玉米 红薯 土豆 芋头 洋葱
	辛香类	辣椒 蒜
	饮品类	咖啡 浓茶 酒 碳酸饮料 啤酒 牛奶
	其他类	蜜饯 乳制品 奶油蛋糕 饼干 甜点 炸鸡块 炸薯条 白糖 果糖 高油脂食物

食材配对 **木瓜** + **香蕉** = 促进胃肠道蠕动 + 帮助排气

营养加分

❶ 木瓜所含的蛋白酶能帮助食物中蛋白质的分解，减轻胃肠负担，避免气体产生。木瓜中的水溶性膳食纤维可帮助胃肠蠕动，消除便秘与胀气。

❷ 香蕉富含膳食纤维、短链果寡糖。膳食纤维有助于胃肠蠕动，可促进气体排出；短链果寡糖能帮助肠道内的有益菌生长、繁殖，防止消化系统受到有害菌感染，引发胀气。

❸ 木瓜与香蕉皆能帮助胃肠道蠕动。两者一起作用，可发挥更强大的消化作用，有效舒缓胀气现象。

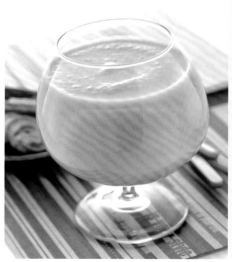

香蕉木瓜汁

（2人份）

■材料：
木瓜300克，香蕉1根，冷开水500毫升

■做法：
❶ 木瓜洗净去皮和籽，切成小块。
❷ 香蕉剥皮，切成3厘米长的段。
❸ 木瓜块和香蕉段放入果汁机中，倒入冷开水，搅打成汁即可。

明星食材 →木瓜

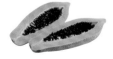

- ■帮助消化
- ■改善便秘
- ■消炎抗菌
- ■延缓衰老
- ■改善高脂血症和高胆固醇血症
- ■预防高血压和心脏病

胀气饮食调养重点

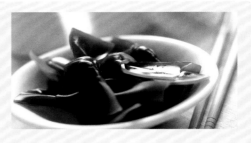

① 圆白菜、洋葱、青椒、红薯、土豆、芋头、韭菜、辣椒、玉米、茄子、碳酸饮料、甜点等，为容易产气的食物，应少吃。会引发胀气的食物因人而异，有胀气困扰的人，应找出会使自己胀气的食物。

② 如果要吃膳食纤维含量丰富的蔬菜，建议适度地渐渐增加，不要突然大量食用。膳食纤维虽然能帮助胃肠蠕动，促进气体的排出，但一次摄取过量，反而会被肠内细菌利用，产生过量气体。

③ 薄荷茶能帮助胃肠蠕动，进而改善胀气。胀气不舒服时，可以饮用。

④ 烹饪方式宜清淡，过度油腻会造成胃肠负担，加重胀气现象。

⑤ 减少乳糖的摄取量。建议暂时不要喝牛奶，或以含乳糖较少的酸奶代替。

⑥ 水果醋、柠檬汁能够帮助消化，有消胀气的作用。可以少量摄取，不宜大量饮用，以免增加胃酸分泌，引起胃肠不适。

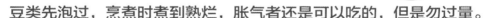

宜食忌食问答

胀气者一定不能吃豆类吗？

豆类先泡过，烹煮时煮到熟烂，胀气者还是可以吃的，但是勿过量。

　　豆类是容易产气的食材，但富含营养，对人体健康有益，只要改善烹调技巧，胀气时可以少量食用。建议方法如下：先将豆类洗净，用沸水浸泡2小时后，将水倒掉，再以新鲜的水烹煮，直到熟烂为止。这样的方法可减少豆类中易产气的寡糖。接着可依照个人喜好，磨成浆汁或直接食用。此外，加入适量盐具有消胀气的效果，烹煮过程中，还可以加半小匙盐调味。

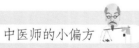 中医师的小偏方

① 麦芽、豆蔻等食材可促进消化酶分泌、促进胃肠蠕动，有利于气体排出。有胀气困扰者，烹调时可适量选用。

② 橘子皮含有精油，可用来帮助排气。将橘子皮洗干净后切丝，放入烤箱烤干。可以直接加水煮沸后饮用，或者泡茶时放入些许橘子皮丝，连同茶叶一起冲泡。

③ 胀气时，吃2~3片山楂，也有改善效果。

消除胀气特效饮品

① 紫苏梅汁：用10毫升紫苏梅汁加200毫升温水饮用，能促进胃肠蠕动，帮助排气。

② 麦芽饮：准备麦芽4克，放入500毫升水中煮当茶饮。麦芽含淀粉酶等消化酶，可帮助食物消化，减少气体产生，消除胀气。

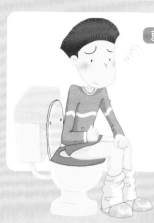

就诊科别 肛肠科、中医内科

Constipation

便秘

健康警讯 3天以上无排便、粪便坚硬干燥、排便困难

为什么会便秘？

便秘可分为功能性便秘与器质性便秘两种。多数人属于功能性便秘，其发生原因与体质、环境、饮食有关，如水分摄取太少、膳食纤维摄取不足、情绪紧张、运动不足等。

老年人、多次怀孕的女性、肥胖者，因腹肌力量衰弱而不足以产生足够的腹压，也会引起便秘。器质性便秘则是因某些疾病引起，如肠梗阻、直肠癌。

便秘症状停看听

排便是人体的自然生理功能，食物经消化、吸收至排泄，需24～48小时。每个人排便的习惯不同，通常3天以上没有排便，即称为便秘。

排便时间正常，但粪便坚硬，需憋气用力才能解便，排完便，仍感到肚子胀、有便意；或是粪便不干硬，但排便时胃肠无力蠕动，诱发排便疼痛，都算是便秘。

医生小叮咛

1. 便秘时注意勿用力过度，以免造成肛裂、痔疮恶化等问题。
2. 养成每天运动30分钟的习惯，能促进胃肠蠕动，缓解便秘问题。
3. 建议每天早饭后固定如厕10分钟，养成固定时间排便的习惯。老年人及慢性病患者养成这样的习惯，能减少肠道内毒素的累积。
4. 服用某些药物、药剂及补充品，会减缓胃肠蠕动，引发便秘，如加钙或铝的制酸剂、抗组织胺、镇静剂等，便秘时应尽量避免服用。
5. 除非是医生建议，否则不要到药房购买通便剂擅自服用，以免养成依赖性。

舒缓不适小妙招

1. 每天早上起床后，马上喝一杯温开水，或者蜂蜜水，可以润滑肠道，让排便更顺畅。
2. 每天快走30分钟，可舒缓自主神经，帮助肠道蠕动。记得运动前30分钟先喝一些水。
3. 按摩可舒缓便秘不适。以肚脐为中心，在3厘米以外，用手掌按顺时针方向慢慢按摩。

便秘
营养素需求

- 膳食纤维
- 铁
- B族维生素
- 维生素D
- 维生素E
- 钙
- 镁
- 乳酸菌
- 寡糖
- 果胶
- 消化酶

宜吃的食物	蔬菜类	韭菜 菠菜 芹菜 空心菜 西蓝花 竹笋 芦笋 牛蒡 紫苏 南瓜 红薯 山药 芋头 洋葱 土豆 豌豆 魔芋
	水果类	红枣 黑枣 香蕉
	菇蕈、海藻类	黑木耳 银耳 海藻
	坚果、豆类	红豆 绿豆 芝麻 核桃
	谷类	胚芽米 米糠 糙米 麦麸 燕麦
	其他类	酵母 酸奶 全麦面包 黑面包
忌吃的食物	水果类	龙眼 荔枝 番石榴 榴梿 杧果
	辛香类	蒜 辣椒 花椒 胡椒 肉桂
	其他类	糯米 酒

食材配对 **牛蒡** **＋** **魔芋** ＝高纤整肠＋改善便秘

营养加分

❶ 牛蒡富含膳食纤维，可刺激大肠蠕动，使排便顺畅，预防或改善便秘。

❷ 牛蒡中的木质素与菊糖可调节胃肠消化与吸收的功能，改善便秘。

❸ 魔芋含水量高，具有软化粪便的作用，丰富的膳食纤维可促进胃肠蠕动，改善排便不顺畅、粪便坚硬等问题。

❹ 牛蒡与魔芋皆属热量低、含水量高、富含膳食纤维的食材，搭配食用能帮助消化、调节肠道蠕动，有效改善便秘的问题。

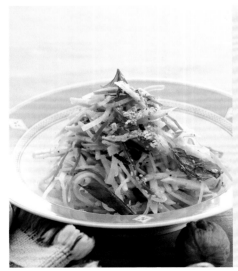

凉拌牛蒡魔芋丝

1 人份

■**材料：**
牛蒡丝80克，魔芋丝20克，腌渍黄萝卜丝5克，红椒丝10克，罗勒3克

■**调味料：**
香油2小匙，三岛香松4小匙，盐1/2小匙

■**做法：**

❶ 牛蒡丝泡醋。

❷ 牛蒡丝、魔芋丝、红椒丝用沸水氽烫，捞出放凉，和黄萝卜丝混匀，再装盘。

❸ 加香油、罗勒、三岛香松和盐，拌匀即可。

明星食材 →**牛蒡**

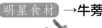

■ 促进胃肠蠕动　■ 帮助消化
■ 降低胆固醇　　■ 改善便秘

便秘饮食调养重点

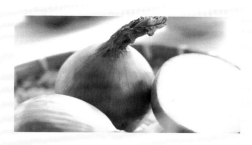

1. 喝足量白开水，每天8～10大杯(每杯250毫升)。水分能让大肠内的膳食纤维膨胀，使粪便体积增加，也能软化粪便，改善便秘症状。

2. 摄取膳食纤维含量丰富的蔬菜，如西蓝花、芹菜、红薯叶、牛蒡等，以促进胃肠蠕动。要特别注意，高纤食物需搭配足够水分，否则反而容易造成胃肠蠕动不良。

3. 习惯食用低膳食纤维食物的患者，应采用渐进方式增加膳食纤维的摄入量，避免因突然改变饮食习惯，引起胀气或腹泻等不适。

4. 每天吃2份水果，1份如拳头大小。水果富含膳食纤维，可改善便秘。

5. 适量的油脂有润肠作用，能帮助排便。建议可以吃些杏仁、核桃、腰果等坚果类食物。

6. 吃富含膳食纤维的全谷类食物，如五谷糙米饭、全麦面包等。

7. 饮食中可选用豆荚及干豆，如豌豆角、红豆、绿豆、黄豆等。

8. 适量补充矿物质及维生素，以促进胃肠蠕动。

宜食忌食问答

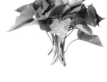

便秘时，摄取越多膳食纤维越好吗？

膳食纤维的确能帮助胃肠蠕动，但过量反而不利。

　　膳食纤维可以帮助胃肠蠕动，便秘时增加膳食纤维的摄取量，有助于促进排便。但若膳食纤维摄取过量，不易消化，滞留在肠道里，反而会使得粪便被卡在膳食纤维上，形成纤维粪石；如果水分摄取量也不够，便秘情况会更加严重。另外，吃菠萝、芹菜时，要避免食用膳食纤维太粗的部分。

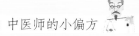

中医师的小偏方

1. 黑芝麻、麻子仁、松子仁、郁李仁、杏仁、葵花子、阿胶、蜂蜜等食材，能润肠通便。

2. 在每天的饮食中，添加1～2小匙糠皮或麸皮，能促进胃肠蠕动。

3. 一天食用黑枣5～10颗，或者熬煮黑枣汁服用。准备黑枣20颗、红枣10颗、枸杞子少许，用隔水炖盅熬煮，内锅放500毫升水，外锅放180毫升水。重复熬煮3次，味道会比较浓郁。

帮助排便特效食品

1. 梅子：梅子含膳食纤维与山梨醇，具有轻泻效果。便秘时可少量食用。

2. 决明子茶：决明子茶具有润肠通便效果。准备20克决明子，用小火炒黄，再以热水冲泡即可。

3. 香蕉奶茶：香蕉奶茶有助于排便顺畅。去皮香蕉2根、鲜奶300毫升、冷开水200毫升，打成果汁即可。

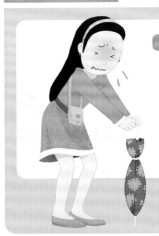

就诊科别 肛肠科、中医内科

Hemorrhoid

痔疮

健康警讯 排便不顺、脱肛、便后出血、肛门疼痛、肛门瘙痒

✚ 为什么会得痔疮？

　　每个人肛门附近都有小静脉分布，当静脉不正常扩张或弯曲时，称为痔疮。造成静脉不正常扩张、弯曲的主因，为静脉血流不通畅，如便秘、怀孕、长期蹲坐等，导致静脉压力增加。

　　痔疮依照其所在部位，可以分为内痔、外痔及混合痔三种。在肛门内有一条线，称为齿状线，内痔分布位置在此线上面；外痔分布位置在此线下面；两者兼具者，则为混合痔。

✚ 痔疮症状停看听

　　痔疮依分布位置有不同症状。齿状线上面的表皮较无痛觉，故内痔最常见的症状是肛门出血、肛门瘙痒。

　　外痔分布在齿状线下面，摸起来像是肛门多出来的皮肤，发作时主要症状为疼痛，尤其当痔疮出血形成血块压迫时，就会引起剧烈疼痛，使人坐立难安。

✚ 医生小叮咛

① 避免久站、久坐、久蹲。上述任一动作长期持续，皆会增加肛门静脉压力，造成痔疮加重。

② 蹲马桶时，把握"速战速决"原则，不要养成如厕时看书报的习惯，以免在不知不觉中延长如厕时间，使得肛门长时间处于高压状态。

③ 保持正常的生活作息，不要熬夜、过度劳累。饮食要清淡，避免喝酒或吃辣椒等刺激性强的食物，以免引起发炎疼痛。

④ 如厕后，可以使用温水冲洗肛门，并保持肛门干燥。

⑤ 便后出血或痔疮脱出时，建议使用温水坐浴，再趴卧在床上休息一会儿。

舒缓不适小妙招

① 坐浴能舒缓痔疮的不适。水盆装温水，坐入水盆内，浸泡臀部约10分钟，每天2～3次，能促进肛门静脉血液循环，进而消肿、止痛。

② 工作上若需长期久坐或站立，建议通过倒水、如厕等时机稍做活动，改变姿势，以改善肛门的血液循环。

痔疮 营养素需求

● 维生素A　● 维生素B₆　● 维生素C　● 维生素D　● 维生素E

● 维生素K　● 膳食纤维　● 乳酸菌　● 钾

痔疮饮食宜忌公布栏

宜吃的食物	**水果类**	木瓜 柿子 香蕉 水梨 苹果 柠檬 西瓜 草莓 西红柿 猕猴桃
	蔬菜、菇蕈类	菠菜 油菜 苋菜 芹菜 莴苣 空心菜 圆白菜 豆芽菜 黄瓜 丝瓜 冬瓜 茄子 山药 芋头 萝卜 莲藕 西蓝花 荸荠 茭白 黑木耳
	其他类	五谷杂粮 全麦面包 亚麻籽油 酸奶 燕窝 豆浆 牛奶
忌吃的食物	**蔬菜类**	韭菜 竹笋 牛蒡
	辛香类	老姜 蒜 咖喱 胡椒 芥末 辣椒
	其他类	烈酒 咖啡 浓茶 罐装果汁 罐头 蜜饯 奶油蛋糕 饼干 甜点 巧克力 臭豆腐 火腿 培根 炸鸡块 炸薯条 烤肉

食材配对 西瓜 + 苹果醋 = 帮助消化 + 润肠通便

营养加分

❶ 西瓜含有丰富的膳食纤维，能促进胃肠蠕动，使粪便较柔软，有助于宿便的清除与肠道的净化，有效预防便秘，降低痔疮发生的概率。

❷ 西瓜含水量高达93%，能软化粪便，改善便秘与痔疮。

❸ 苹果醋中的两大成分——天然果酸和谷类发酵制成的醋酸，能帮助消化，促进大肠蠕动，使排便更加顺畅，预防便秘和痔疮的发生。

❹ 西瓜与苹果醋一起作用，可强化促进胃肠蠕动的效果，排出宿便。

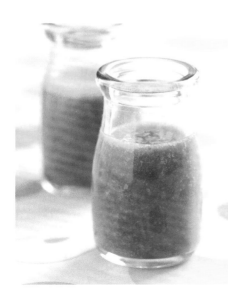

沁凉西瓜果醋饮

（1人份）

■材料：
西瓜300克，苹果醋2大匙，水150毫升

■调味料：
蜂蜜1大匙

■做法：

❶ 西瓜去皮，切块，放入果汁机中。

❷ 水、苹果醋和蜂蜜倒入果汁机中，与西瓜块一起打成汁。

❸ 若想增加风味，可将冰块加入果汁机中，一同搅打。

明星食材 →西瓜

■帮助消化　　■清洁胃肠
■改善高血压　■消除水肿
■养颜美容　　■消暑解渴
■利尿

痔疮饮食调养重点

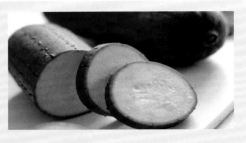

1. 每天摄取充足的水分，可以帮助食物消化，还能软化粪便，避免便秘，减轻痔疮症状。

2. 选择容易消化的食物，少吃油腻、粗硬的食物。

3. 食用富含膳食纤维、有润肠通便作用的蔬菜和水果，如猕猴桃、香蕉、芹菜、菠菜、黑木耳等。

4. 烹饪时宜采用清淡的料理方式，减少油炸、油煎、熏烤等方式。

5. 避免食用刺激性强的食物，如辣椒、咖啡、酒类。

6. 均衡饮食，多选用天然食材，避免加工、精制的食品。

7. 饮食宜温和，不要既喝冰饮又吃热食，以免增加对胃肠道的刺激，使痔疮加重。

8. 在痔疮发作期间，避免摄取过粗的膳食纤维，如竹笋、牛蒡，以免排便时刺激痔疮部位。

9. 养成每日排便的好习惯。平日可以适量喝酸奶，维持肠道健康，让排便顺利，就能减轻痔疮。

宜食忌食问答

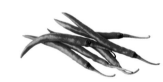

有痔疮的人不能吃麻辣火锅吗？

最好不要，以免使痔疮恶化。

冬令时节到来时，有不少人喜欢选择暖乎乎、热辣辣的麻辣火锅。但辛辣食物容易刺激胃肠道，使其蠕动速度过快，引发腹泻。这种腹泻属于时间短暂、冲击力大的腹泻类型，容易导致静脉压力增大而曲张，提高痔疮发生的概率。吃了麻辣火锅，若发现肛门有出血现象，就该提高警觉，注意是否为痔疮复发。

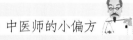

中医师的小偏方

1. 准备菠菜500克，玉米粉100克，盐少许；将菠菜洗净切碎，用沸水氽烫后捞起；先将玉米粉煮成粥，再将菠菜放入，最后加点盐调味。中医认为，这一道菜对改善气滞血瘀有疗效，可改善肛门的血液循环，适合痔疮患者食用。

2. 黑芝麻可润肠通便、减轻痔疮出血或脱出。

3. 中医认为，可"以肠补肠"，适量食用猪肠、羊肠，可改善肠道功能、舒缓痔疮。

舒缓痔疮特效茶饮

1. 槐花茶：取新鲜槐花3～6克，用热水冲泡。可凉血、止血、改善血液循环、舒缓痔疮。

2. 双花绿豆饮：准备黄花地丁、紫花地丁各30克，放入纱布袋内；将75克绿豆洗净，用水煮烂后，放入纱布袋，以小火一并煮20分钟，取出药袋，饮用汤汁。

消化系统疾病

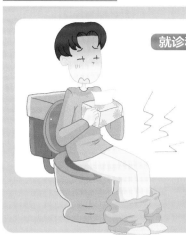

Diarrhea

腹泻

健康警讯 排便次数增加、粪便稀薄、排水样粪便、腹部绞痛

为什么会腹泻？

引起腹泻的原因很多，最常见的是胃肠道受到病毒感染。入侵的病毒可能损害小肠内壁黏膜，导致其难以吸收养分与水分，从而造成腹泻。

细菌感染或寄生虫也会引起腹泻。细菌会形成毒素，导致小肠细胞分泌盐分与水分，引发腹泻。其他如紧张、忧郁、消化不良、糖尿病，或摄取过量咖啡因、酒精、抗生素药物等，也可能导致腹泻。

腹泻症状停看听

腹泻最主要的症状，就是排稀便或水样便。病毒感染引起的腹泻，除了排稀便或水样粪便，还会出现恶心、呕吐、腹部绞痛、发热、肌肉酸痛、头痛等症状。细菌、寄生虫感染，可能还会伴随大便带血、高热等症状。根据统计，成年人平均一年中会发生4次腹泻。

医生小叮咛

❶ 腹泻期间若尿液颜色过深，代表体内水分不足，该补充水分。

❷ 为避免脱水，腹泻期间最好每天饮用8～10杯白开水、淡茶等清澈液体。

❸ 腹泻期间避免摄取乳制品，油腻、有刺激性的食物。含咖啡因、酒精的饮品会加重腹泻症状，也应暂时远离。

❹ 勿吸烟。香烟中的尼古丁可能会使腹泻状况更严重。

❺ 腹泻超过3天仍未改善时，应尽快就医。

❻ 平日适量饮用酸奶，可以强健胃肠，减少病毒或细菌入侵。

长期腹泻要小心

腹泻能将肠内有毒和有刺激性的物质排出体外，对胃肠道有保护作用。一般腹泻通常在3天内会渐渐好转，无须使用抗生素或其他药物，患者无须过度担心。但慢性或反复出现的腹泻，可能是其他疾病，如肠道肿瘤、慢性感染的征兆；若有长期腹泻症状，应就医检查。

腹泻
营养素需求

- 水分
- 钾
- 钠
- 钙
- 铁
- 蛋白质
- 维生素B₃
- 叶酸
- 维生素B₁₂
- 维生素D
- 不饱和脂肪酸

宜吃的食物	蔬果类	土豆 西红柿 茄子 去皮苹果 石榴 番石榴
	肉类	牛肉 猪瘦肉 去皮鸡肉
	其他类	米汤 稀饭 米饭 白面条 白面包 麦片 蒸蛋 鱼类 豆腐
✕ 忌吃的食物	蔬果类	西蓝花 玉米 大白菜 韭菜 芹菜 水梨 猕猴桃
	谷类	胚芽米 米糠 糙米 大麦 黑麦 麦麸 糠皮 麸皮
	坚果类	花生 核桃 杏仁 腰果
	海鲜、肉类	鸭肉 蟹 虾 螺肉 海蜇皮
	饮品类	牛奶 豆浆 咖啡 浓茶
	其他类	炸鸡块 炸薯条 辣椒、咖喱等辛辣作料

 食材配对 三文鱼 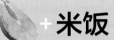 + 米饭 = 保护肠道＋增强体力

营养加分
❶ 三文鱼中丰富的维生素E可保护结肠壁细胞膜，保护肠道健康，使胃肠避免受到病毒与细菌感染，并舒缓发炎的症状。
❷ 三文鱼中的维生素D可促进肠道黏膜的修复，有助于粪便形成，减缓腹泻症状。
❸ 米饭中的淀粉转换成葡萄糖，可提供人体所需能量；搭配三文鱼中的B族维生素一起食用，可增强体力，起到缓解疲劳的效果，改善腹泻时虚弱无力的现象。

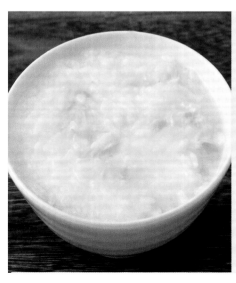

鲜美三文鱼粥

1人份

■**材料：**
三文鱼150克，米饭1/2碗，水360毫升

■**调味料：**
盐1/4小匙

■**做法：**
❶ 材料洗净。三文鱼放入蒸锅中蒸熟，取出后，切小块。
❷ 水倒入锅中，大火煮至沸腾，加米饭、三文鱼块和盐，以小火煮熟即可。

明星食材 →**三文鱼**

■保护消化系统　■补充体力
■消除疲劳　　　■活化大脑细胞
■改善虚弱怕冷的症状

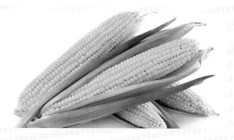

腹泻饮食调养重点

① 可以先禁食1～2餐，让肠道休息。

② 开始进食后，选择容易消化、不会刺激肠道黏膜的流质或半流质食物。

③ 腹泻时肠道吸收乳糖的能力会下降，暂时不要饮用牛奶、奶茶等含乳糖的食物，以免加重腹泻的症状。

④ 腹泻时，体内盐分会流失，可饮用运动饮料来补充盐分。建议将运动饮料混合开水，以1：1的比例稀释调和。

⑤ 少吃含非水溶性膳食纤维的食物，如全麦面包、坚果类食物，以免增加胃肠负担。

⑥ 选择含水溶性膳食纤维的食物，如魔芋、面、土豆等。水溶性膳食纤维可以吸收多余的水分，使粪便成形。

⑦ 腹泻易导致体内水分流失，建议白天补充水分，晚饭后少喝水，以免影响睡眠。

⑧ 补充水分的时间，建议在餐与餐之间。

⑨ 饮食宜采用少食多餐的方式。

⑩ 补充足够的蛋白质，如蒸蛋、去皮鸡肉。烹饪方式宜清蒸、水煮。

⑪ 选择嫩叶蔬菜、易消化的瓜类，避免食用生菜沙拉、膳食纤维粗硬的蔬菜。

宜食忌食问答

吃口香糖会导致腹泻？

少量食用并不会导致腹泻，除非大量食用含山梨醇的口香糖。

　　一般来说，引起腹泻最常见的原因是胃肠道受到病毒感染。细菌及寄生虫感染，也是引起腹泻常见的原因。曾经有报道指出，含有山梨醇的口香糖会引发腹泻，山梨醇的确会使某些人出现慢性腹泻的状况，不过只有在过量摄取的情况下才会发生。如果一天只吃几条口香糖，则不会有腹泻的状况发生。

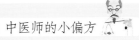

中医师的小偏方

① 对于脾虚泄泻的人，无花果具有止泻的功效。可生食或者用沸水冲泡饮用。

② 腹泻时，可适量食用山楂、麦芽、谷芽、白扁豆、山药等食材。

③ 准备山楂100克、乌梅5颗、水700毫升、白糖适量，将山楂、乌梅洗净沥干后，加水煮至沸腾后转小火，继续熬煮1小时，再依个人喜好加适量白糖即可。

止泻特效水果

① 蓝莓：蓝莓所含的果胶属水溶性膳食纤维，能舒缓腹泻的状况，鞣酸可减轻消化系统的发炎症状。腹泻时，可适量食用蓝莓。

② 苹果：苹果含果胶、果糖、有机酸。轻度腹泻时，可挑选已成熟的苹果，将其捣烂成果泥，每次食用100克，每日4次。

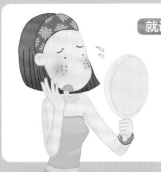

就诊科别 皮肤科、中医皮肤科

Acne Vulgaris

青春痘

健康警讯 粉刺、丘疹、脓包、囊肿

为什么会长青春痘?

青春痘又称为"寻常性痤疮",好发于皮脂腺分布较多的区域,如脸部、胸背部,是一种毛囊、皮脂腺的慢性炎症,因常发生在青春期,所以俗称青春痘。

当体内性激素浓度增高,皮脂腺分泌增多,油脂堵塞毛囊口,便形成青春痘。青春痘成因众多,内分泌失调、皮脂腺分泌旺盛、缺乏休息、饮食太油腻、使用化妆品等皆为诱发因素。

青春痘症状停看听

青春痘分为两大类:一类是轻微发炎性的粉刺;另一类是明显发炎性的痤疮,常见症状为丘疹、脓包及囊肿。

粉刺有白头粉刺与黑头粉刺两种,像是皮肤上的凸出物;丘疹外观为轻微发炎,但没有明显脓液;脓包明显发炎,有明显的脓液;囊肿最严重,有许多脓液且会感到疼痛。

医生小叮咛

1. 避免过度清洁脸部,一天2~3次即可。过度清洁,会刺激皮脂腺分泌油脂,加重发炎状况。
2. 发炎状况严重时,最好避免使用化妆品、保养品。若有工作上的需求,可选择低油脂化妆品,以免造成皮肤负担。
3. 不要挤压、摩擦青春痘。
4. 做好防晒措施,过量紫外线照射会加重青春痘的症状。
5. 要有充分的睡眠与休息。
6. 保持愉快心情。每天做中等强度的运动30分钟,以舒缓压力。
7. 养成定时排便的习惯,因为便秘会加重青春痘的症状。

缓解不适小妙招

1. 正确清洁脸部,使用温和、不刺激的脸部清洁用品,清洗时动作务必轻柔。
2. 保持头发清洁,避免头发披散在脸上造成刺激。
3. 少用羊毛脂、月桂油等较油腻的美容品。
4. 当青春痘中央变软且出现黄点时,代表已化脓,这时可轻轻挤压,使脓液排出,有利于复原。

青春痘
营养素需求

- 维生素A
- 维生素B$_2$
- 维生素B$_3$
- 维生素B$_6$
- 维生素C
- 维生素D
- 维生素E
- 锌
- 硒
- γ-次亚麻油酸
- 嗜酸乳酸杆菌

青春痘饮食宜忌公布栏

宜吃的食物 ○	蔬菜、菇蕈类	冬瓜 丝瓜 黄瓜 苦瓜 莲藕 山药 荸荠 玉米 芋头 红薯 土豆 胡萝卜 蚕豆 豆芽菜 空心菜 竹笋 青椒 芹菜 白菜 金针菜 菠菜 茭白 西蓝花 西红柿 黑木耳 金针菇
	水果类	苹果 柳橙 柑橘 枇杷 水梨 草莓 番石榴 椰子 葡萄柚 西瓜
	其他类	薏苡仁 豆腐 蜂蜜 绿茶 菊花茶 酸奶 甘草 绿豆 红豆
忌吃的食物 ×	蔬果、辛香类	龙眼 荔枝 榴梿 番荔枝 杧果 香蕉 辣椒 洋葱 香菜 姜 韭菜 生葱
	海鲜、肉类	羊肉 肥肉 蟹 虾 鳝鱼 鲫鱼 海参
	果仁及坚果类	花生 葵花子 核桃 芝麻 腰果
	其他类	奶油 酒 浓茶 巧克力 炸鸡 薯条 汉堡 泡面

食材配对 **小黄瓜** + **胡萝卜** = 促进代谢+养颜美容

营养加分

❶ 小黄瓜中的类胡萝卜素能保护肌肤，避免油脂过度分泌；维生素C有助于肌肤细胞的新生，能改善肤质；黄瓜酶可促进新陈代谢，改善肌肤问题。

❷ 胡萝卜中的胡萝卜素在肠道内转换成维生素A后，具有保护皮肤健康的作用，可改善肌肤发炎、粗糙、干燥等问题。

❸ 小黄瓜与胡萝卜皆含多种对肌肤有益的营养素，搭配食用可发挥更强大的功效，有效改善青春痘。

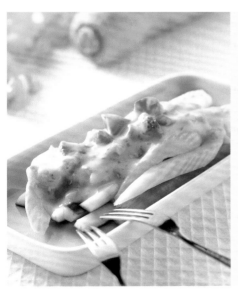

凉拌鲜蔬沙拉

 1人份

■**材料：**
小黄瓜50克，胡萝卜、西红柿各30克，西芹15克

■**调味料：**
酸奶2大匙

■**做法：**

❶ 材料洗净。小黄瓜、胡萝卜去皮，切成长条状；西红柿切丁；西芹削去较老部分，切成小片。

❷ 小黄瓜条、胡萝卜条、西红柿丁和西芹片摆入盘中。

❸ 淋上酸奶即可食用。

明星食材 →**小黄瓜**

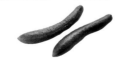

■保护肌肤　　■淡化斑点
■改善高血压　■利尿消肿
■促进新陈代谢　■消炎退火
■消除疲劳

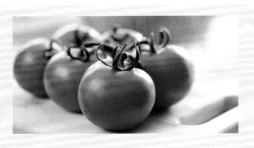

青春痘饮食调养重点

① 太油、太甜、热量太高的食物，如巧克力、花生、奶油蛋糕等，最好避免食用。过量摄取甜食，会使免疫力下降，加重伤口细菌感染的问题。

② 摄取过多含碘食物，如海带，易使皮肤油脂分泌过盛，加重皮肤问题。

③ 多补充富含类胡萝卜素的食物，如胡萝卜、南瓜等黄色蔬菜，有助于促进上皮组织的新陈代谢，维持皮肤健康。

④ 维生素C是体内合成胶原蛋白的必需物质。有青春痘困扰的人，应该补充含足量维生素C的食物，如柳橙、绿叶蔬菜等，以加速伤口愈合。

⑤ 饮食宜清淡，避免太咸、刺激性太强。

⑥ 养成定时定量的饮食习惯。

⑦ 补充足够的水分，最好选择白开水，市售饮料有糖分过高的问题。

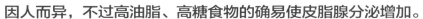

宜食忌食问答

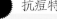

长青春痘的人不能吃甜食吗？

因人而异，不过高油脂、高糖食物的确易使皮脂腺分泌增加。

在医学理论上，高油脂、高糖食物容易使皮脂腺分泌增加，增加皮脂腺开口阻塞的机会，导致青春痘形成或加重。因此通常会建议青春痘患者少吃巧克力、冰激凌、奶油蛋糕等高糖、高脂肪的食物。每个人体质不同，对食物的反应也不同。根据资料显示，只有60%的青春痘患者吃了这类食物会造成病情加重。即便如此，还是建议患者少吃所有可能加重青春痘症状的食物。

 中医师的小偏方

① 长青春痘且伴有口干舌燥、排便不顺者：准备桑白皮及枇杷叶各4克、金银花12克、甘草6克，用500毫升沸水冲泡，闷10分钟即可。

② 青春痘化脓者：以500毫升沸水泡蛇舌草及茵陈各5克、黄芩4克、厚朴2克、甘草3克。

③ 青春痘易留瘢痕者：可准备蛇舌草5克、桃仁及白术各3克、红花2克、益母草5克、甘草3克，用500毫升沸水冲泡，闷10分钟即可。

抗痘特效汤品

① 苦瓜饮：苦瓜饮具清热解毒功效，适用于各种类型的青春痘。苦瓜半根，洗净切碎，加500毫升水煮至沸腾，转小火续煮20分钟后，即可取汤饮用。

② 绿豆百合汤：此汤具有润肺、清热解毒的功效。准备绿豆、百合各30克，用1200毫升水煮熟即可。

鲜果苦瓜汁

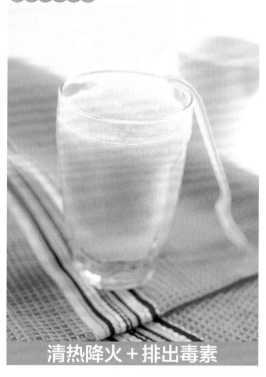

材料：
苹果1个，柳橙1个，苦瓜50克，水250毫升

调味料：
蜂蜜1小匙

做法：

❶ 苹果、柳橙洗净，去皮，切成小丁；苦瓜洗净，去籽，切块。

❷ 苹果丁、柳橙丁和苦瓜块放入果汁机中，加水和蜂蜜，打成汁。

❸ 若想增加风味，可在饮用前加一些冰块。

保健功效

　　苦瓜含有特殊的苦瓜素，具有清热降火功效，可舒缓火热内盛引起的皮肤问题；苹果中的膳食纤维与果酸有助于排出宿便，清除体内累积的毒素，改善便秘导致的青春痘。苦瓜与柳橙中丰富的维生素C有助于肌肤的修复与新生，可改善青春痘、淡化斑点，使肌肤更加白皙、有光泽。

清热降火＋排出毒素

美颜葡萄柚果冻

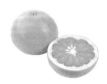

材料：
葡萄柚1/2个，葡萄柚汁250毫升，琼脂10克，水135毫升，薄荷叶适量

做法：

❶ 葡萄柚洗净，切开，挖出果肉；琼脂倒入碗中，加15毫升水调匀。

❷ 120毫升水倒入锅中煮开，加琼脂水拌匀，再加葡萄柚汁和果肉，搅拌均匀，倒入容器中，放凉。

❸ 放入冰箱冷藏至凝固，放上洗净的薄荷叶装饰即可。

保健功效

　　葡萄柚富含类胡萝卜素和维生素C。类胡萝卜素能调节上皮细胞的新陈代谢功能，避免油脂过度分泌，减少青春痘的生成；维生素C有助于皮肤细胞的新生，改善瘢痕，美化肌肤。

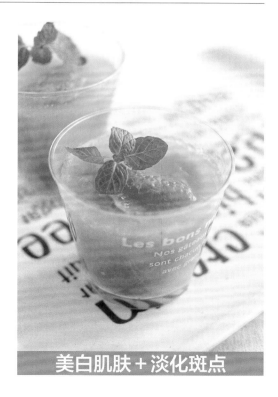

美白肌肤＋淡化斑点

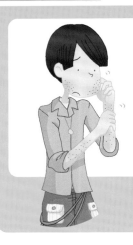

就诊科别 皮肤科、中医皮肤科

Eczema

湿疹

健康警讯 密集成群的红斑、结痂、皮肤增厚、表面粗糙、小丘疹、鳞屑、破裂或脱皮

✚ 为什么会长湿疹？

　　湿疹是一种常见的过敏性皮肤病，其真正病因目前还不明确，可能与过敏体质有关。

　　引发湿疹的内在因素，可能有消化系统疾病、情绪紧张、疲劳、失眠、新陈代谢障碍及内分泌失调等。紫外线照射、刺激性食物、细菌或病毒感染、毛织品、清洁剂或肥皂、湿热或干冷的天气、药物、化妆品、动物皮毛等，则是引发湿疹的外在因素。

✚ 湿疹症状停看听

　　湿疹一般分为急性、亚急性和慢性三类。急性湿疹可发生于体表任何部位，发病时皮肤上可见密集成群的红斑散布，红斑上有小水疱，常伴随剧痒，搔抓时浆液会渗出。亚急性湿疹以小丘疹、鳞屑和结痂为主。慢性湿疹则会出现皮肤角质层增厚、表面粗糙，有破裂或脱皮、掉鳞屑的变化。

✚ 医生小叮咛

① 沐浴时控制水温，以37.5～38.5℃为宜，勿使用过热的水。过高的水温，会使皮肤上的脂肪被洗掉，因此，皮屑掉落状况会更严重，也可能造成溃疡处的皮肤发炎。

② 避免使用刺激性强的肥皂，尽量缩短洗澡时间。

③ 保持指甲、手部的清洁，最好常剪指甲，以免不经意间抓破皮，让细菌侵入皮肤。

④ 穿易透气、吸汗的棉质内衣。

⑤ 保持环境空气流通，勿过于闷热、干燥。

⑥ 避免使用止汗剂、体香剂等，以免刺激皮肤。

舒缓不适小妙招

① 让皮肤保持适当水分，可改善湿疹。当皮肤发痒、干燥时，记得涂抹润肤剂，如乳霜。特别提醒，凡士林只有保湿功能，不具有润肤效果。若使用凡士林，一定要在沐浴后马上涂抹。

② 有湿疹困扰的人，可以每天浸泡在浴缸温水内5～10分钟。离开浴缸后，用毛巾轻拍身体即可，不要完全擦干，并立即涂抹上润肤剂。

湿疹
营养素需求

- ●维生素A　●维生素B₂　●维生素B₅　●维生素B₆　●维生素H
- ●维生素C　●维生素D　●维生素E　●锌　　　　●DHA
- ●肌醇　　　●亚麻油酸　●γ–次亚麻油酸

湿疹饮食宜忌公布栏

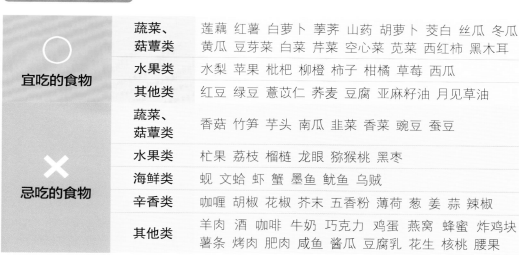

宜吃的食物	蔬菜、菇蕈类	莲藕 红薯 白萝卜 荸荠 山药 胡萝卜 茭白 丝瓜 冬瓜 黄瓜 豆芽菜 白菜 芹菜 空心菜 苋菜 西红柿 黑木耳
	水果类	水梨 苹果 枇杷 柳橙 柿子 柑橘 草莓 西瓜
	其他类	红豆 绿豆 薏苡仁 荞麦 豆腐 亚麻籽油 月见草油
忌吃的食物	蔬菜、菇蕈类	香菇 竹笋 芋头 南瓜 韭菜 香菜 豌豆 蚕豆
	水果类	杧果 荔枝 榴梿 龙眼 猕猴桃 黑枣
	海鲜类	蚬 文蛤 虾 蟹 墨鱼 鱿鱼 乌贼
	辛香类	咖喱 胡椒 花椒 芥末 五香粉 薄荷 葱 姜 蒜 辣椒
	其他类	羊肉 酒 咖啡 牛奶 巧克力 鸡蛋 燕窝 蜂蜜 炸鸡块 薯条 烤肉 肥肉 咸鱼 酱瓜 豆腐乳 花生 核桃 腰果

 食材配对 **丝瓜**  + **茶叶** = 保护肌肤＋调节免疫力

营养加分

① 丝瓜含有丰富的维生素B_2和维生素B_6。维生素B_2可维护皮肤细胞健康；维生素B_6可加速皮肤伤口的复原，改善湿疹所引发的多种皮肤问题。

② 丝瓜中的维生素C除了具有美白祛斑作用，还是理想的抗氧化营养素，可调节身体免疫力，减轻湿疹症状。

③ 茶叶中的多酚具有优良的抗氧化作用，与丝瓜中的维生素C搭配食用，可以发挥更强大的功效，调节身体免疫力，降低湿疹发生的频率与不适程度。

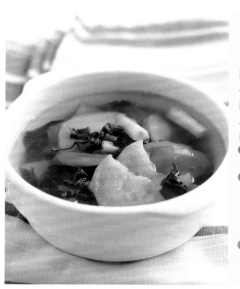

丝瓜茶汤

1人份

■**材料:**
丝瓜150克，茶叶3.5克，水350毫升

■**调味料:**
盐1/4小匙

■**做法:**
① 丝瓜洗净去皮，切成1厘米的薄片。
② 水倒入锅中，加丝瓜片和盐，大火煮至沸腾后转小火，继续煮至丝瓜熟软。
③ 加茶叶，浸泡至入味即可。

明星食材 →**丝瓜**

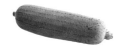

■加速伤口复原 ■保护皮肤
■调节免疫力 ■美白淡斑
■帮助排便 ■消除水肿
■预防甲状腺肿大

湿疹饮食调养重点

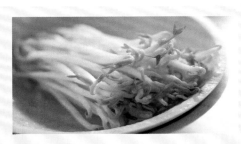

1. 湿疹患者如果发现有容易导致过敏的食物，如虾、蟹、鱼、蛋、乳制品或核果类等，应该少吃，以免食用后导致湿疹复发或加重病情。

2. 摄取均衡的营养，调节免疫力，是湿疹患者重要的饮食原则。

3. 饮食宜清淡，烹饪时建议清蒸、汆烫，尽量避免油炸、油煎、烧烤、腌渍等方式。

4. 烹调食物时建议多用植物油。

5. 远离刺激性食物，如浓茶、咖啡。

6. 少吃辛辣食物，如咖喱、蒜、姜、辣椒、花椒、芥末等，以免引起皮肤瘙痒。

7. 远离易导致过敏的加工食品、食物添加剂、防腐剂等。

8. 竹笋、芋头、牛奶、姜、蒜、韭菜、猕猴桃等食物，容易引起过敏，湿疹患者不宜多吃。

9. 绿色蔬菜富含维生素 B_2，糙米、燕麦、西红柿、圆白菜、瘦肉富含维生素 B_6，湿疹患者可以适量补充。

宜食忌食问答

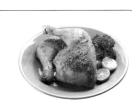

湿疹患者不能吃炸鸡？

油炸会使食物产生过氧化物，食用后会加重皮肤发炎症状。

　　湿疹患者在自我保护时，要特别注意避免食用会加重炎症反应的食物。湿疹属于皮肤问题，新陈代谢障碍会影响皮肤健康，消化系统的健康与新陈代谢相关，所以想要调理好皮肤，必须将胃肠照顾好。过量摄取牛奶，油腻、糖分高的食物，容易造成胃肠气体增加、发炎；其中甜食跟油炸食品会使身体中的过氧化物增多，加重湿疹病情，湿疹患者应该少吃。

中医师的小偏方

1. 中医认为，赤小豆、薏苡仁、绿豆、荞麦、玉米须、茯苓、山药等皆有健脾利湿的功效，有湿疹问题的人可以适量食用。

2. 取赤小豆、薏苡仁、玉米须各20克，用沸水冲泡，当作茶饮，有助于改善湿疹。

3. 浮萍止痒茶可解热祛湿。准备浮萍10克、薄荷5克、甘草5克、水500毫升，将浮萍与甘草放入水中煮沸，再加薄荷闷泡，去渣饮用即可。

改善湿疹特效饮品

1. 清凉菊花茶：白菊花10克、土茯苓15克，加700毫升水，煮至约剩250毫升即完成。

2. 红豆薏苡仁汤：将红豆30克、薏苡仁15克分别洗净，并泡水；用大约1500毫升水先将红豆煮烂，再把薏苡仁倒进红豆汤里，煮烂后关火闷一下，即可食用。

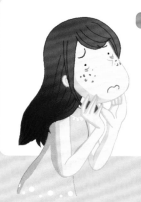

就诊科别 皮肤科、中医皮肤科

Allergy、Hypersensitivity

过敏

健康警讯 皮肤痒、皮肤红肿、出皮疹、长水疱、脱屑、结痂、出现渗出液

为什么会过敏？

　　过敏，就是身体对某种物质产生过度反应。导致这种反应的物质，医学上称为"过敏原"。

　　引起过敏的因素很多，且因人而异，最常见的是食物，如海鲜、坚果等。此外，灰尘、花粉、宠物的毛、气温变化、药物等，也可能是诱发过敏的因素。皮肤过敏是最常见的过敏类型，据统计，约20%的人有皮肤过敏的困扰。

过敏症状停看听

　　皮肤过敏最明显的症状就是发痒，同时可能伴随红肿、脱屑、水疱、皮疹、结痂、有渗出液等症状。除了湿疹、荨麻疹，皮肤炎、接触性皮肤炎，也是常见的皮肤过敏问题。

　　每个人皮肤过敏时，所出现的疹子大小、形状、皮肤变化都不同。通常过敏初期症状轻微，发痒程度也轻微；几天后，发痒程度会急速加剧。

➕ 医生小叮咛

1. 若冬天干燥时发作，建议减少洗澡次数，以免洗去皮脂，使皮肤更干。夏天则少用肥皂。
2. 不宜泡温泉，以免刺激皮肤及洗去过多皮脂。
3. 过敏原为食物者，在食用加工食品前，应先看标识，确认有没有致敏物质。
4. 避免羊毛、尼龙等衣物直接接触皮肤。
5. 喝足够的水，可帮助皮肤新陈代谢与保湿。
6. 适量运动，可调节免疫力，改善皮肤过敏。
7. 维持良好且充足的睡眠。
8. 学会缓解压力。压力会影响身体激素分泌，让免疫力变差，使皮肤过敏症状加重。

舒缓不适小妙招

1. 皮肤发痒时，千万不要用手搔抓，以免形成伤口。建议用拍打的方式减缓不适。
2. 用毛巾将碎冰块包裹起来，敷在患处，可以减轻发痒症状。
3. 棉质、吸汗、透气的衣服能减少与皮肤之间的摩擦。
4. 减少日晒，紫外线照射会使皮肤问题加重。

过敏

营养素需求

- 维生素A
- 维生素B$_3$
- 维生素B$_5$
- 维生素B$_{12}$
- 维生素C
- 维生素E
- 次亚麻油酸
- EPA
- DHA
- 锌
- 生物类黄酮
- 不饱和脂肪酸

	鱼类	三文鱼 鲭鱼 鲱鱼 秋刀鱼
宜吃的食物	蔬果类	苦瓜 黄瓜 白萝卜 胡萝卜 空心菜 苋菜 西蓝花 芥菜 菠萝
	其他类	绿豆 蓝绿藻 绿茶 芥花油
		**本身对某些食物过敏者才需注意，不可一概而论**
忌吃的食物	蔬果、辛香类	玉米 芋头 土豆 葱 芹菜 蒜 辣椒 香蕉 荔枝 杧果 茄子 鳄梨 猕猴桃 木瓜 桃子 无花果 樱桃 葡萄 西瓜 水梨
	海鲜类	虾 蟹 牡蛎 文蛤 蚬
	其他类	牛奶 蛋白 人造奶油 巧克力 冰棒 刨冰 冰激凌 五香粉 咖喱 蜜饯 咖啡 酒 罐头 乳制品 核桃 腰果 花生 栗子

食材配对 三文鱼 + 柠檬 = 增强抵抗力 + 美化肌肤

营养加分

❶ 三文鱼中丰富的B族维生素可帮助身体产生抗体，调节免疫功能，有效预防过敏。

❷ 三文鱼中的$\omega-3$不饱和脂肪酸和柠檬中的维生素C对皮肤十分有益，能帮助修复受损皮肤，加快皮肤过敏导致的各种伤口的愈合。

❸ 柠檬中的维生素C可保护三文鱼中的不饱和脂肪酸不被氧化，阻止自由基对身体的侵害，提高身体抵抗力，降低过敏发生的概率。

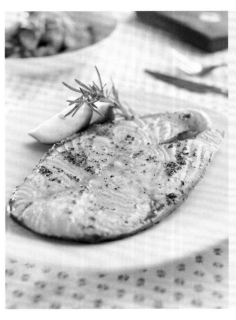

青柠香烤三文鱼

1人份

■材料：
三文鱼150克，青柠半个，莳萝适量

■调味料：
蜂蜜、柠檬汁各1大匙，酱油2小匙，色拉油1小匙

■做法：

❶ 三文鱼洗净，用柠檬汁、蜂蜜和酱油腌至入味，青柠洗净，对切；莳萝洗净。

❷ 锅内放油加热，放入三文鱼煎至变色。

❸ 用锡箔纸包裹三文鱼片，放入已预热的烤箱中，以200℃烤7~8分钟，装盘后放上青柠和莳萝装饰。

明星食材 →三文鱼

■调节免疫力　■预防过敏
■修复受损肌肤　■稳定情绪
■预防癌症和动脉硬化

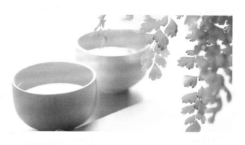

过敏饮食调养重点

1. 饮食要均衡，摄取全面营养素，才能调节免疫力，减少过敏反应。

2. 避免高油、高热量的食物，油炸的食物尤其要少吃。

3. 摄取ω-3不饱和脂肪酸。富含ω-3不饱和脂肪酸的食物有三文鱼、鲭鱼、秋刀鱼、沙丁鱼等深海鱼。

4. 摄取新鲜的蔬果。蔬果中的维生素C、维生素E能抑制炎症，维生素C还有抗组织胺的效果。富含维生素C的水果有番石榴、柳橙等。

5. 少吃加工食品。加工食品中所含的色素、防腐剂、人工添加剂等可能会引起过敏。

6. 服用益生菌，因益生菌可以保护胃肠的健康、调节肠道的免疫功能，对过敏具有预防效果。

7. 饮食宜清淡，清蒸、汆烫、熬煮是比较理想的烹饪方式。

8. 烹饪时，建议选用ω-3不饱和脂肪酸含量较高的食用油，如亚麻籽油、芥花油。

9. 避免食用过多刺激性食物，如咖啡、花椒、辣椒、胡椒等。

宜食忌食问答

虾、蟹等有壳海鲜最容易导致过敏吗？

有壳海鲜是致敏原因之一，但不是每个过敏的人都对有壳海鲜过敏。

　　很多人认为，有壳海鲜是造成过敏的主要原因。根据一项调查，有壳海鲜、坚果、花生、猕猴桃、蛋、牛奶、面粉，是最易导致成人过敏的几种食物。当怀疑有壳海鲜可能是致敏因素，却又无法完全避免时，建议挑选新鲜的食用，切勿食用过量，安全量因人而异，患者可依据经验判断。食用前可以适量吃富含维生素C的水果，先调节肠道内环境。

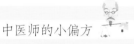

中医师的小偏方

1. 中医认为，黄芪、地黄、茯苓、冬虫夏草、当归、人参、川芎等中药材能养血活血，改善过敏导致的皮肤瘙痒现象。

2. 黄芪红枣麦茶能舒缓过敏不适。黄芪具有补气血、润肌肤的功效；浮小麦能舒缓情绪；红枣能补脾、益气、养血、安神。准备黄芪和浮小麦各10克、红枣2颗，将所有材料洗净后，放入锅中，加500毫升水煮沸后即成茶饮。

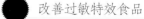

改善过敏特效食品

　　自制酸奶：适量服用益生菌，能缓解过敏反应。先将1000毫升鲜奶隔水加热到约80℃，再隔冷水将加热的鲜奶冷却至42℃；接着将1包益生菌粉倒入消过毒的小碗，舀2小匙鲜奶先行调匀，再与鲜奶混合放入发酵机中，4~7小时后酸奶即成。

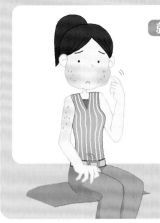

就诊科别 皮肤科、中医皮肤科

Urticaria

荨麻疹

健康警讯 皮肤痒，全身皮肤会出现形状不一、大小不一的肿块

为什么会长荨麻疹？

荨麻疹是一种皮肤疾病，发作时皮肤上会出现像蚊子叮咬一样的、一块块红色鼓起且会发痒的疹子。

引起荨麻疹的原因很多，最常见的原因为过敏，食物与药物是最常见的过敏原。虫咬、花粉、灰尘、霉菌、动物的毛及皮屑、寄生虫、细菌或病毒感染、自体免疫性疾病、内分泌问题、紫外线、温度变化、运动等都是可能的病因。

荨麻疹症状停看听

荨麻疹分为急性与慢性，症状一样但病程不同。荨麻疹发作时，全身皮肤会出现形状、大小不一的块状肿起，这些凸起物奇痒无比，每块肿起出现数小时后消失，身体其他部位又陆续有新的肿块出现。急性荨麻疹3~7天内会消失；6周以上反复发作，则为慢性荨麻疹。

医生小叮咛

1. 对抗荨麻疹最佳的方法是找出过敏原。建议患者养成记录饮食及发病环境、时间、程度的习惯，找出可能的过敏原。
2. 荨麻疹发作时，可将毛巾泡冷水，敷在发作的部位，记住不要摩擦，以免造成刺激。
3. 勿用酒精擦拭发作部位，刚开始凉凉的好像舒服一些，但随后会因为刺激越擦越痒。
4. 擦碱性止痒药膏可舒缓不适，如氧化镁乳液。
5. 荨麻疹发作时，可用肥皂或沐浴乳清洁皮肤，但要控制水温。过热的水会使血管扩张，加重症状。

舒缓不适小妙招

曲池穴： 将手肘弯曲至胸前，手肘出现的肘横纹外侧端凹陷处。

血海穴： 在大腿内侧，膝盖内侧端上约3指横宽（2寸）处。

足三里穴： 在小腿前外侧，膝盖外侧下方凹陷处往下约4指横宽（3寸）处。

委中穴： 位于膝盖后方正中央处。

荨麻疹
营养素需求

●维生素A ●维生素B₆ ●维生素C ●维生素E ●镁

荨麻疹饮食宜忌公布栏

宜吃的食物	蔬果类	西蓝花 空心菜 苋菜 芥蓝 丝瓜 冬瓜 胡萝卜 柠檬 柳橙 柑橘 草莓 葡萄柚 水蜜桃 番石榴 柚子 菠萝 红枣
	其他类	红豆 绿豆 豆腐 豆浆 黑芝麻 绿茶 乌龙茶
忌吃的食物	**本身对某些食物过敏者才需注意，不可一概而论**	
	肉奶蛋类	牛肉 羊肉 动物内脏 香肠 培根 蛋白 牛奶 乳酪 酸奶
	海鲜类	鲫鱼 虾 蟹 扇贝 文蛤 章鱼 牡蛎 干贝 鱿鱼
	蔬果、菇蕈、辛香类	香菇 蘑菇 黑木耳 竹笋 南瓜 辣椒 蒜 香菜 葱 杧果 香蕉 葡萄 桃子 西瓜 猕猴桃 姜
	其他类	咖喱 核桃 胡椒 杏仁 腰果 花生 油条 油饼 炸鸡 煎饺 炸薯条 罐头 泡面 饼干 蛋糕 糖果 巧克力 加工果汁 酒 咖啡 可可 碳酸饮料

 食材配对

柳橙 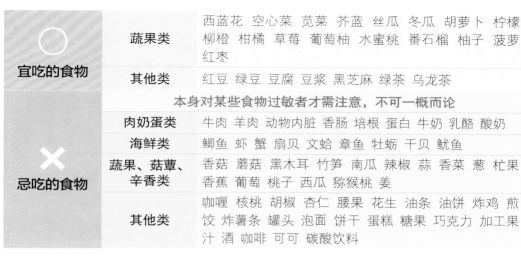 + **菠萝** = 预防过敏+促进细胞新生

营养加分

❶ 柳橙中的维生素C与菠萝中的维生素C和类胡萝卜素，可防止身体受到自由基的侵害，能调节免疫力，降低荨麻疹发生的概率。

❷ 柳橙与菠萝中的维生素C有助于皮肤细胞的新生，能改善荨麻疹引起的皮肤问题。

❸ 菠萝中的维生素B_6有助于身体产生抗体，调节免疫系统功能，降低荨麻疹发生的概率。

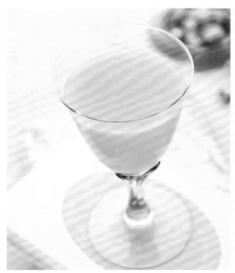

鲜橙菠萝汁

② 人份

■材料：
菠萝75克，柳橙1个，冷开水500毫升

■调味料：
蜂蜜1大匙

■做法：
❶ 菠萝、柳橙洗净。菠萝去皮切片；柳橙榨汁。

❷ 菠萝片、柳橙汁和冷开水倒入果汁机中，加蜂蜜，搅打均匀。

❸ 饮用前加些许冰块会更美味。

明星食材 →菠萝

■调节免疫功能 ■美白肌肤
■帮助胃肠蠕动 ■淡化斑点
■保护心血管系统
■维持正常血压

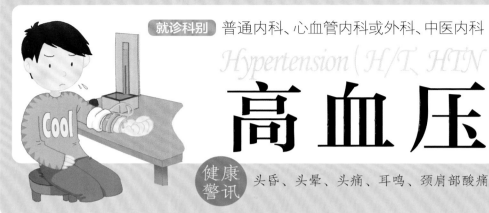

就诊科别 普通内科、心血管内科或外科、中医内科

Hypertension（H/T、HTN）

高血压

健康警讯 头昏、头晕、头痛、耳鸣、颈肩部酸痛

为什么会有高血压？

高血压指动脉血压持续等于或超过140/90毫米汞柱（mmHg）。依据高血压的病因不同，可分为原发性高血压与继发性高血压。

原发性高血压有多种因素，如血管硬化、生活压力过大、盐分摄取过多、肥胖、遗传体质、环境改变等。继发性高血压为某些疾病并发形成的，如肾病、内分泌疾病、先天性动脉血管疾病、肝病、肿瘤等。

高血压症状停看听

高血压是常见的慢性病，多数患者在初期没有明显症状；当身体出现症状时，通常是罹患高血压多年后。

少部分高血压患者在初期会出现头晕、头痛、耳鸣、颈肩酸痛、心悸、胸闷、流鼻血等症状。高血压会引发脑部、眼部、心脏、主动脉、肾脏、下肢动脉等并发症，不得忽视。

医生小叮咛

1. 高血压患者应该维持理想体重，肥胖是引发高血压的重要因素。
2. 养成适度运动的习惯。每天做30分钟中等强度的运动，使血管畅通，有助于控制病情。
3. 控制盐分的摄取，饮食尽量清淡、少油、少盐、少糖。
4. 戒烟、戒酒。
5. 作息要正常，别熬夜，过度疲乏易加重病情。
6. 维持愉快的心情，学会缓解压力。
7. 睡觉时可以在脚跟处垫个抱枕，稍稍抬高脚部，促进血液循环。

高血压用药注意事项

1. 药物治疗需要一段时间才能出现明显效果，千万别因初期效果不明显就擅自换药。
2. 一定要配合医生指导用药。别因为服药后血压改善，就贸然减少用药量或停用药物。
3. 不可吃别人的降血压药。各种降血压药的作用机理不同，每个患者适合的药物类型也不同。

高血压

营养素需求

- 维生素A
- 维生素B₁
- 维生素C
- 维生素E
- 维生素K
- 钙
- 钾
- 锗

高血压饮食宜忌公布栏

宜吃的食物	蔬菜、菇蕈类	香菇 黑木耳 茄子 韭菜 豌豆苗 蒜苗 西红柿 小白菜 黄瓜 丝瓜 红薯 莲藕 蒜 芹菜 冬瓜 洋葱 姜 上海青 菠菜 西蓝花
	肉类	鸡肉 鱼肉
	谷类	糙米 燕麦 全麦 麦麸 裸麦 荞麦 小米
	其他类	豆腐 豆浆 豆干 绿豆 红豆 低脂牛奶 脱脂牛奶
忌吃的食物	肉类	动物内脏 动物脑髓 肥肉 熏鸡 鸡皮 鸭皮 肉酱 鱼松 肉松 炸鸡 金枪鱼罐头 肉丸 鱼丸
	腌制类	榨菜 酸菜 酱菜 梅菜干 蜜饯 火腿 腌肉 香肠
	其他类	豆瓣酱 辣椒酱 沙茶酱 豆腐乳 肉酱 沙拉酱 奶油 乳酪 面包 奶油蛋糕 甜咸饼干 奶酥 油面 面线 面筋 速食面 速食米粉 速食粉条 猪油 卤味食品

食材配对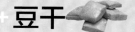

芹菜 ＋ 豆干 ＝ 保健血管＋降低血压

营养加分

① 芹菜含有丰富的钾，能扩张血管，让血流畅通，有助于维持血压稳定与正常。
② 芹菜中的芹菜苷能使血管舒张，有助于降低血压。
③ 豆干中含量丰富的钙质能使血流畅通，改善高血压；镁则具有保护血管健康的作用，能保护心血管。
④ 豆干中的维生素E具有抗氧化的作用，可延缓血管老化，使其保持弹性，有助于改善高血压。

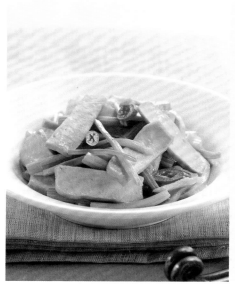

香芹炒豆干

(1人份)

■材料：
芹菜4根，豆干2块，蒜1瓣，辣椒1/4根

■调味料：
色拉油1小匙，米酒、香油各1/2小匙，盐、白糖各1/4小匙

■做法：
① 芹菜洗净，切段；豆干切片；蒜去皮，切末；辣椒洗净，切片。
② 锅内放油，加热，爆蒜末和豆干片。
③ 加芹菜段、辣椒片、米酒、盐、白糖和香油，拌炒均匀即可。

明星食材 →芹菜

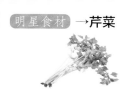

■改善高血压　■改善贫血
■防止动脉硬化　■稳定情绪
■预防便秘　■降低血脂

高血压饮食调养重点

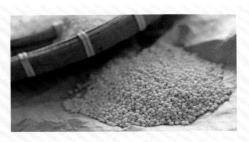

1. 每天钠摄取量控制在2～2.4克。
2. 多吃新鲜蔬果。蔬果含有丰富的维生素及矿物质，能调节心脏、血管功能，使血液循环通畅。高血压患者在蔬果种类挑选上，没有过多限制。
3. 多吃高纤食品，如全谷类、豆类。高纤维的食品能抑制肠道吸收胆固醇，有助于维持体重与血管健康。
4. 少吃加工食品、调味料、肥肉。加工食品与调味料通常含有大量钠，会使血管收缩，血压升高。高油脂食物易造成动脉硬化、血管病变，不利于控制病情。
5. 少用油炸、烟熏、烧烤等烹饪方式，多采用清蒸、水煮、汆烫等烹饪方式。
6. 均衡摄取六大类营养。
7. 肉类选择上，建议高血压患者少吃牛肉等红肉，选择鱼肉等白肉。
8. 坚果含镁量丰富，适量摄取可使血流畅通。一天建议吃1～2大匙坚果。
9. 高血压患者应将酒精摄取量控制在每天15毫升以下，如葡萄酒一天摄入量勿超过100毫升，以免血压升高。

宜食忌食问答

高血压患者可以喝胡萝卜汁吗？

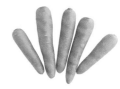

胡萝卜汁含钠量较高，高血压患者勿过量饮用。

　　高血压患者常被医生交代"不要吃太咸""盐少吃点"，实际上是为了控制钠的摄取量。盐是氯与钠的化合物，当体内存在过多钠时，会使血管容易收缩，导致血压升高。高血压患者多半知道盐不能多吃，但会忽略某些天然食材中的钠。在天然蔬果中，胡萝卜、芥菜、紫菜、海带中的钠含量较高，高血压患者同样不宜大量食用。

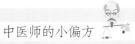

中医师的小偏方

1. 中医认为，何首乌、杜仲、决明子、枸杞子、川芎、酸枣仁、菊花等药材可降血压。
2. 中医将高血压分为七类：肝火上炎型用龙胆泻肝汤治疗，肝风内动型用镇肝熄风汤治疗，肝阳上亢型用天麻钩藤饮治疗，肝肾阴虚型用六味地黄丸治疗，气血两虚型用八珍汤治疗，阴阳两虚型用甘草汤治疗，痰浊中阻型用黄连温胆汤治疗。

降血压特效茶饮

1. 菊花纾压茶：菊花15克，车前子10克，决明子10克。将材料放入约500毫升沸水中，闷泡约10分钟即完成。
2. 桑寄生茶：准备桑寄生15克、益母草12克，加700毫升水煮沸后，以中火继续煮约15分钟熄火，降温后即可饮用。

焗烤土豆西红柿盅

材料：

西红柿1个，土豆75克，洋葱15克，西芹1/2根

调味料：

盐1/8小匙

做法：

❶ 土豆洗净去皮，切片；洋葱洗净切丁；西芹切末。

❷ 西红柿洗净，在蒂头1/4处切开，挖出果肉，取西红柿盅使用；果肉搅碎，加盐拌成番茄酱备用。

❸ 土豆片放入蒸锅蒸熟，取出，捣成泥，加洋葱丁拌匀，再填入西红柿盅中，放入烤箱以180℃烤8分钟。

❹ 撒上西芹末，再淋上番茄酱即可。

保健功效

西红柿中的类胡萝卜素可增强血管弹性，改善高血压。洋葱含有前列腺素A，能使血管正常舒张，有助于降血压。土豆与西红柿中的钾能放松血管壁肌肉；维生素C具有抗氧化作用，可延缓血管老化。

保持血管弹性＋降压抗老

茄汁糖醋鱼

材料：

罗非鱼块150克，葱1/3根，西红柿1个，姜2片

调味料：

色拉油、白糖、水淀粉各1小匙，白醋、酱油各2小匙，水1大匙

做法：

❶ 将材料洗净。西红柿切小块；葱切成小段；姜切丝。

❷ 锅中放油加热，放入罗非鱼块，煎至变白色，再捞起。

❸ 爆香姜丝、葱段，加西红柿块炒软，转小火，加白糖、白醋、酱油和水拌匀，再以水淀粉勾芡。

❹ 放罗非鱼块，煮至入味即可。

保健功效

罗非鱼和西红柿的钾含量高，可使血管正常扩张，改善高血压。钙质含量丰富的罗非鱼，搭配含类胡萝卜素的西红柿，可强化血管弹性，降低血管中的压力，避免血压升高。

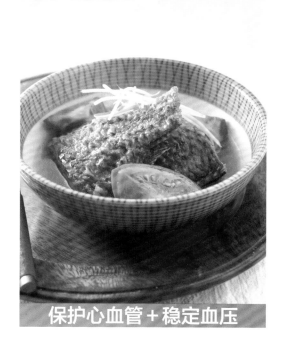

保护心血管＋稳定血压

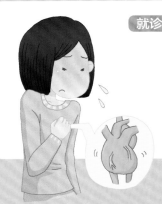

就诊科别 普通内科、心血管外科或内科、中医内科

Coronary Heart Disease

冠心病

健康警讯 胸闷、胸痛、心绞痛、心悸、心律不齐

✚ 为什么会得冠心病？

　　冠心病就是冠状动脉心脏病，泛指因为冠状动脉硬化，使血管狭窄阻塞，血液流量变少，进而影响心脏功能，甚至导致心肌梗死的病症。

　　冠心病的病因复杂，有遗传基因、种族、性别、年龄增长、糖尿病、高血压、高脂血症、吸烟、滥用药物、缺乏运动、饮食不良、慢性阻塞性肺病、慢性肾衰竭等。

✚ 冠心病症状停看听

　　冠心病前期不一定有明显症状，短暂性胸闷、胸痛是主要症状，也有部分患者会出现持续心绞痛现象。

　　随着病情恶化，心绞痛的程度、时间会增加，严重时，疼痛部位扩散至颈部、上腹部或左手臂内侧，并伴随出冷汗、恶心、呼吸困难、无力、心悸、呕吐等现象。冠心病的危险性，在于患者可能由全无病症而突然死亡。

✚ 医生小叮咛

① 应戒烟。尼古丁会使血压升高、脉搏加速、血管收缩，引发心律不齐。

② 可适量饮酒。根据研究显示，少量葡萄酒有助于心血管健康，但过量饮酒则有害健康。

③ 建议每天做30分钟中等强度的运动，以提高心肺功能，让心脏更健康。

④ 均衡饮食，控制体重、血压、血糖、血脂。

⑤ 养成规律的生活作息，改正不良生活习惯，如熬夜、三餐不定时定量。

⑥ 保持愉快的心情，学会纾解生活中的压力。

舒缓不适小妙招

① 进行简单的转动手腕运动，促进血液循环，保持心脏活力。左手按顺时针方向，右手按逆时针方向，看起来像是双手向内画圆圈一样。每天进行200～300次，可以刺激手部与全身血液循环，有益心脏健康。

② 每天从上而下，顺着下巴、颈部、胸部、胸前轻轻拍打身体，能使血液流通更顺畅。

冠心病
营养素需求

●维生素A	●B族维生素	●维生素C	●维生素E	●次亚麻油酸
●EPA	●DHA	●硒	●铬	●锌
●锰	●镁	●铜	●纳豆激酶	

冠心病饮食宜忌公布栏

宜吃的食物	蔬菜、菇蕈类	大白菜 空心菜 芹菜 韭菜 菠菜 豆芽菜 胡萝卜 苜蓿芽 洋葱 丝瓜 黄瓜 冬瓜 茄子 西蓝花 西红柿 芦荟 蒜 小白菜 葱 蘑菇
	水果类	猕猴桃 柿子 西瓜 葡萄 菠萝 香蕉 苹果 番石榴 草莓 水梨
	奶蛋肉类	鱼肉 瘦肉 鸡肉 蛋白 脱脂牛奶 低脂酸奶
	谷类	小麦 糙米 燕麦 荞麦 薏苡仁 五谷米
忌吃的食物	肉类	动物内脏 蛋黄 猪皮 鸡皮 猪蹄 肥肉 烤肉 腊肉
	海鲜类	咸鱼 虾子 蟹黄 鱼子 乌鱼子
	其他类	奶油 卤味食品 腌制食物 烟熏食物 浓茶 全脂牛奶

食材配对 荞麦 + 燕麦 = 代谢脂肪＋预防动脉硬化

营养加分

❶ 燕麦含有多种有助于预防冠心病的营养素。B族维生素可维持血管健康；维生素C能加强血管弹性；维生素E可促进血液循环，防止胆固醇沉积在血管壁上；膳食纤维可减少肠道对胆固醇的吸收，降低血液中胆固醇的浓度。

❷ 荞麦含有类黄酮素，具有抗氧化作用，可改善血管功能，增加冠状动脉的血流量，预防冠心病。

❸ 荞麦中的荞麦蛋白可减少脂肪堆积，燕麦中的B族维生素能帮助脂肪代谢。搭配食用，可增强预防冠心病的效果。

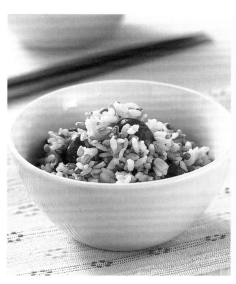

五谷红枣饭

1 人份

■**材料：**
燕麦20克，荞麦20克，大麦20克，小麦20克，大米40克，红枣5颗，水240毫升

■**做法：**

❶ 材料洗净。红枣去核；燕麦、荞麦、大麦、小麦各用一容器先浸泡于水中2小时。

❷ 所有材料放入电饭锅中，煮至开关跳起。

❸ 焖10分钟即可。

明星食材 →燕麦

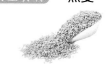

■改善动脉硬化　■预防肥胖
■改善便秘　　　■养颜美容
■降低胆固醇和血糖

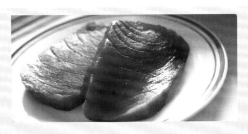

冠心病饮食调养重点

1. 主食以全谷类替代精制大米。全谷类富含膳食纤维，能减少肠道对胆固醇的吸收，起到保护血管的功效。

2. 多摄取高纤维食品，如各式各样的豆类、燕麦、麦麸、糙米。

3. 烹饪时，多选择含不饱和脂肪酸的油类，如橄榄油、花生油、黄豆油。

4. 适量摄取富含 $\omega-3$ 不饱和脂肪酸的深海鱼，如三文鱼、鲭鱼。$\omega-3$ 不饱和脂肪酸有助于提高血液中的高密度胆固醇，能改善血压、稳定心律，有助于预防心脏病。

5. 减少饱和脂肪酸的摄取量，如牛肉、猪肥肉、羊肉、奶油等。

6. 少吃奶油蛋糕、甜点，这类食品多含反式脂肪，多吃对血管健康不利。

7. 烹饪宜采用清淡的方式，如水煮、清蒸、汆烫等，少油炸、油煎。

8. 多摄取新鲜蔬果。各色蔬果含有不同种类营养素，能维护血管、心脏健康。

9. 坚果类中的不饱和脂肪酸能降低血脂，维护心血管的弹性与健康。但不要过量食用，建议一天别超过20克。

宜食忌食问答

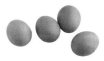

不吃蛋黄或避免含胆固醇的食物，就能预防冠心病吗？

错。影响胆固醇数值的主要是饱和脂肪酸，而非胆固醇摄取量。

蛋黄的胆固醇含量高，许多人认为，吃蛋黄会使血液中胆固醇的含量增加，升高冠状动脉硬化的风险。但蛋黄中含调节血脂的营养素，每2天食用不超过1个是可以的。食物中有许多非胆固醇的成分，都会影响血液中胆固醇的浓度。研究显示，影响胆固醇数值的主因，是来自动物性食物的饱和脂肪酸。

中医师的小偏方

1. 研究指出，每天食用1瓣蒜，能降低罹患冠心病的风险。蒜能降低血脂，减少脂质在血管内壁的堆积，抑制血小板不正常凝集而阻塞动脉，有助于保持冠状动脉的健康。

2. 中医认为，适量的葱能帮助冠状动脉维持健康状态。葱含有葱素，其中葱白所含葱素量较高，具有防止血管硬化、使血管正常扩张等功效。冠心病患者可适量食用。

保护心血管特效食品

1. 低糖或无糖粗麦片：此食材含大量水溶性膳食纤维，食用后能减少肠道吸收胆固醇，改善高血脂。

2. 黑巧克力：黑巧克力含类黄酮、多酚物质，能增强抗氧化作用、保护心脏、降低冠心病发病率。每天可摄取10～20克，勿过量，以免影响心脏的健康。

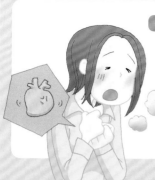

就诊科别 普通内科、心血管外科或内科、中医内科

心肌梗死

健康警讯 严重胸痛、恶心、呕吐、流汗、眩晕

✛ 为什么会心肌梗死?

心肌梗死，就是供给心脏血液的冠状动脉被堵塞，若没有立即治疗，部分心肌失去血流、养分、氧气的供应而坏死，心脏功能会因此受到影响，严重时会危及患者性命。

心肌梗死的危险因素众多，其中，遗传体质、性别及年龄是不变的因素。吸烟、过量喝酒、高胆固醇血症、高脂血症、高血压、糖尿病、运动量少、情绪紧张、压力大、睡眠不足、缺乏休息等，都是可改变的致病因素。

✛ 心肌梗死症状停看听

心肌梗死最主要的症状就是严重的胸痛，疼痛范围以心脏为中心，可延伸至下巴、左手臂、上腹部。有些人会伴随恶心、呕吐、流汗、眩晕等症状。小范围的心肌梗死有时没感觉，或仅有轻微的胸闷，疼痛部位有时发生在上腹部，会被误认为是胃的问题。

✛ 医生小叮咛

1. 戒烟，并且避免含咖啡因的饮料，如咖啡、茶等。
2. 刚发病后应尽量卧床，降低心肌耗氧量。
3. 发病初期，应食用低热量、流质或半流质的食物。进食应采用少食多餐的方式，以免增加心脏负担。
4. 适当运动是可以的，但在发病的3~6周，应先做简单的轻度运动，如慢走或轻度体操。运动时如果发生胸痛，便要立刻停止。
5. 天气冷时，保暖措施要做好。
6. 避免使用过热的水洗澡，以免血管过度扩张，导致心肌缺氧。
7. 多吃膳食纤维含量高的食物，维持排便顺畅。

心肌梗死患者运动注意事项

1. 运动前要先热身，结束后要做整理活动。
2. 选择适当的运动环境，潮湿、干燥、过热、过冷或空气稀薄的地方，都会增加心脏负担。
3. 量力而为，不勉强做超过自己所能负荷的运动。
4. 饭前、饭后1小时内不适合运动，搬抬重物后也不适合立刻运动。

心肌梗死

营养素需求

- 维生素A
- 维生素C
- 维生素E
- 次亚麻油酸
- EPA
- DHA
- 硒
- 锌
- 钙
- 钠
- 镁
- 铜
- 钾

宜吃的食物	蔬菜类	洋葱 蒜 上海青 菠菜 西蓝花 豆芽菜 芹菜 玉米 西红柿
	水果类	柑橘 香蕉 桃子 苹果 猕猴桃 木瓜 火龙果 草莓 柳橙 葡萄 番石榴
	肉类、奶类	秋刀鱼 金枪鱼 鲭鱼 瘦肉 低脂鲜奶
	豆类及其制品	黄豆 豆腐 豆浆 绿豆
	谷类	糙米 燕麦 全麦 麦麸 裸麦 荞麦
忌吃的食物	肉类	动物内脏 肥肉 猪皮 鸡皮 鸭皮 猪蹄
	海鲜类	蟹黄 虾头 虾子 鱼子 乌鱼子
	奶蛋类	蛋黄 全脂牛奶
	其他类	辣椒 奶油 猪油 腌制食品

食材配对 **菠菜** ＋ **豆腐皮** ＝ 降胆固醇＋畅通血管

营养加分

❶ 菠菜含有多种可改善高脂血症的营养素。β-胡萝卜素具有抗氧化作用，能避免胆固醇沉积在血管壁上；维生素C有助于降低身体中的低密度胆固醇，并保持血管弹性；膳食纤维可抑制胃肠吸收胆固醇。

❷ 豆腐皮中的维生素E是重要的抗氧化营养素，可保护血管细胞不受自由基的侵害，使动脉血管通畅且有弹性。

❸ 菠菜与豆腐皮中丰富的钙质能使血管通畅，防止动脉硬化。

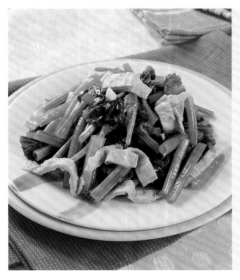

豆腐皮炒菠菜

（1人份）

■**材料：**
菠菜100克，豆腐皮1/2块，蒜1瓣，姜1片，水2小匙

■**调味料：**
色拉油1小匙，盐、香油各1/4小匙

■**做法：**

❶ 材料洗净。菠菜切成小段，豆腐皮切片，蒜去皮、切末，姜切丝。

❷ 锅内放油加热，爆香蒜末和姜丝，加菠菜段、豆腐皮片、盐、香油和水，以大火快炒至食材熟透。

明星食材 →菠菜

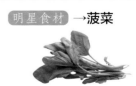

■预防动脉硬化 ■改善高脂血症
■预防高血压 ■强化骨骼
■增加肌肤弹性

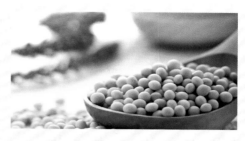

心肌梗死饮食调养重点

1. 多吃新鲜蔬果。天然的新鲜蔬果富含维生素C、维生素E、多酚、类黄酮，具有抗氧化的作用，能维持血液循环通畅，达到保健血管的功效。

2. 适量吃深海鱼，如秋刀鱼、金枪鱼、三文鱼、鲭鱼等。深海鱼富含$\omega-3$不饱和脂肪酸，有助于降低血液中的低密度胆固醇和甘油三酯，有益血管健康。

3. 多摄取富含水溶性膳食纤维的食物，如黄豆、柑橘、燕麦等。水溶性膳食纤维能减少肠道吸收饱和脂肪与胆固醇，维持血管健康，降低心肌梗死的发病率。

4. 少吃牛油、猪油、羊油等动物性油

脂，摄取肉类时最好去皮再吃。

5. 饮食宜清淡，建议采取清蒸、汆烫、水煮等方式烹饪食材，少用油炸、油煎、烟熏、烧烤等烹饪方式。

6. 减少盐分摄取与调味料用量。

7. 适量摄取坚果类食物。

8. 采取低胆固醇饮食，避免食用动物内脏、虾头、蟹黄等。蛋黄食用量应控制在1周不超过3个。

宜食忌食问答

海鲜胆固醇含量都很高，吃多了血管容易堵塞？

海鲜胆固醇含量高，但其他食物的饱和脂肪酸对胆固醇影响更大。

许多心血管疾病患者把海鲜视为禁忌食物。实际上，影响血中胆固醇含量的因素不只有食物所含的胆固醇，饱和脂肪酸也是影响血中胆固醇的因素。目前营养界采用"升胆固醇指数"来判断食物对胆固醇的影响，比起其他肉类，大部分海鲜由于含不饱和脂肪酸，升胆固醇指数较低。心血管疾病患者只需将胆固醇含量高的部分，如虾头、蟹黄去除，无须对海鲜忌口。

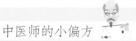 中医师的小偏方

1. 中医认为，心肌梗死患者可以适量食用小米、玉米、燕麦、薏苡仁、洋葱、黑木耳等食物，达到降低胆固醇的目的。
2. 山楂能降低血液中的胆固醇、甘油三酯，并能增加心肌收缩力、扩张血管、促进血液循环。
3. 黄豆制品，如豆浆、豆腐有助于降低血液中的胆固醇含量。

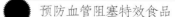 预防血管阻塞特效食品

1. 绿茶：绿茶含多种抗氧化剂，且能减少肠道吸收胆固醇。
2. 柑橘：柑橘富含维生素B_9，能帮助身体减少引发心血管疾病的危险物质——同型半胱氨酸。
3. 亚麻籽：亚麻籽富含$\omega-3$不饱和脂肪酸，能预防冠状动脉阻塞，建议适量摄取。

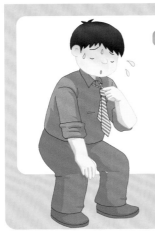

就诊科别 普通内科、心血管外科或内科、小儿心内科、中医内科

Myocarditis

心肌炎

健康警讯 发热、肌肉疼痛、胸痛、水肿、心悸、呼吸困难

为什么会得心肌炎？

心肌炎是指心脏肌肉细胞受到感染，发炎坏死，造成心脏肌肉功能严重受损，收缩能力减弱。引发心肌炎的原因众多，最常见的是病毒感染。据统计，会引发心肌炎的病毒种类超过20种，如柯萨奇病毒、腺病毒、水痘病毒、流感病毒等。

其他如细菌、寄生虫、霉菌感染，红斑性狼疮等自身免疫性疾病，血管炎，药物，放射线等也是造成心肌炎的可能原因。

心肌炎症状停看听

心肌炎开始的症状为喉咙痛、发热、疲倦、肌肉疼痛，与上呼吸道感染的症状类似，常被忽略。

数天后开始出现胸闷、胸痛、水肿、心悸、呼吸困难等状况，严重时会有心律不齐、心脏功能衰竭和昏迷等状况，应立刻就医。

医生小叮咛

① 当发生胸痛、心悸与发热现象时，应该尽快接受医生诊断，并接受治疗。

② 心肌炎患者应多休息，控制活动量。

③ 维持室内空气流通，勿待在密闭的空间里。

④ 天冷时要注意保暖，以免突然接触到冷空气，加重心脏负担。

⑤ 病情稳定后，可适量运动，一开始以缓和、轻量为原则。散步是很理想的运动方式。

⑥ 采用少食多餐的进食方式，防止吃得过饱。

⑦ 维持良好的睡眠质量。

⑧ 戒烟戒酒，均衡摄取营养素。

小心危险的慢性心肌炎

心肌炎的症状具多样性，它可能是无明显症状而自行痊愈，从感染到痊愈的过程中，患者有时不会察觉。大部分心肌炎是急性发作，但有的心肌炎发展过程缓慢，容易被忽视。如果在某次感冒后，发现体力从此大不如前，就要提高警觉，最好就医检查，看看是否由心肌炎引起慢性心脏功能衰竭所致。

心肌炎
营养素需求

- 维生素A
- 维生素B$_6$
- 维生素C
- 维生素E
- 蛋白质
- 生物类黄酮
- 类胡萝卜素
- β-胡萝卜素
- 硒
- 锌
- 铜
- 铬
- 铁
- 不饱和脂肪酸

心肌炎饮食宜忌公布栏

宜吃的食物	**肉类**	鹅肉 瘦肉
	海鲜类	鳗鱼 沙丁鱼 鲭鱼 鲣鱼 三文鱼 牡蛎 文蛤 蚬 干贝
	蔬菜、菇蕈类	芹菜 油菜 圆白菜 豆芽菜 菠菜 胡萝卜 白萝卜 土豆 红薯 南瓜 西红柿 青椒 芦笋 蒜 洋葱 玉米 香菇
	谷类	小麦 胚芽米 糙米 米糠 燕麦
	水果类	柑橘 柳橙 菠萝 苹果 草莓 鳄梨 香蕉 甜瓜 西瓜 杧果 水梨 枇杷 葡萄 葡萄柚 樱桃 柿子 猕猴桃
	果仁及坚果类	葵花子 杏仁 芝麻 花生 腰果 核桃
	其他类	绿茶 脱脂牛奶 黄豆 纳豆 豆腐 豆浆
忌吃的食物		奶油 全脂牛奶 鸡皮 猪皮 鱼皮 牛油 猪油 肥肉 猪蹄 动物内脏 腌肉 薯条 罐头

食材配对 花生 ＋ 西芹 ＝ 杀菌＋提高免疫力

营养加分
❶ 花生和西芹含有丰富的维生素B_1，可改善心肌炎所引发的疼痛。
❷ 花生含有丰富的维生素B_6，可帮助身体产生抗体，强化免疫系统功能，能有效对抗细菌、病毒的侵袭，降低心肌炎发生的概率。
❸ 西芹中的维生素C与类胡萝卜素，能和花生中的维生素E组成"抗氧化铁三角"，防止细胞受到自由基的伤害，增强身体对病毒和细菌的抵抗力，预防心肌炎。

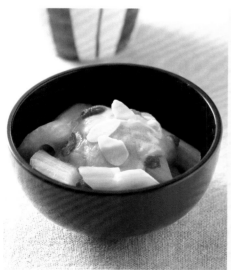

花生酱拌西芹 ①人份

■**材料：**
西芹100克，枸杞子5克，杏仁适量
■**调味料：**
花生酱1大匙，沙拉酱1小匙，盐、香油各1/2小匙，白糖1/4小匙
■**做法：**
❶ 西芹洗净切小段，在沸水中氽烫，捞出沥干，盛盘；再加枸杞子、杏仁、盐、香油和白糖拌匀。
❷ 花生酱和沙拉酱调匀，作为酱汁。
❸ 食用时，依个人喜好淋上适量酱汁。

明星食材 →花生

■提高免疫力　■预防贫血
■保护心血管

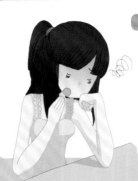

Hepatitis B

乙型病毒性肝炎

健康警讯 胃肠不适、食欲差、疲倦、恶心、呕吐、右上腹部疼痛、排茶色尿

为什么会得乙型病毒性肝炎？

乙型病毒性肝炎由乙型病毒性肝炎病毒感染引起。受感染的肝脏会发炎、坏死，因肝脏没有神经，不会疼痛，且再生能力强，除非通过检查或严重发炎，否则患者不会察觉自己已受感染。

乙型病毒性肝炎的传染途径分两种，一为垂直感染，即母亲在分娩前后，将乙型病毒性肝炎病菌传染给胎儿；一为水平感染，即体内没有乙型肝炎抗体的人，接触到乙型病毒性肝炎病毒携带者的血液、体液，引起感染。

乙型病毒性肝炎症状停看听

感染乙型病毒性肝炎，多无明显症状，须经验血才能确定是否感染。有些患者有胃肠不适、疲倦、恶心等症状，严重者会出现茶色尿，皮肤、巩膜呈黄色。

当病毒存在于肝脏和血液中持续6个月以上，称为病毒携带者。病毒携带者不一定有肝炎症状，病情视受感染时的年龄、性别、免疫力强弱而定。

✚ 医生小叮咛

❶ 验血才能明确知道自己是否为病毒携带者、有无抗体、是否需要接受疫苗注射。

❷ 确定为乙型病毒性肝炎病毒携带者，要定期接受追踪检查，并维持规律的生活作息、充分休息、别熬夜。

❸ 戒烟戒酒。酒精对肝脏有毒性作用，饮酒过量可能加速肝炎、肝硬化及肝癌的发生。

❹ 乙型病毒性肝炎的传染途径主要是经由血液传播，病毒携带者绝对要避免捐血。

❺ 勿听信偏方，滥服药物反而会增加肝脏负担。

❻ 每天可做中等强度的运动30分钟左右，有助于促进血液循环，调节新陈代谢。

如何有效预防乙型病毒性肝炎？

❶ 不与别人共用牙刷、毛巾、指甲剪、剃须刀。

❷ 避免文身、穿耳洞。

❸ 进行针灸前，确认所使用的针经彻底消毒。

❹ 婴儿及未感染乙型病毒性肝炎且无乙型病毒性肝炎抗体者，尽快注射乙型病毒性肝炎疫苗。曾接种疫苗者，多年后若抗体呈阴性反应，可考虑再接种一剂，以加强抵抗力。

乙型病毒性肝炎
营养素需求

- 维生素A
- B族维生素
- 维生素C
- 维生素E
- 维生素K
- 蛋白质
- 锌
- 硒

乙型病毒性肝炎饮食宜忌公布栏

宜吃的食物	蔬菜类	圆白菜 大白菜 小白菜 上海青 西蓝花 胡萝卜 牛蒡 芥蓝 青椒 苋菜 菠菜 西红柿 莲藕
	水果类	香蕉 柑橘 柠檬 葡萄 番石榴 苹果 柳橙
	海鲜、肉类	鸡肉 瘦肉 鱼类 蛤蜊
	谷类	糙米 小麦胚芽 燕麦 麦麸 裸麦 荞麦
	奶蛋豆类	黄豆 豆浆 豆腐 牛奶 鸡蛋
忌吃的食物	加工肉类	咸鱼 香肠 腊肉 火腿 肉干 肉松 肉酱
	饮品类	咖啡 碳酸饮料 浓茶 酒
	豆制品类	味噌 豆腐乳 豆豉 臭豆腐
	香料类	辛辣品 人工香料
	其他类	豆瓣酱 罐头食品 油条 花生及花生制品 酱菜

 食材配对 豆腐 + 鸡肉 = 促进排毒 + 修复细胞
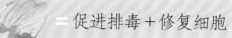

营养加分

❶ 豆腐与鸡肉中的维生素E具有抗氧化作用，可防止细胞病变、加速肝细胞修复，能有效预防乙型病毒性肝炎加重，改善皮肤变黑或出现褐色斑点的情况。

❷ 豆腐与鸡肉中的B族维生素含量丰富，有助于强化肝脏代谢废物的功效，改善多种肝脏疾病。

❸ 豆腐含有多种人体无法合成的必需氨基酸，和含有优质蛋白质的鸡肉一起食用，有助于受损肝细胞的修复，改善乙型病毒性肝炎。

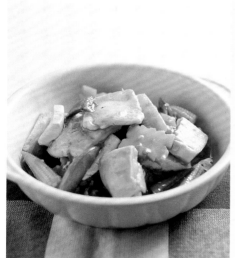

时蔬炒豆腐

①人份

■材料：
豆腐1/4块，鸡肉片50克，胡萝卜片、甜豆荚各15克

■调味料：
色拉油、酱油、白糖各1小匙，水2小匙

■做法：

❶ 豆腐切小块；胡萝卜片、甜豆荚、鸡肉片洗净，用沸水汆烫。

❷ 锅内放油，加热，倒酱油、白糖和水煮沸，加豆腐块、鸡肉片、胡萝卜片和甜豆荚炒匀，即可起锅。

明星食材 →豆腐

■修复肝细胞　■降低血脂
■维持骨骼健康
■强化肝脏代谢功能

乙型病毒性肝炎饮食调养重点

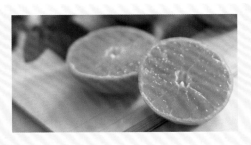

1. 均衡摄取各类食物，养成规律的饮食习惯，三餐的时间与量最好能固定。

2. 摄取适量蛋白质。植物性蛋白质可以从黄豆及其制品中摄取，动物性蛋白质可以从鱼肉、鸡肉、瘦肉中摄取。注意，过量蛋白质会增加肝脏负担，建议每日供给70~90克蛋白质，或者每千克体重供给0.9~1.2克蛋白质。

3. 控制体重和脂肪摄取量，过多热量、脂肪会加速肝功能失调。在热量摄取上以糖类为主，脂肪摄取量控制在每日35~45克。

4. 多摄取B族维生素、维生素E、维生素K、矿物质。

5. 多吃新鲜蔬果。新鲜蔬果富含维生素C，能促进胆固醇代谢，预防过多脂肪增加肝脏的负担。

6. 避免食用过多加工制品。肝功能下降时，摄取过多盐分会影响血液循环，增高腹水、水肿、高血压的发生率。

7. 烹饪采取氽烫、水煮、清蒸等方式，避免油煎、油炸；否则肝脏需分泌大量胆汁来消化脂肪，增加肝脏负担。

宜食忌食问答

跟乙型病毒性肝炎患者一同用餐，会被传染吗？

在双方口腔同时有伤口的状态下，病毒才会通过唾液传播。

据统计，慢性乙型病毒性肝炎的主要传播途径是母体垂直感染及不安全性行为，其他如血液、黏膜损伤也是传播途径。乙型病毒性肝炎病毒不会通过食物、空气、飞沫等方式传播，唾液传染的概率较低。很多人害怕与乙型病毒性肝炎的人一起用餐，实际上，只要使用公用的筷子和汤匙，就不需要担心被传染乙型病毒性肝炎。

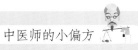

● 中医师的小偏方

1. 中医认为，蛤蜊有清肝、利湿、滋阴的功效，适合用来保养肝脏。准备蛤蜊500克、姜50克，先让蛤蜊吐沙，再和姜一起放入锅内，加800毫升水，煮熟后加少许盐，喝汤即可。

2. 蒲公英绿茶：蒲公英含有类黄酮，可对抗自由基的伤害。准备蒲公英15克、甘草5克、绿茶3克，先用700毫升水将蒲公英、甘草煮10分钟，再加绿茶煮1分钟，去渣即可。

● 保肝特效食品

1. 胡萝卜皮茶：准备胡萝卜，洗净后削皮，把皮切小片，晒3天，即成胡萝卜皮；取1小匙胡萝卜皮，用沸水冲泡，再加适量蜂蜜即可饮用。

2. 洛神花：据研究，洛神花所含的花青素、类黄酮素、多酚具有护肝，降血脂功效。

西红柿炒蛋

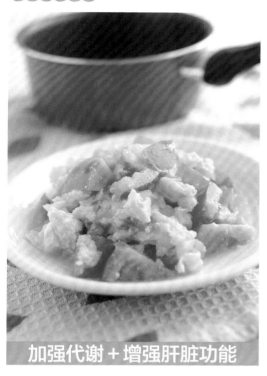

材料：
西红柿、鸡蛋各1个

调味料：
色拉油1小匙，水淀粉1小匙，白糖1小匙

做法：
1. 把鸡蛋打散。
2. 西红柿洗净去蒂，尾端划"十"字形，放入沸水中汆烫，捞起，去皮，切块。
3. 锅内放油，加热，加入西红柿块，煮至浓稠状，以水淀粉勾芡后，再倒入蛋汁，略炒。
4. 加白糖调匀即可。

保健功效

　　西红柿与鸡蛋富含B族维生素，可加强肝脏的新陈代谢功能，维持肝脏健康。西红柿中的番茄红素、维生素C与鸡蛋中的维生素E具有抗氧化作用；维生素E有助于防止细胞病变；维生素C可改善已病变的细胞。鸡蛋中的卵磷脂还可避免肝功能退化。

加强代谢 + 增强肝脏功能

香煎白带鱼

材料：
白带鱼块150克，柠檬皮适量

调味料：
色拉油1小匙，盐2小匙，米酒2小匙

做法：
1. 材料洗净。柠檬皮切丝，盐和米酒倒入碗中调匀，作为腌料。
2. 用刀在白带鱼块的两侧划横纹，再均匀抹上腌料。
3. 油锅加热，把白带鱼煎至两面呈金黄色，盛盘，最后以柠檬皮丝装饰即可。

保健功效

　　白带鱼中的硒具有抗氧化作用，能调节免疫力，保护肝脏细胞膜；B族维生素能强化肝脏代谢的功能；蛋白质可修复受损的肝细胞，改善肝病症状。

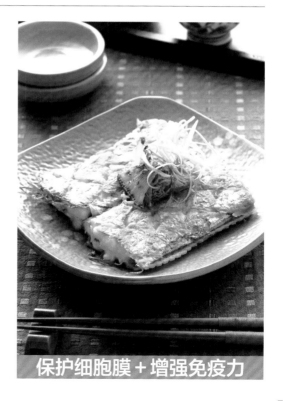

保护细胞膜 + 增强免疫力

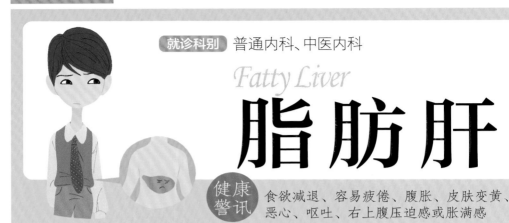

Fatty Liver

脂肪肝

健康警讯 食欲减退、容易疲倦、腹胀、皮肤变黄、恶心、呕吐、右上腹压迫感或胀满感

为什么会有脂肪肝？

脂肪肝就是肝脏有脂肪的堆积，正常肝脏的脂质总含量应低于肝脏总重量的5%，高于这个数值或超过10%以上的肝细胞有脂肪空泡堆积的情形，即脂肪肝。

引起脂肪肝的常见原因有肥胖、缺乏运动、长期过量饮酒、血脂过高、糖尿病、急慢性肝炎等。其他如先天性代谢疾病、反复减肥与复胖、营养不良等，也可能引起脂肪肝。

脂肪肝症状停看听

脂肪肝通常没有特殊症状，多数患者是在进行体检时才发现，少数人偶尔会有食欲减退、容易疲倦、腹胀、恶心、呕吐、右上腹压迫感或胀满感等状况出现。

大部分脂肪肝患者的患病原因是肥胖。建议控制体重，BMI值不宜超过23。

医生小叮咛

1. 若引发脂肪肝的原因为饮酒过量，要先戒酒。
2. 若引发脂肪肝的原因为糖尿病或高脂血症，应妥善控制血糖及血脂。
3. 若引发脂肪肝的原因为肝炎，应尽早进行治疗。
4. 饮食、运动等生活疗法，是治疗脂肪肝最有效的方法，不要过度依赖药物。
5. 养成规律的运动习惯，每天做30分钟中等强度的运动。
6. 减少脂肪摄取量，少吃糕点、甜食。
7. 每日控制总热量的摄取，以保持标准体重。

按摩穴位，保护肝脏

可通过按摩来保护肝脏。按摩时力度不需太强，穴位感到微酸胀即代表有效果。

内关穴： 手掌朝上，腕横纹上3指横宽（2寸）中央处。

风池穴： 位于颈部与头部交接处，颈椎两旁接近耳朵的高度，胸锁乳突肌和斜方肌上端之间的凹陷。

风市穴： 位于大腿外侧，站立时手掌自然下垂，贴腿的中指指尖处。

脂肪肝
营养素需求

- 维生素A
- B族维生素
- 维生素C
- 维生素E
- 卵磷脂
- 膳食纤维
- 肌醇
- 胆碱

脂肪肝饮食宜忌公布栏

宜吃的食物	叶菜、花菜类	韭菜 苋菜 芥菜 圆白菜 小白菜 西蓝花
	根茎、芽菜类	洋葱 甜菜 豆芽菜
	瓜果、豆类	茄子 丝瓜 西红柿 苦瓜 南瓜 青椒 扁豆 豌豆
	水果类	番石榴 苹果 柳橙 草莓
	黄豆及其制品	黄豆 豆腐 豆浆
	谷类	小麦胚芽 小米 糙米 燕麦 全麦 麦麸 荞麦
	其他类	蘑菇
忌吃的食物	肉蛋类	动物内脏 肥肉 鸡皮 鸭皮 炸鸡 熏鸡 熏鸭 香肠 培根 蛋黄
	其他类	薯条 油条 烧烤物 酒 酱菜

食材配对 **糙米** ＋ **圆白菜** ＝ 减少脂肪吸收＋整肠

营养加分

❶ 糙米和圆白菜含有丰富的膳食纤维，可促进胃肠蠕动，也具有减缓肠道吸收脂肪的作用，能减少脂肪在体内堆积，避免脂肪摄取过多所造成的脂肪肝。

❷ 糙米中的维生素B_1、维生素B_2和维生素B_3可帮助脂肪代谢，减轻肝脏负担，避免过多脂肪伤害肝脏。

❸ 圆白菜中的维生素C、膳食纤维含量丰富，与糙米搭配食用，不仅能使营养的摄取更全面，还能够清除血管中的胆固醇，有助于控制脂肪肝。

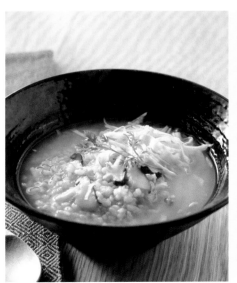

鲜蔬糙米粥

（2人份）

■**材料：**
糙米100克，圆白菜50克，高汤960毫升，干香菇15克，香菜1根

■**调味料：**
盐1/4小匙

■**做法：**

❶ 糙米洗净，以温水浸泡30分钟；圆白菜洗净切丝；干香菇泡软，切片；香菜洗净。

❷ 糙米、圆白菜丝、香菇片和高汤放入锅中，大火煮开后转小火，熬煮成粥。

❸ 加盐调味，放上香菜即可。

明星食材 →糙米

■减少脂肪堆积　■改善肥胖
■促进胃肠蠕动　■增强体力
■预防动脉硬化

脂肪肝饮食调养重点

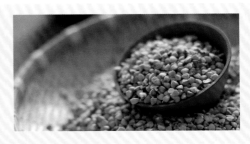

1. 脂肪肝患者最重要的饮食原则为控制总热量的摄取。热量摄取来源应以糖类为主，避免食用过多脂肪。

2. 食量的减少，应采取渐进式方式，以免因为食量突然骤减，造成肝脏脂肪代谢功能恶化。

3. 定时定量，均衡饮食。

4. 睡前3小时最好不要进食，否则热量容易转化成脂肪。

5. 蛋白质摄取质重于量。植物性蛋白质（如黄豆、豆浆、豆腐）是理想的选择。若要摄取动物性蛋白质，应选择蛋白质含量高而脂肪含量较少的肉类，如鱼、虾或去皮的鸡肉。

6. 每日脂肪摄取量控制在45克以下。

7. 适度减少糖分的摄取。

8. 控制高胆固醇食物的摄取。

9. 勿摄取过多盐分，口味宜清淡。

10. 适量食用五谷杂粮，帮助脂肪代谢。

11. 多摄取新鲜的蔬菜、水果。

12. 每日饮酒不过量，如不超过300毫升的啤酒，或不超过100毫升的葡萄酒。

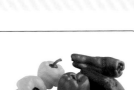

宜食忌食问答

吃素不会引发脂肪肝？

错。如果摄取过多热量，不论吃荤还是吃素，都会引发脂肪肝。

　　素食者虽然没有摄取动物性脂肪，但许多素食料理采用油炸方式烹煮，一样含有相当高的热量。热量摄取过多，是脂肪肝形成的常见因素，不论饮食习惯如何、吃荤或吃素，只要摄取的总热量超过身体所需，便会导致脂肪囤积在体内，造成脂肪肝。即便是素食者，也应该注意热量的摄取，采取正确的饮食烹调方式，才能避免脂肪肝的困扰。

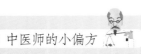 中医师的小偏方

1. 中医认为，蒜、洋葱、香菇、黑木耳、山楂、绿豆等有降脂作用，脂肪肝患者平日可适量摄取。运用这些食材，做成健康可口的菜肴，有利于控制病情。

2. 消脂保肝茶：准备山楂7克、丹参3克、柴胡3克，放在杯子里，用沸水冲泡后，即可饮用。这道茶饮具有活血理气、消脂保肝的作用，能促进肝脏血液循环和新陈代谢，让肝脏更健康。

 强健肝脏特效茶饮

1. 三花清肝茶：此茶具有降脂护肝作用。准备菊花、金银花、茉莉花各1克，用500毫升沸水冲泡。

2. 山楂决明茶：准备山楂15克、决明子7克，用500毫升沸水冲泡即可饮用。山楂与决明子具有消脂、健胃整肠、行气活血的功效。

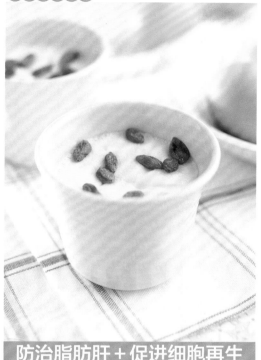

枸杞蒸蛋

材料:
枸杞子5.5克,
鸡蛋1个

调味料:
清鸡汤50毫升

做法:

❶ 枸杞子洗净,浸泡于水中约5分钟,再捞起沥干。

❷ 鸡蛋打成蛋液,加入清鸡汤,搅拌均匀,再移入蒸锅,隔水蒸5~7分钟。

❸ 枸杞子撒在蒸蛋上,再蒸5分钟即可。

保健功效

　　枸杞子具有保肝作用,能抑制脂肪在肝细胞内沉积,并可促进肝细胞的新生。鸡蛋含有多种对肝脏有益的营养素,维生素E具有抗氧化作用,可保护肝脏;B族维生素可协助肝脏新陈代谢;卵磷脂能预防脂肪堆积在肝脏中;优质蛋白质可加强细胞的修复能力。只要控制蛋黄的摄取量,鸡蛋入菜,对改善脂肪肝有一定的益处。

防治脂肪肝 + 促进细胞再生

蚝油生菜

材料:
生菜150克,高汤60毫升

调味料:
色拉油$1\frac{1}{2}$大匙,盐、绍兴酒各1小匙,蚝油1/2大匙,香油1/2小匙,水淀粉2小匙

做法:

❶ 生菜洗净,切大片,放入已加盐与$1\frac{1}{2}$大匙色拉油的沸水中烫熟,捞起沥干。

❷ 将1大匙色拉油倒入锅中加热,加绍兴酒、蚝油、香油和高汤煮沸,最后以水淀粉勾芡,再淋在生菜上即可。

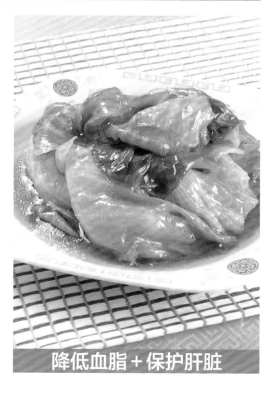

保健功效

　　生菜中的维生素B_1可促进肝脏的新陈代谢;维生素E能防止细胞病变,保护肝脏;维生素C具有抗氧化作用,对改善脂肪肝有助益。

降低血脂 + 保护肝脏

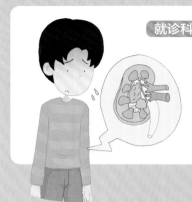

就诊科别　普通内科、中医内科

Gallstones

胆结石

健康
警讯　食欲不振、恶心、呕吐、腹痛、发热、黄疸

为什么会有胆结石?

胆结石指石头状的固体物质出现在胆囊及胆管中，其主要成分有以胆固醇为主的胆固醇结石，或者以胆红素钙为主的胆色素结石。

胆固醇结石与胆汁中胆固醇浓度过高有关，胆色素结石则与体质及溶血性贫血有关。有家族史、胆固醇过高、肥胖、多次怀孕的妇女、中年妇女、喜欢吃甜食者，较易患胆结石。

胆结石症状停看听

结石位置如果在胆囊口，容易引起急性胆囊炎，症状是恶心、食欲不振、发热、右腹疼痛。结石位置发生在胆总管，称为胆总管结石，可能会没感觉或出现右上腹痛、发热、黄疸、胆绞痛。若结石藏在胆囊中则不易自觉，多半在体检时由超声波检查得知。结石若阻塞胆囊管或胆囊颈，会出现腹胀、腹痛、黄疸等症状。

医生小叮咛

1. 胆囊内胆汁的作用是消化脂肪，若切除胆囊则需采取低脂饮食。
2. 可适量增加五谷根茎类、水果类及脱脂奶粉等食物的摄取，以补充因限制油脂而减少的热量。
3. 避免摄取油炸、油煎、油酥等食物。
4. 术后饮食方式宜少食多餐。
5. 养成良好的饮食习惯，按时吃早餐，勿暴饮暴食。
6. 避免摄取含酒精及咖啡因成分的食物。
7. 避免长时间坐着，也不要太过疲劳。
8. 维持理想体重。建议养成每天做30分钟中等强度运动的习惯，降低血液中低密度胆固醇的含量。

胆结石术后照护原则

1. 胆结石无症状时，只需定期观察与检查，平常多喝水、多吃蔬菜，避免高脂、高油食物即可。
2. 进行手术后，可以饮用新鲜果汁，如柠檬汁、苹果汁或酸梅汁，改善食欲不振的状况。
3. 有恶心状况发生时，可做深呼吸，或者饮用适量果汁以抑制恶心。

胆结石
营养素需求

- 维生素A
- 维生素B$_1$
- 维生素B$_2$
- 维生素B$_3$
- 维生素B$_5$
- 维生素B$_6$
- 叶酸
- 维生素B$_{12}$
- 维生素C
- 维生素D
- 维生素E
- 维生素K
- 卵磷脂
- 牛磺酸
- 果胶
- 不饱和脂肪酸

胆结石饮食宜忌公布栏

宜吃的食物 ○	蔬菜、菇蕈类	黑木耳 小白菜 西蓝花 圆白菜 韭菜花 茼蒿 上海青 红薯叶 空心菜 菠菜 芥菜 芹菜 苋菜 洋葱 蒜 香菜 豌豆 甜椒 青椒 苦瓜 小黄瓜 南瓜 红凤菜 玉米 萝卜 红薯 莲藕 西红柿 芦笋 姜
	水果类	菠萝 番石榴 苹果 柳橙 草莓 木瓜 阳桃 猕猴桃 柠檬 葡萄柚 柑橘 荔枝 桃子 樱桃 西瓜 香蕉 葡萄 水梨 桑葚 莲雾 红枣 龙眼 柿子 柚子 哈密瓜
	谷类	糙米 小麦胚芽 燕麦 全麦 麦麸 裸麦 荞麦
	其他类	瘦肉 鱼肉 蛋白 豆腐 核桃
忌吃的食物 ✕		动物内脏 蛋黄 肥肉 鸡皮 鸭皮 猪油 饼干 奶油 蛋糕 冰激凌 五香粉 全脂牛奶 辣椒 辣油 花椒 胡椒 芥末 椰子油 棕榈油

 食材配对 香蕉 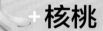 + 核桃 = 降胆固醇 + 预防胆结石

营养加分

① 香蕉中的β-胡萝卜素进入体内转换成维生素A后，可维持胆囊表皮细胞的正常运作；膳食纤维可减少肠道吸收胆固醇，使胆汁中的胆固醇含量降低。两者皆有助于预防胆结石的发生。

② 核桃含有丰富的维生素E、不饱和脂肪酸，可清除体内的胆固醇。

③ 核桃中的维生素E与香蕉中的类胡萝卜素有协同作用，而香蕉中的维生素C可保护核桃中的维生素E不被破坏，预防或改善胆结石。

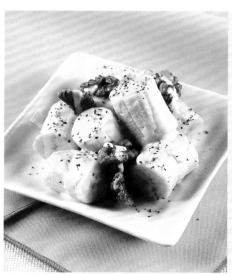

核桃拌香蕉

（1人份）

■材料：
香蕉1根，核桃仁10克

■调味料：
黑胡椒粉适量，柠檬汁、柳橙汁、美乃滋各1小匙，酸奶1大匙

■做法：
① 香蕉剥皮，切段，加柠檬汁拌匀，防止变色。
② 柳橙汁、酸奶和美乃滋拌匀，作为酱汁。
③ 香蕉段盛盘，撒上核桃仁，淋上酱汁，搅拌均匀，撒上黑胡椒粉即可。

明星食材 →香蕉

■降低胆固醇　■改善便秘
■改善高血压　■保护胃肠
■促进胃肠蠕动

胆结石饮食调养重点

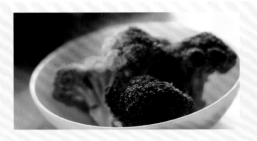

1. 饮食以低糖、低脂、低胆固醇和高纤维为原则。

2. 建议采取清淡的烹饪方式，如余烫、水煮、清蒸、清炖、凉拌等。油的用量别太多，但也不能完全不使用，少量油脂能维持胆汁正常分泌。

3. 多摄取高纤维食物，如全谷类、蔬菜、水果。

4. 类胡萝卜素和维生素E对于预防和治疗胆结石有一定的帮助。黄绿色蔬菜多富含类胡萝卜素，全谷类及坚果类食物富含维生素E。建议胆结石患者多吃黄绿色蔬菜及全谷类食物，坚果类食物则应控制食用量。

5. 烹调用油建议以植物油为佳，如黄豆油、花生油、葵花子油、菜籽油、橄榄油等。

6. 多摄取B族维生素含量高的全谷类食物，可减少胆结石的发生率。

7. 减少胆固醇摄取，建议每日摄取量控制在300毫克以下。

8. 减少食用加工食品和高糖分的食物。

宜食忌食问答

不吃早餐的人更容易有胆结石？

延长餐与餐的间隔，胆汁停留在胆囊内时间久，易造成胆结石结晶。

现代人生活忙碌，习惯晚起，早餐常常有一餐没一餐，或者干脆两餐并一餐吃，这样的饮食习惯容易引起胆结石。研究显示，当胆汁停留在胆囊内的时间超过12小时，易造成胆结石，如果经常如此，就会发展为胆结石。

中医师的小偏方

1. 中医认为，柴胡、木香、枳壳、郁金、金钱草、檀香、海金沙、茵陈、白芍、延胡索等，有助于改善胆结石。

2. 准备玉米须25克、蒲公英10克、茵陈10克，用800毫升沸水冲泡即可饮用。玉米须有促进胆汁分泌、改善高脂血症的功效；蒲公英可清热解毒；茵陈能解肝胆之热，让肝胆功能运作更顺畅。

排出结石特效茶饮

1. 薏苡仁金钱草饮：准备薏苡仁50克、金钱草25克、水1000毫升，将薏苡仁与金钱草洗干净后，与水一同放入锅中熬煮，煮至薏苡仁熟软后，去渣即可饮用。

2. 芦根饮：准备新鲜芦根50克，洗净切段，用约500毫升水熬煮，取其汁饮用即可。

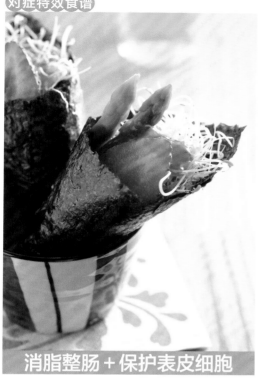

消脂整肠 + 保护表皮细胞

草莓芦笋手卷

材料：
草莓1颗，芦笋10克，苜蓿芽15克，寿司海苔1片

调味料：
草莓果酱1/2小匙

做法：
1. 材料洗净。芦笋去老皮，切长段，用沸水汆烫后，与草莓和苜蓿芽分别浸泡于冰水中至凉。
2. 摊开寿司海苔，放入苜蓿芽和芦笋段，卷成杯状，再放入草莓。
3. 淋上草莓果酱即可。

保健功效

　　草莓和芦笋皆含丰富的膳食纤维，可促进胃肠蠕动，抑制肠道吸收胆固醇。草莓的果胶成分也可吸附肠道中的胆固醇，降低溶于胆汁的胆固醇含量，降低胆结石发生的概率。芦笋中的类胡萝卜素具有维持表皮细胞正常运作的功效，可预防胆囊表皮细胞死亡、脱落且吸附胆固醇，从而形成胆结石。

金香菠萝拌三文鱼

材料：
三文鱼片100克，菠萝70克

调味料：
米酒、淀粉、柴鱼酱、食用油各1大匙，盐、菠萝醋各1小匙

做法：
1. 菠萝去皮，切片；三文鱼洗净，切块。
2. 三文鱼块用米酒、淀粉和盐腌至入味，过油后捞出，再把油沥干。
3. 三文鱼块和菠萝片放入盘中，加菠萝醋和柴鱼酱，搅拌均匀即可。

保健功效

　　菠萝含有膳食纤维，可降低血液和胆汁中的胆固醇含量；菠萝中的维生素C与三文鱼中的维生素E有协同抗氧化的作用，能帮助三文鱼中的维生素A发挥保护胆囊表皮细胞的功能，进而预防或改善胆结石。

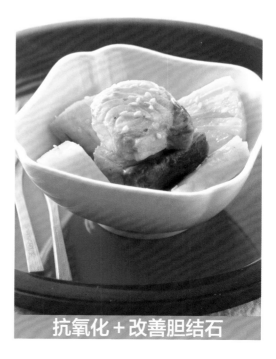

抗氧化 + 改善胆结石

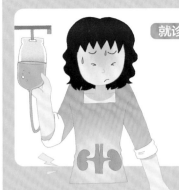

 就诊科别 普通内科、泌尿外科、肾病内科、中医内科

Uremia

尿毒症

健康警讯 倦怠、食欲不佳、恶心、皮肤容易淤青、水肿、尿频、腰痛、皮肤瘙痒

为什么会得尿毒症?

肾脏就像人体的滤水器,若功能衰退到某个程度,原本通过肾脏排泄出去的废物就排不出去,累积在体内,增加血中毒素。

肾功能衰竭分急性与慢性。急性肾功能衰竭,如受外伤、休克、急性肾小球肾炎等,造成尿毒症的速度迅速;慢性肾功能衰竭,如肾盂肾炎、高血压、慢性肾小球肾炎、糖尿病,需定期追踪治疗,以免引发尿毒症。

尿毒症症状停看听

当肾脏受到急性或长期慢性的伤害,以至于生理调节功能受损,引发尿毒症时会出现各种症状,包括倦怠、食欲变差、恶心、呕吐、皮肤容易淤青、水肿、夜尿、尿频、腰背部或下腹部疼痛、皮肤瘙痒等。更严重的情况包括胃肠出血、肺部水肿、心力衰竭、神志不清、昏迷不醒,甚至死亡。

医生小叮咛

1. 不乱服止痛药、偏方、草药。
2. 要定时排尿,不要有憋尿的习惯。
3. 维持一天饮水2000～3000毫升。充分摄取水分可增加尿量,帮助细菌排出体外。
4. 不明来源的加工食物、药物可能含有大量重金属,对肾脏的负担与危害很大,绝对不能食用。
5. 注意个人卫生,减少泌尿系感染的发生率。
6. 感冒会加重肾脏负担,记得定期接受流行性感冒疫苗注射,以减少感染次数。
7. 严格控制血糖、血脂与血压。
8. 每天做30分钟中等强度的运动,如步行。

舒缓不适小妙招

1. 因失去排出代谢废物的能力,尿毒症患者皮肤上易出现尿毒霜,导致瘙痒。这时候应该每天以温水洗澡,除去皮肤上的尿毒霜。
2. 最好不要用肥皂洗澡,若非要用肥皂洗澡,选择含润肤油脂的肥皂。
3. 皮肤干燥、瘙痒时,可涂抹乳液、婴儿油。

尿毒症
营养素需求

- 维生素B₆
- 叶酸
- 维生素B₁₂
- 维生素C
- 维生素D
- 钙
- 铁
- 膳食纤维
- 肉碱
- 甲硫氨酸

尿毒症饮食宜忌公布栏

○ 宜吃的食物	蛋白 鸡肉 牛肉 金枪鱼 三文鱼 猪肉 牛奶 大米 米粉		

✕ 忌吃的食物	水果类	香蕉 桃子 阳桃 猕猴桃 柚子 木瓜 西瓜 香瓜 哈密瓜 番石榴 青枣
	海鲜、肉蛋类	蟹膏 虾 鱼子 沙丁鱼 肥肉 鸡皮 动物内脏 火腿 香肠 腊肉 肉酱 肉干 蛋黄
	谷、坚果、果仁、豆类	花生 葵花子 核桃 腰果 杏仁 绿豆 红豆 毛豆 小麦胚芽 糙米 全麦制品
	其他类	海苔酱 辣椒酱 胡椒盐 泡菜 酱菜 蜜饯 面筋 面肠 泡面 巧克力 碳酸饮料 腌制品 罐头类 豆瓣酱 味噌 沙茶酱 豆豉 咖啡 浓茶 鸡精 人参精 运动饮料 梅子汁 番茄酱 水果干 药膳汤 酵母 低钠盐

食材配对 细米粉 + 圆白菜 = 低钾+保护肾脏

营养加分
① 细米粉属低蛋白的淀粉类食物，经过消化吸收后，产生的含氮废物不多，较不会造成已病变肾脏的负担，尿毒症患者可适量食用。
② 圆白菜含有B族维生素、糖类、膳食纤维、钙、磷等成分，营养价值高，可供给身体多种养分。圆白菜中虽然含有钾，但经过汆烫，可去除部分钾离子，尿毒症患者仍可适量食用。

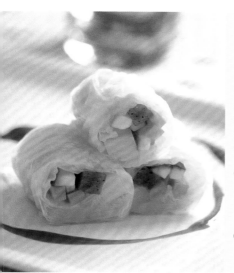

翡翠圆白菜卷
（1人份）

■材料：
圆白菜叶1大片，细米粉1/2把，胡萝卜条、小黄瓜条、魔芋条各10克，洋葱碎1小匙

■调味料：
橄榄油各1小匙

■做法：
① 米粉泡软，切段；圆白菜叶洗净，汆烫。
② 锅内放油，加热，加细米粉、胡萝卜条、小黄瓜条、魔芋条和洋葱碎，拌炒均匀，作内馅。
③ 将圆白菜叶摊平，放入内馅，卷成筒状，切段即可。

明星食材 →细米粉

■减轻肾脏负担　■补充营养
■增加饱腹感　　■预防感冒
■帮助控制体重

83

尿毒症饮食调养重点

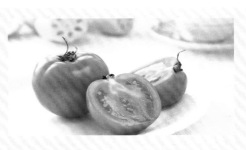

1. 补充足够的糖类、脂肪，不要刻意减少热量的摄取。热量足够，才能预防组织分解所产生的代谢废物。建议尿毒症患者每日摄取热量以每千克体重对应147千焦为宜。

2. 油脂摄取可选择不饱和脂肪酸，如橄榄油、芥花油、花生油、黄豆油、葵花子油等。减少饱和脂肪酸的摄取，如猪油、奶油、椰子油、棕榈油。

3. 建议控制蛋白质摄取量，并选择高生物价值的蛋白质，如牛奶、肉类。

4. 摄取高纤维食物，如新鲜蔬果。

5. 避免摄取高钾食物，如香蕉、阳桃、哈密瓜等。

6. 低钠盐以钾取代钠，易造成尿毒症患者血液中的钾升高，引发心律不齐、心功能衰竭，应避免使用。

7. 高磷食物要少吃，如蛋黄、碳酸饮料、动物内脏、全谷类。

8. 少吃加工食品。加工食品多半含盐量高，不利于病情控制。

9. 烹饪蔬菜时，建议将蔬菜切成小片，余烫后捞起，可降低钾离子的含量。

宜食忌食问答

中药会加重肾脏负担吗？

不一定。研究显示，对肾脏有害的，是一种叫"马兜铃酸"的成分。

中药跟西药一样，都具有副作用。研究发现，会造成肾脏病变的中药，是因含有马兜铃酸的成分。实际上，中药材有属性、对症与否之分，有经验的中医师能够判断用药的合理性，为大家把关。许多人道听途说，擅自抓中药来进补，这是造成肾脏病变的重要原因。

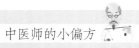

中医师的小偏方

1. 中医认为，核桃仁、黑豆、红枣、莲子、莲藕、枸杞子、人参、冬虫夏草、何首乌等药材具有保肾的功效。

2. 准备新鲜绿豆芽500克，洗净后榨汁，再将其煮沸，最后加入适量白糖，即可饮用。

3. 准备10块藕节、白茅根50克，用750毫升水慢慢熬煮，去渣即可适量饮用。

加速尿素、尿酸排泄特效茶饮

玉米须甘草茶：准备玉米须75克，车前子、甘草各20克；用600毫升水将上述材料煮沸，煮沸后持续煮沸5分钟，去渣即可饮用。现代药理研究发现，玉米须具有利尿、护肾、降压、降血脂等作用；车前子能清热，增加尿素、尿酸及氯化钠的排出量。

爽口藕饴

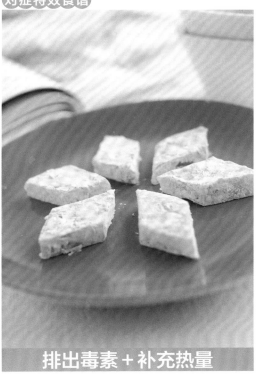

排出毒素＋补充热量

材料：
淀粉5克，糖饴30克，藕粉30克，冷开水75毫升

调味料：
白糖10克

做法：
❶ 淀粉炒10分钟。
❷ 藕粉、糖饴和白糖加冷开水搅拌均匀，再倒入锅中边搅拌边以小火加热，煮至呈半透明的黏稠状，熄火。
❸ 将半熟的藕饴倒入铁盘中，移至蒸锅蒸熟，取出。切成小块，蘸淀粉食用。

保健功效

　　藕粉、淀粉属于低蛋白的淀粉类食品，所产生的含氮废物较一般淀粉类食品少，适量摄取可补充淀粉，又不会造成肾脏负担，能预防尿毒症恶化。糖饴是肾功能不全者摄取热量的理想来源。足够的热量摄取，能使蛋白质被有效利用，预防身体肌肉的分解，加重病情。

彩椒拌茄子

材料：
西红柿2个，黄彩椒1个，茄子150克，罗勒叶20克

调味料：
芥花油1大匙，柠檬汁适量，盐、酱油各1/2小匙

做法：
❶ 所有材料洗净。西红柿切薄片；茄子切长条；黄彩椒切块，备用。
❷ 热锅加水，水沸后将步骤❶的材料放入烫3分钟，捞起放凉备用。
❸ 将所有调味料与步骤❷的材料搅拌，冷藏1小时，食用前撒上罗勒叶即可。

保健功效

　　芥花油为不饱和脂肪酸植物油，较不易造成肾脏负担，又能提供身体热量，以促进蛋白质的有效利用，避免肌肉组织分解，产生更多尿毒；茄子和彩椒虽含钾离子，但可提供维生素C、膳食纤维、类胡萝卜素等多种营养素，仍可适量摄取。

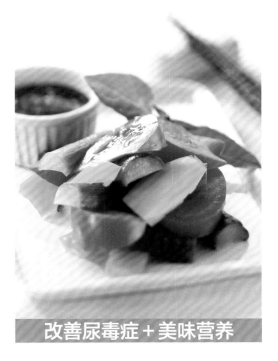

改善尿毒症＋美味营养

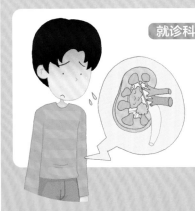

就诊科别 泌尿外科、肾病内科、中医内科

Kidney Stone

肾结石

健康警讯 腰腹部绞痛、血尿、尿中带有小沙粒

为什么会有肾结石?

肾结石是指矿物质及有机物在肾脏内沉淀,形成石头般的颗粒。形成原因与体质、人种、性别、环境及生活饮食习惯有关。

一般说来,男性比女性容易罹患肾结石,摄取水分太少,是形成肾结石最常见的原因。其他如泌尿道阻塞、泌尿系感染、长期卧床也会引发肾结石。肾结石大致可分为四类:钙结石(草酸钙、磷酸钙)、尿酸结石、感染性结石、胱氨酸结石。

肾结石症状停看听

小于0.5厘米的肾结石无症状时,只需定期追踪检查;当结石造成泌尿道阻塞时,会引起腰腹部间歇性剧烈疼痛。

血尿也是症状之一,严重的血尿肉眼即可发现,轻微者则需通过显微镜才能确定。少数患者会出现尿中带有小沙粒的症状。

医生小叮咛

1. 摄取足够水分,每天2500~3000毫升,增加排尿量。建议一天至少排出1800毫升的尿。
2. 了解自身结石的类型,找出对症治疗方式。
3. 喝白开水较好,矿泉水中易含过量矿物质。
4. 每天应当摄取2~2.4克钠,换算成食盐为5~6克。
5. 胃药有时含有高量的钙,若罹患钙结石且需要服用胃药时,应注意勿摄取过多钙质。
6. 适量摄取镁及维生素B6,能减少肾结石复发。
7. 勿服用过多维生素D补充剂。
8. 养成运动习惯。

如何预防泌尿系结石?

多数泌尿系结石发生在肾脏,结石会由肾脏进入输尿管。泌尿系结石引起的症状,常是左侧或右侧的腰部一阵一阵地剧烈疼痛,有时疼痛感会向下延伸到会阴部,偶尔还会伴随发热、血尿、恶心、呕吐等症状。除了控制饮食,多喝水、增加排尿量,是预防或改善泌尿系结石的重要方法。

肾结石
营养素需求

- 维生素A
- 维生素B6
- 镁
- 钾
- 水分
- 磷
- 铁
- 硫

肾结石饮食宜忌公布栏

	海鲜类	海参 海蜇皮
宜吃的食物	根茎类	芋头 土豆 红薯
	叶菜、花菜类	空心菜 圆白菜 西蓝花
	瓜果类	苦瓜 小黄瓜 冬瓜 丝瓜 黄瓜 青椒 西红柿
	其他类	大米 白面 粉条 黑木耳 柠檬汁 海带
忌吃的食物	肾结石分很多种形式，宜忌食物不可以一概而论，须参考医嘱 ❶ 含草酸高的食物：茶 咖啡 碳酸饮料 啤酒 扁豆 菠菜 甜菜 杏仁 巧克力 可可 花生 莴苣 葡萄汁 草莓汁 柑橘汁 ❷ 含磷高的食物：酵母 小麦 虾 香菇 全谷类 麦片 动物内脏 蛋黄 牛奶 豆类加工品 坚果类 可可粉 巧克力 ❸ 含嘌呤高的食物：无磷鱼类 动物内脏 肉汁 肉汤 香肠 酸奶 鸡精 干贝 蛤蜊 草虾 蚌 豆类 菇类	

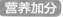

食材配对 **海参** + **小黄瓜** = 预防结石 + 补充营养

营养加分
❶ 海参含钠量低，磷含量也不高，对于需要控制磷的摄取量，并补充适量钠的肾结石患者来说，是合适的食材。
❷ 海参属高蛋白质、低脂肪、低胆固醇食物，养生又健康。
❸ 海参中的镁可避免钙质沉淀在器官组织与血管壁上，也能减少钙由肾脏流失，进而改善肾结石。

黄瓜烩海参

1人份

■材料：
海参100克，竹笋10克，小黄瓜20克，葱适量，姜2片，辣椒1/3根，水90毫升

■调味料：
色拉油、米酒各1小匙，酱油、白糖、陈醋、香油各1/4小匙，水淀粉1/2小匙

■做法：
❶ 竹笋、辣椒、葱和姜洗净，切末；小黄瓜洗净，切块；海参洗净，切块；水和米酒拌匀。
❷ 油锅爆香葱末、辣椒末和姜末，加海参块、竹笋末、小黄瓜块和除水淀粉外的调味料，炒匀。
❸ 以水淀粉勾芡。

明星食材 →**海参**

■补充蛋白质　■预防血栓
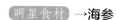
■降低胆固醇　■养颜美容
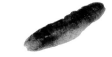

肾结石饮食调养重点

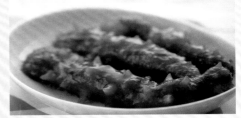

1. 水分要足够。人体水分的流失，除了尿液，每天从皮肤排泄的、有形无形的汗水有500～600毫升。建议一天最少要喝2000毫升水，若能达到2500～3000毫升，则更理想。

2. 摄取足够的钙质，建议量为每天800～1000毫克。钙质可以在肠道中与草酸结合，形成不被人体吸收的草酸钙，随粪便排出，从而减少肠道吸收草酸，降低患草酸钙结石的概率。

3. 肾结石患者每天摄取蛋白质的量应视体重调整，建议每千克体重对应0.8～1克的蛋白质摄取量为宜。高蛋白饮食会促进肾脏排出钙，对肾结石患者不利。

4. 维生素C的摄取勿过量，建议每天摄入60毫克。过量维生素C会增加尿液中草酸的排泄量，增加患肾结石的概率。

5. 避免摄取过量维生素D。维生素D会促进钙质吸收，过量摄取易加重病情。

6. 尿酸结石宜多选择碱性食物，如各种蔬菜。钙结石患者宜避免高糖、高钠、高蛋白的饮食。草酸结石的患者宜避免食用草酸含量高的食物。

宜食忌食问答

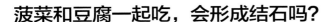

菠菜和豆腐一起吃，会形成结石吗？

不会。经过消化作用，在胃肠道形成的草酸钙会随粪便排出。

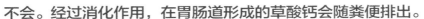

菠菜含大量草酸，豆腐含有钙质，有一种说法，两者一同吃下肚，会形成草酸钙结石。这是错误的观念，经过消化作用，在胃肠道中，草酸和钙会结合成不溶解的草酸钙，最后混着未消化的食物残渣，随着粪便排出体外。部分结石患者因为害怕结石复发，严格限制草酸含量高的食物，实际上，过度限制草酸，反而会增加钙质的吸收。

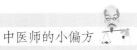

● 中医师的小偏方

1. 中医认为，金钱草、海金沙、鸡内金、核桃仁、白茅根、海藻、海带等药材能改善结石。

2. 准备海金沙10克、绿茶2克，放入杯中，用沸水冲泡，盖上盖子闷5分钟后即可饮用。海金沙具有清热祛湿、利尿通淋、降火解毒等功效，有助于预防及改善结石状况。肾结石患者可适量饮用海金沙茶。

● 舒缓结石不适特效茶饮

1. 白茅根饮：准备鲜竹叶、白茅根各10克，将两者洗净之后，放入保温杯中，以沸水闷泡30分钟，即可饮用。

2. 金钱草茶饮：准备金钱草10克，用200毫升沸水冲泡，即可饮用。

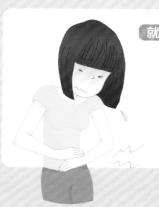

就诊科别 普通内科、泌尿外科、中医内科

泌尿系感染

健康警讯 排尿时有灼热感、时常有尿意、解尿困难、小便混浊有异味、血尿、下腹痛

✚ 为什么会泌尿系感染?

泌尿系感染,即泌尿系统受微生物感染,范围包含下尿路(尿道、膀胱及输尿管下部)和上尿路(输尿管上部及肾脏),或者两者皆被感染。

感染的主要原因为细菌感染,如大肠杆菌、克雷伯氏菌属、腐生葡萄球菌。霉菌、病毒及少见微生物,也可能是感染原。饮水量过少、憋尿、卫生习惯不良、更年期女性、特殊性生活姿势等,皆会增加泌尿系感染的风险。

✚ 泌尿系感染症状停看听

女性、老年人、糖尿病患者、泌尿系结石者、前列腺增生者、接受输尿管插入治疗者,是泌尿系感染的高危险人群。

泌尿系感染的患者,有些没有明显症状,常见症状有排尿时有灼热感、时常有尿意、解尿困难、发热发冷、小便混浊有异味、尿血、腰部疼痛、下背部酸痛、恶心、呕吐等。

✚ 医生小叮咛

1. 多摄取水分,一天2000～3000毫升,以增加尿液的排泄,将细菌冲刷掉。
2. 有尿意时,请勿憋尿。
3. 感染期间依医生指示服药,勿因症状解除而自行停药。
4. 如厕后使用卫生纸擦拭时,应由前往后擦拭。
5. 女性生理期,应保持会阴部的清洁及干燥。
6. 贴身衣物不要过紧,挑选舒适的材质。
7. 勿穿合成纤维的内裤、裤袜及束裤,以免引起过敏而导致感染。
8. 泡浴及盆浴较易引发感染,建议采用淋浴方式。

舒缓不适小妙招

一项研究指出,适量饮用蔓越莓汁可降低泌尿系感染的发生率;也可服用蔓越莓浓缩胶囊、吃蔓越莓果干,以舒缓泌尿系感染引起的不适。据研究,蔓越莓所含的原花青素结构,与其他种类的花青素有些不同,是抵抗细菌黏附在泌尿系统的重要成分,有助于改善泌尿系感染的状况。

泌尿系感染
营养素需求

● 维生素A ● 维生素C ● 生物类黄酮 ● 益生菌 ● 花青素
● 嗜酸乳酸杆菌

宜吃的食物	叶菜类	芹菜 菠菜 苋菜 圆白菜 小白菜 香菜
	瓜果类	玉米 甜椒 青椒 苦瓜 小黄瓜 西红柿 南瓜
	芽菜、豆类	豆芽菜 豌豆
	根茎类	白萝卜 芦笋 洋葱 蒜
	花菜类	西蓝花
	水果类	猕猴桃 葡萄柚 草莓 葡萄 蓝莓 柑橘 柳橙 木瓜 菠萝 番石榴 苹果 阳桃 鳄梨 柠檬
	其他类	葡萄干 酸奶 蔓越莓汁
忌吃的食物		咖喱 芥末 辣椒 胡椒

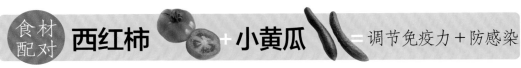

食材配对 西红柿 + 小黄瓜 = 调节免疫力 + 防感染

营养加分

❶ 西红柿和小黄瓜含有丰富的维生素C与类胡萝卜素。类胡萝卜素是抗氧化的重要营养素，可维持泌尿系组织和黏膜的健康，预防感染状况发生。维生素C具有抗氧化作用，能防止身体受到自由基的侵害，提高免疫力，有助于改善发炎状况。

❷ 小黄瓜中的B族维生素有助于对抗霉菌感染，降低泌尿系发炎的概率；维生素E能改善血液循环、调节女性激素或男性激素的分泌，帮助受感染器官恢复健康。

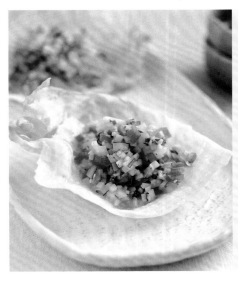

西红柿黄瓜蔬菜沙拉 （1人份）

■**材料：**
西红柿1/2个，小黄瓜30克，西芹1/2根，蒜1瓣，生菜2片

■**调味料：**
橄榄油、白糖、胡椒粉各1/4小匙，白醋1/2小匙

■**做法：**
❶ 西红柿、小黄瓜洗净，切小丁；蒜、西芹，洗净切末。
❷ 将生菜以外的材料和调味料拌匀。
❸ 把步骤❷的材料放在生菜上即可。

明星食材 →**小黄瓜**

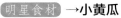

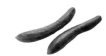

■排出多余水分　■养颜美容
■调节免疫力　　■健胃整肠

泌尿系感染饮食调养重点

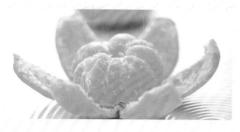

1. 均衡摄取六大类营养素，有助于提高免疫力，对抗细菌的入侵。

2. 饮食宜清淡。少吃刺激性强的食物，如辣椒、芥末、胡椒等，以免炎症加重。

3. 摄取富含维生素C的蔬果或果汁，如柑橘、猕猴桃、柳橙、番石榴、西红柿、木瓜、蔓越莓汁等。维生素C具有抗氧化作用，且会使尿液维持酸性，抑制某些种类的细菌滋生。

4. 避免喝酒，远离含酒精的食品。

5. 少吃罐头食品、腌制物，以免膀胱受到刺激，加重病情。

6. 少喝含咖啡因的饮品与碳酸饮料，如可乐、气泡饮料。这一类食品容易刺激膀胱黏膜，加重泌尿系感染引起的不适。

7. 糖分容易助长细菌滋生，建议泌尿系感染患者少吃含糖量高的食物，如奶油蛋糕、糖果、市售饮料等。

8. 若服用抗生素，需将疗程完成，不可因症状改善或消除而擅自停药。

宜食忌食问答

泌尿系感染时会频尿，可以少喝点水吗？

不可以。泌尿系感染时多喝水，可增加尿量，是最好的对应方式。

　　排尿时有灼热感、时常有尿意、解尿困难，是泌尿系感染患者常碰到的困扰。有些患者为了避免上述状况，刻意减少水分的摄取量，以为少喝水就可以减少尿意。泌尿系感染时如果少喝水，会让症状更严重，不摄取足够的水分，会使得尿量减少，膀胱所受到的刺激更大，小便不适感会加重，膀胱疼痛的问题也会更严重。多喝水以促进细菌排出，才是解决之道。

中医师的小偏方

1. 中医认为，赤小豆、绿豆、冬瓜、西瓜、水梨等，皆有利尿作用，泌尿系感染时可适量食用。

2. 准备益母草、茶叶各10克，用500毫升水熬煮30分钟，即可饮用。益母草具有活血利尿的作用，能增加尿量，舒缓泌尿系感染引起的不适。

3. 准备莲藕汁、甘蔗汁各1杯。将两者混合，一天分3次喝完。

预防泌尿系感染特效食品

　　自制酸奶：除了蔓越莓汁、蔓越莓果干、蔓越莓胶囊，自制的原味酸奶对预防及改善泌尿系感染也有不错的效果。可以到有机食品专卖店或健康食品店购买活性益生菌粉，自制酸奶。建议不加糖，因为糖分会助长细菌滋生。

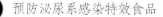

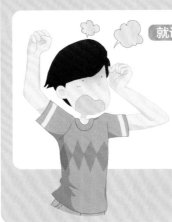

普通内科、中医内科

Hyperthyroidism

甲状腺功能亢进

健康警讯 颈项肿大、眼突、心跳加速、体重下降、情绪紧张、怕热

为什么会甲状腺功能亢进？

甲状腺是人体内分泌系统中最大的腺体组织。甲状腺功能亢进，指的是体内甲状腺激素分泌过多，导致新陈代谢率增加。

引发甲状腺功能亢进的原因有甲状腺肿大、遗传、压力大、碘摄取过量等。若是自体免疫造成的甲状腺功能亢进，多半在青春期后，压力过大，使免疫系统合成的抗体增加，过度刺激甲状腺分泌甲状腺激素，才会发病。

甲状腺功能亢进症状停看听

甲状腺功能亢进最明显的症状是颈项肿大，约有一半的人会出现眼突现象。其他的症状有心跳加速、怕热、易流汗、焦虑、易紧张、情绪不稳定、体重下降、多言好动、易掉发、手抖、下肢周期性瘫痪、腹泻、皮肤湿润、色素沉着，小腿前皮肤肿胀如橘子皮、红且痒等。

医生小叮咛

1. 避免过量摄取含碘的食物，如海带、紫菜。
2. 不可以吃太咸，避免暴饮暴食。
3. 每天摄取60～80克蛋白质，补充甲状腺功能亢进引起的蛋白质消耗。
4. 甲状腺功能亢进时，应避免喝含咖啡因的饮料，如咖啡、浓茶、碳酸饮料、可可。
5. 适量补充B族维生素、维生素C与钙质等营养素。
6. 学会纾解压力，保持身心愉快，以免自主神经紧张，刺激甲状腺激素的分泌。
7. 香烟、酒因具有刺激性，应避免。
8. 充分休息，避免熬夜。

舒缓不适小妙招

1. 甲状腺功能亢进时容易疲劳，患者最好避免剧烈运动，如快跑、长距离骑自行车等。
2. 如果有眼突症状，建议白天佩戴墨镜，以防止强光照射和灰尘。晚上睡觉时，可以将枕头垫高。
3. 利用呼吸调节情绪。当情绪波动时，由1数到3慢慢吸气，再由1数到5慢慢呼气。

甲状腺功能亢进
营养素需求

- 维生素B$_1$
- 维生素B$_2$
- 维生素B$_6$
- 维生素B$_{12}$
- 维生素C
- 维生素D
- 钙

甲状腺功能亢进饮食宜忌公布栏

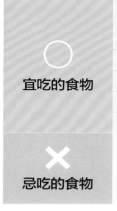

宜吃的食物	蔬菜类	土豆 胡萝卜 白萝卜 南瓜 黄瓜 冬瓜 荸荠 山药 西红柿 青椒 芹菜 豆芽菜 菠菜 上海青 空心菜 苋菜 韭菜 豌豆角 西蓝花 圆白菜 百合
	菇蕈类	香菇 黑木耳
	肉类	牛肉 猪肉 鸡肉 鱼肉
	谷类	糙米 麦麸 燕麦
	坚果、豆类	芝麻 杏仁 核桃 腰果 花生 绿豆 纳豆
忌吃的食物		海带 紫菜 浓茶 咖啡 碳酸饮料 酒 巧克力 辣椒 姜 胡椒 花椒 芥末 蛤蜊 海蜇皮 虾皮 鱿鱼 金枪鱼 沙茶酱 糖

食材配对

豌豆角 + 鸡肉 = 稳定情绪+舒缓甲亢

营养加分

❶ 豌豆角中丰富的类胡萝卜素有助于甲状腺功能亢进的治疗；胡萝卜素和具有抗氧化功效的维生素C一起作用，还可改善甲状腺功能亢进引发的皮肤不适症状。

❷ 鸡肉富含优质蛋白质和B族维生素。优质蛋白质能提供给患者足够的营养与能量；B族维生素有镇静安神的作用，可稳定神经，舒缓紧张、焦虑的情绪。

❸ 豌豆角中的维生素C能促进鸡肉中B族维生素的吸收，使其发挥更明显的效果，改善情绪不稳定的现象。

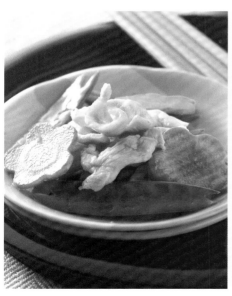

豌豆角炒鸡柳

① 人份

■材料：
豌豆角75克，鸡胸肉条50克，胡萝卜20克

■调味料：
色拉油1小匙，盐1/4小匙

■做法：

❶ 豌豆角洗净，去头尾；胡萝卜洗净，去皮切片；鸡胸肉条放入加热油锅中烫熟，捞出沥油。

❷ 锅内放油，加热，放豌豆角、胡萝卜片，大火炒熟。

❸ 加鸡胸肉条炒匀，加盐调味即可。

明星食材 →豌豆角

■稳定情绪　■消除疲劳
■美化肌肤　■抗菌消炎
■促进消化与排便

甲状腺功能亢进饮食调养重点

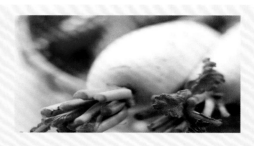

1. 适度增加热量的摄取。甲状腺功能亢进的人，新陈代谢速度快，热量的需求量会增加，建议从五谷根茎类、新鲜蔬果中获取糖类，补充热量。

2. 增加蛋白质的摄取。建议多吃高蛋白食物，如豆腐、牛奶和瘦肉。

3. 多吃蔬果。新鲜蔬果中含有丰富的维生素C、维生素E及矿物质，能帮助维持各项生理功能的运作，使内分泌系统稳定。

4. 补充足够钙质。建议每天喝500毫升牛奶，以补充所需钙质。

5. 每天摄取水分2000～3000毫升，以补充流失的水分。

6. 远离刺激性强的食物，如辣椒、酒等。

7. 增加十字花科植物的摄取量，如圆白菜、西蓝花、大白菜、白萝卜等，每天总量半碗到一碗。

8. 远离含咖啡因的食物。

9. 补充B族维生素，全谷类、黄色或绿色蔬菜、奶、蛋、动物肝脏类食物所含的B族维生素较丰富，也可以服用B族维生素补充剂。

宜食忌食问答

甲状腺肿大者要多吃海带，甲状腺功能亢进者也是吗？

不行。甲状腺功能亢进患者多吃海带，只会加重病情。

　　缺乏碘也会引起甲状腺肿大，此时甲状腺功能是低下的，甲状腺功能亢进的时候，要限制碘的摄取量。甲状腺功能亢进是由甲状腺激素分泌过多所致，碘是合成甲状腺激素的原料，限制碘的摄取，可以抑制甲状腺激素的合成，从而改善病情。海带、海藻、紫菜类食物含碘量丰富，多吃只会加速病情发展，患者应少吃。

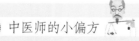

中医师的小偏方

1. 中医认为，甲状腺功能亢进者属于阳亢体质,可以利用具有滋阴效果的食物，来达到调节的目的。瓜类、黑木耳、百合、山药、枸杞子、桑葚、海蜇皮等，皆有不错的滋阴效果。

2. 准备小麦、甘草各6克，红枣18克；红枣剥开去核，与小麦、甘草一起洗净；将材料放进锅内，加300毫升水熬煮，煮沸后转小火，继续熬煮10分钟后即可熄火。

舒缓眼突不适特效茶饮

　　夏枯草菊花茶：准备菊花、夏枯草各10克，放入杯中，用沸水冲泡当茶饮。可以清肝明目、舒缓眼突不适。

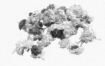

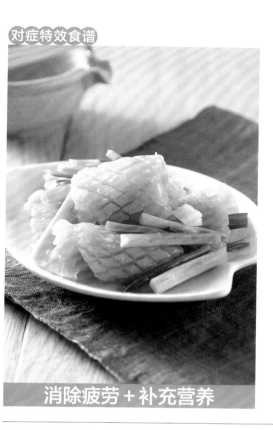

韭菜炒鱿鱼

材料：

韭菜75克，干鱿鱼50克

调味料：

色拉油2小匙，酱油1大匙，盐1/4小匙

做法：

1. 材料洗净。韭菜切段；干鱿鱼泡软，撕去薄膜，切花纹后切块，放入沸腾的水中氽烫，捞起沥干。
2. 锅内放油，加热，加鱿鱼块和韭菜段，大火翻炒至熟。
3. 加酱油和盐调味即可。

保健功效

韭菜中的胡萝卜素有助于维持甲状腺功能正常；维生素C有助于人体吸收鱿鱼中的维生素B_1，能改善甲状腺功能亢进患者容易疲倦、情绪紧张的现象。韭菜另含丰富的钾和钙，鱿鱼含锌和不饱和脂肪酸，可供给新陈代谢旺盛的甲状腺功能亢进患者足够的营养素。

消除疲劳 + 补充营养

胡萝卜小排粥

材料：

大米100克，猪小排75克，胡萝卜15克，水720毫升

调味料：

盐1/4小匙

做法：

1. 材料洗净。大米泡水30分钟，捞出；猪小排切块，用沸水氽烫，捞出，冲净；胡萝卜切小块。
2. 猪小排块、水放入锅中，大火煮沸后转小火，煮至猪小排块熟软，再加大米熬煮成粥。
3. 加胡萝卜块煮至熟，最后加盐调味即可。

保健功效

胡萝卜中的胡萝卜素进入身体转换成维生素A后，有助于甲状腺功能亢进的治疗；猪小排富含蛋白质、B族维生素、钙、铁、磷等多种营养素，可供给患者足够能量，并舒缓紧张的情绪。

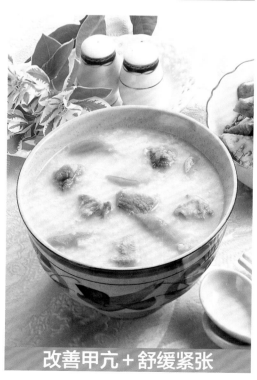

改善甲亢 + 舒缓紧张

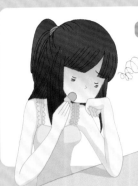

就诊科别 普通内科、中医内科

Hypothyroidism

甲状腺功能低下

健康警讯 心率减慢、动作迟缓、皮肤干燥、怕冷、说话慢、嗜睡、水肿、体重增加

✚ 为什么会甲状腺功能低下？

当甲状腺无法分泌足够的甲状腺激素，造成新陈代谢减慢，称为甲状腺功能低下。先天性甲状腺发育不良、遗传性甲状腺激素合成障碍、食物中长期缺乏碘、甲状腺经手术或放射性碘治疗后、慢性自身免疫性甲状腺炎，均可能造成甲状腺功能低下。

另有暂时性甲状腺功能低下，病因多为亚急性甲状腺炎、产后甲状腺炎。

✚ 甲状腺功能低下症状停看听

甲状腺功能低下的症状进展较缓慢且不明显。常见症状为容易疲倦、怕冷、体重增加、动作迟缓、便秘、贫血、记忆力差、说话慢、嗜睡、皮肤干燥、心率减慢、毛发稀疏、脸部和四肢容易水肿。

若发生在女性身上，易伴随月经不规律或经血量减少的症状。当甲状腺功能低下较严重时，会出现黏液性水肿。

✚ 医生小叮咛

① 做好体重管理，采用低热量饮食的方式维持体重。

② 每天喝6～8杯水，并摄取高纤食物，如水果、蔬菜和谷类等，预防并减少便秘现象。

③ 如果便秘，不宜进行灌肠。灌肠会刺激肠黏膜与神经，对甲状腺功能低下的患者是危险的。

④ 增加碘的摄取量，建议每天摄取150～300微克碘，以调节甲状腺激素的分泌。

⑤ 维持所处环境的温度。建议患者多穿衣服，注意保暖，以防止体温降低。

⑥ 避免喝酒。喝酒会促使血管扩张，增加散热的速度。

舒缓不适小妙招

按摩下列穴位，刺激血液循环，改善不适症状。

内关穴： 手心向上，手腕横纹往上3指横宽（2寸）处。

合谷穴： 双手虎口靠近第2掌骨骨缘处。

关元穴： 前正中线上，肚脐下方约4指横宽（3寸）处。

足三里穴： 膝盖下方外侧凹陷处，约4指横宽（3寸）处。

三阴交穴： 脚踝内侧往上4指横宽（3寸），靠胫骨后缘处。

甲状腺功能低下 营养素需求

● 蛋白质　　● 碘　　● 钙　　● 膳食纤维　　● B族维生素
● 维生素A　● 铁

甲状腺功能低下饮食宜忌公布栏

宜吃的食物	蔬菜、菇蕈类	西红柿 四季豆 豌豆 红薯叶 芋头 红薯 牛蒡 南瓜 芦笋 玉米 香菇
	水果类	香蕉 木瓜 香瓜 桃子
	海藻类	海带 紫菜
	肉类	鸡肉 猪瘦肉
	海鲜类	沙丁鱼 秋刀鱼 三文鱼 鲭鱼 樱花虾
	谷类	糙米 麦麸 燕麦 绿豆
忌吃的食物	蔬菜类	西蓝花 上海青 洋葱 蒜 芥菜 莴苣 芜菁 菠菜 圆白菜 芥蓝 大白菜 白萝卜
	其他类	豆腐 豆浆 肥肉 动物内脏 鸡爪 蛋黄

食材配对 **海带** + **排骨** 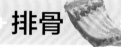 = 维持功能正常+促进代谢

营养加分

❶ 海带中碘和硒的含量相当丰富。硒可协助碘发挥作用，合成甲状腺激素，对于甲状腺功能低下的治疗有辅助效果。

❷ 海带中的膳食纤维可刺激胃肠蠕动，促进正常排便，改善甲状腺功能低下引起的便秘问题。

❸ 排骨含有丰富的B族维生素，可调节新陈代谢，缓解甲状腺功能低下引起的代谢缓慢现象。B族维生素也可改善容易疲倦的问题，和海带中的维生素B_3协同作用，更可振奋精神。

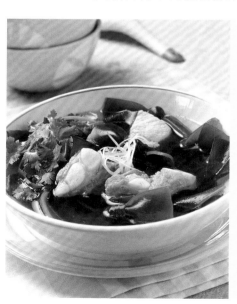

海带排骨汤

（1人份）

■**材料：**
海带结75克，排骨75克，姜1片，水350毫升

■**材料：**
盐1小匙，香菜、葱丝各适量

■**做法：**
❶ 将海带结洗净，备用；姜切丝；排骨洗净，切块，氽烫后捞出；香菜洗净。

❷ 水倒入锅中，加排骨块，小火煮10分钟，再加海带结和姜丝煮软。

❸ 起锅前加盐调匀，撒上香菜和葱丝即可。

明星食材 →**海带**

■消除疲劳　■保护眼睛
■预防水肿　■润滑关节
■协助甲状腺激素分泌

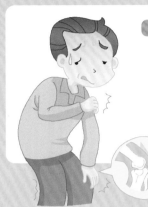

就诊科别 普通内科、骨科

Osteoporosis

骨质疏松症

健康警讯 容易骨折、全身骨头疼痛、脊椎侧弯、驼背、关节变形

为什么会得骨质疏松症?

骨质疏松症是骨骼里钙质逐渐流失,使骨头出现许多孔隙,呈现密度降低的现象。有骨质疏松症的骨头较易骨折。骨骼的生成、密度及流失速度,会受到种族、遗传、营养、激素、疾病、药物等因素影响。一般认为,白种人、老年人、停经后妇女、有骨质疏松症家族史、体形瘦小、雌激素分泌不足、运动不足、长期吸烟或喝酒、某些药物使用者,为高危人群。

骨质疏松症症状停看听

骨质疏松症早期没有明显症状,多数患者是发生骨折后才发现的。症状有多处骨头疼痛、无力、脊椎侧弯、关节变形等,常发生于腰部、骨盆、股骨、背部等处;脊椎骨折后,因为塌陷,患者会出现驼背与变矮现象。若出现上述症状,应尽快就医检查。

➕ 医生小叮咛

1. 养成每天运动的好习惯。运动有助于促进血液循环,可以强化造骨细胞功能及骨骼的耐受力,提高骨质密度。

2. 运动前应做适当的热身运动,以免造成骨骼关节损伤。运动中若发现骨头有任何不适,就该立即停止。

3. 拿重物、搬东西时,不要采取站立直接弯腰的姿势,应先屈膝蹲下,才不会伤害脊椎。

4. 注意环境的安全问题。在浴室加装防滑垫、清除屋内不必要的障碍物、改善阴暗环境、增强光线等做法,能减少跌倒等意外发生。

5. 生活作息正常,不熬夜,避免烟酒。

舒缓不适小妙招

1. 每天晒太阳10～15分钟,帮助身体合成维生素D。维生素D可促进钙的吸收,强化骨骼。夏天紫外线过强时可选择在树荫下散步。

2. 维持良好姿势,不论是站或坐,都应挺直腰杆,不要弯腰驼背,以免增加骨骼负担。

3. 有楼梯就不搭电梯,能走路就别骑车。

骨质疏松症

营养素需求

- 蛋白质
- 维生素A
- 维生素B₆
- 维生素C
- 维生素D
- 维生素E
- 钙
- 镁
- 硼
- 硒
- 铜
- 锌
- 胶原蛋白
- 脂肪酸

骨质疏松症饮食宜忌公布栏

宜吃的食物	蔬果、菇蕈类	白菜 红薯叶 香菜 荠菜 金针菜 苋菜 芥蓝 芥菜 香菇 黑木耳 紫菜 香蕉 红枣 黑枣 橄榄
	谷类	糙米 燕麦 全麦 麦麸 裸麦 荞麦 米糠
	海鲜类	虾米 小鱼干 银鱼 牡蛎 蛤蜊 四破鱼 鲍鱼 鳗鱼 马头鱼 秋刀鱼
	其他类	黄豆 豆浆 豆腐 豆花 栗子 白芝麻 黑芝麻 鸡蛋 鸭蛋 牛奶 酸奶 酵母粉 红糖
忌吃的食物		碳酸饮料 咖啡 浓茶 香肠 火腿 蜜饯 腌肉 腊肉 鱼松 肉松 熏鸡 熏鸭 肉酱罐头 豆腐乳 沙茶酱

食材配对 红薯叶 ＋ 小鱼干 ＝ 补充钙质＋预防骨质疏松症

营养加分

① 红薯叶和小鱼干含丰富钙质，能保护骨骼和牙齿，预防骨质疏松症。

② 红薯叶含有丰富的镁、锌和维生素C，可促进钙质吸收与代谢，强化骨骼健康。

③ 小鱼干中的维生素D具有促进钙质吸收的作用，有助于强健骨骼，有效预防骨质疏松症。

④ 红薯叶与小鱼干搭配食用，可强化保护骨骼的功效，且两者富含蛋白质、维生素A、B族维生素、磷、钾、类胡萝卜素等多种营养成分，有益身体健康。

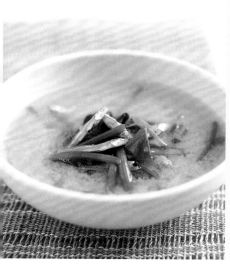

红薯叶味噌汤

（1人份）

■**材料：**
红薯叶50克，小鱼干10克，水350毫升

■**调味料：**
味噌1大匙

■**做法：**

① 红薯叶洗净，挑除老叶。

② 味噌加水搅拌均匀，倒入锅中，大火煮至沸腾后转小火，加入小鱼干煮3～5分钟，至味道释出。

③ 起锅前加红薯叶煮熟即可。

明星食材 →小鱼干

■促进钙质吸收 ■增强骨质
■帮助骨骼发育
■预防骨质疏松症

99

骨质疏松症饮食调养重点

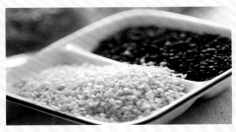

❶ 乳制品、深绿色蔬菜、小鱼干是富含钙质的食物。建议骨质疏松症患者每天钙质的摄取量最少有1000毫克。患者每天喝2杯脱脂牛奶或其他奶制品，有助于维持骨质密度。其他富含钙质的食物有黑芝麻、金针菜、红薯叶、雪里蕻等。

❷ 维生素C能促进钙质吸收，可多摄取富含维生素C的蔬果。深绿色、深黄色蔬果，如柑橘、木瓜、青椒、西蓝花、猕猴桃等，通常含丰富的维生素C。

❸ 饮食宜清淡，应尽量避免高钠、高蛋白饮食。

❹ 均衡摄取六大类营养素，勿偏食。

❺ 多摄取维生素D。维生素D可以促进钙质的吸收。每天早晨或黄昏晒太阳10分钟有助于合成维生素D，牛奶、蛋黄、深海鱼也含有维生素D。

❻ 镁、锌、锰、铜、铁等矿物质有助于维持骨骼健康，可从坚果类及根茎类食物中摄取。

宜食忌食问答

牛奶喝得越多的人越容易骨折？

牛奶不是造成骨折的主因，蛋白质摄取过量才是主因。

　　最近有不少研究指出，喝牛奶不见得能增强骨质，甚至有数据显示，牛奶喝得越多的人，越容易骨折。根据营养学研究推论，牛奶不是造成骨折的主因，主因在于摄取过量牛奶会导致蛋白质摄取过量。适量的蛋白质有助于钙质的吸收，过量的蛋白质却会造成钙质从肾脏流失。从牛奶中摄取钙质是最容易的方式，但想维持骨质，多渠道摄取钙质较理想。每天摄取牛奶勿超过500毫升。

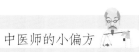

● 中医师的小偏方

❶ 熬骨头汤时，加一点醋，有助于钙质溶出。

❷ 地黄、山茱萸、菟丝子、枸杞子、补骨脂、杜仲、续断、骨碎补为代表性的补骨药物，烹饪时可适量利用。

❸ 准备黑芝麻250克、核桃仁200克、白糖50克，将黑芝麻晒干、炒熟，与核桃仁一起磨成细末，加入白糖，拌匀后即成芝麻核桃仁粉。

● 增强骨质特效食品

❶ 水果酸奶：柳橙1个，木瓜1/8个，杧果1/2个，苹果1/4个，酸奶30毫升，开水200毫升；将上述材料放进果汁机中打匀，加入适量果糖即可饮用。

❷ 红糖芝麻糊：准备黑芝麻、白芝麻各25克，炒熟，加莲藕粉100克，用沸水冲散，加红糖搅匀即可食用。

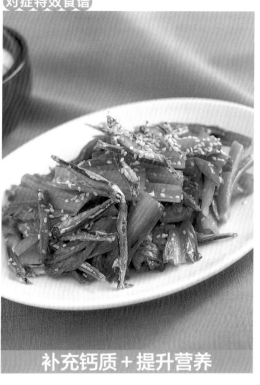

补充钙质 + 提升营养

油菜炒丁香鱼

材料：
油菜100克，丁香鱼30克，蒜1瓣，白芝麻5克，水15毫升

调味料：
食用油2小匙，米酒1小匙

做法：
1. 材料洗净。油菜切段，蒜去皮、切末，丁香鱼放入油锅爆香至水分收干。
2. 食用油倒入锅中加热，炒香蒜末，加油菜段、米酒、水，大火快炒。
3. 加丁香鱼拌炒至油菜变软，再撒上白芝麻即可。

保健功效

油菜、丁香鱼、白芝麻皆含丰富钙质，可强化骨骼、改善骨质疏松症。油菜中的维生素C和镁，以及丁香鱼中的维生素D，能促进钙质被人体吸收和利用，减少钙质从肾脏流失，强化与保护骨骼。油菜还含有B族维生素、类胡萝卜素、膳食纤维等多种成分，能提供给身体多元营养素。

开洋芥蓝

材料：
芥蓝100克，虾米15克，蒜1瓣，姜2片

调味料：
色拉油2小匙，白糖$3\frac{1}{2}$大匙，花椒油、盐各1小匙

做法：
1. 材料洗净。蒜去皮、切末，姜切细丝。
2. 芥蓝放入加3大匙白糖的水中烫熟，捞起，浸泡于冰水中，待凉备用。
3. 油倒入锅中加热，爆香蒜末、姜丝和虾米，加1/2大匙白糖、花椒油和盐拌匀，再加芥蓝炒匀即可。

保健功效

芥蓝和虾米皆含有丰富钙质，能维持骨骼健康；芥蓝中的镁和维生素C能帮助吸收钙质，减少钙质流失，使骨骼更健康，有效预防骨质疏松症。

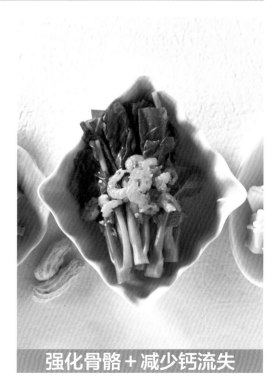

强化骨骼 + 减少钙流失

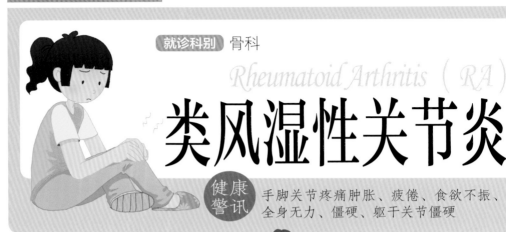

就诊科别 骨科

Rheumatoid Arthritis（RA）

类风湿性关节炎

健康警讯 手脚关节疼痛肿胀、疲倦、食欲不振、全身无力、僵硬、躯干关节僵硬

为什么会得类风湿性关节炎？

类风湿性关节炎是自体免疫性疾病，好发于年轻女性。根据统计，有80％的患者发病年龄在20～45岁，女性是男性的3倍。

类风湿性关节炎以关节滑膜病变为主要病因，发作时会造成关节疼痛、肿胀、发炎、僵硬，接着逐步侵犯肌腱、韧带等结缔组织，后期出现软骨与骨头的破坏，进而使关节变形。病情严重时，会造成其他身体器官发炎与受损。

类风湿性关节炎症状停看听

类风湿性关节炎发病初期，会疲倦、食欲不振、全身无力。通常从小关节开始出现红、肿、热、痛、僵硬等症状，从手指、手腕开始，且为左右对称性，接着是躯干关节。疼痛僵硬的现象在早上最严重，可能维持1小时之久。经过活动后，僵硬会缓解。

医生小叮咛

① 注意姿势的正确性，且勿长期维持同一姿势。错误的姿势会导致关节变形，使病情恶化。

② 维持理想体重，避免肥胖造成关节负担。

③ 利用工具与设备，以减少关节磨损，如以推车代替手提、上下楼梯多利用手扶梯。

④ 避免半蹲、完全蹲或跪的姿势。

⑤ 适度运动能改善僵硬，但避免激烈运动。

⑥ 每天进行15分钟缓和的运动，如柔软体操、散步、游泳。

⑦ 做好关节保暖。睡前在床上做简单的伸展运动，可以减缓晨间僵硬的现象。

舒缓不适小妙招

① 使用辅助器材，如护膝、护肘、拐杖等，能减轻关节的负担与疼痛。

② 可冰敷减缓关节不适。方式为塑料袋装冰块，外用毛巾包住，置于患部5～15分钟。2次冰敷要间隔20分钟以上，一天可冰敷数次。

③ 没有发炎时，可用温水敷15～20分钟。

类风湿性关节炎 营养素需求

●维生素A	●B族维生素	●维生素C	●维生素D	●维生素E
●钙	●铁	●铜	●锌	●硒
●EPA	●DHA	●菠萝蛋白酶		●生物类黄

类风湿性关节炎饮食宜忌公布栏

宜吃的食物	叶菜、花菜类	圆白菜 芥菜 小白菜 西蓝花
	根茎类	洋葱 胡萝卜 芦笋
	瓜果类	南瓜 甜椒 青椒
	水果类	香蕉 柑橘 草莓 柠檬 葡萄 鳄梨 苹果 柳橙 木瓜 阳桃 猕猴桃 番石榴
	鱼类	小鱼干 秋刀鱼 三文鱼 金枪鱼 青花鱼 鲭鱼
	海鲜类	文蛤 蚬
✕忌吃的食物		咖啡 辣椒 炸鸡排 胡椒盐 沙茶酱 冰激凌 奶油蛋糕 饼干 腊肉 土豆 火腿

食材配对

小白菜 + 三文鱼 = 保护关节 + 调节免疫力

营养加分

① 小白菜富含维生素C、维生素E、钙、类胡萝卜素。维生素C、维生素E、类胡萝卜素具有抗氧化作用，能清除自由基，避免关节受到伤害，进而增强关节的活动力；钙可减缓骨质流失，预防类风湿性关节炎可能造成的骨质疏松症。

② 三文鱼中的维生素A和维生素E是极佳的抗氧化营养素，能对抗关节老化，减轻关节受到的伤害。

③ 小白菜中的维生素C与三文鱼中的优质蛋白搭配，可促进胶原蛋白合成，加强关节弹性，减缓类风湿性关节炎引发的不适感。

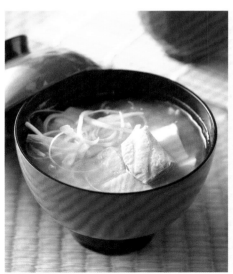

白菜豆腐三文鱼汤 ①人份

■材料：
小白菜30克，三文鱼50克，豆腐1/4盒，高汤300毫升

■调味料：
葱1/4根，姜1片，盐1/4小匙

■做法：
① 材料洗净。小白菜切小段，葱切丝，豆腐、三文鱼切块。
② 高汤、豆腐块倒入锅中，加姜片、三文鱼块和盐，煮沸后转小火，续煮10分钟。
③ 加小白菜段煮熟，再撒葱丝即可。

明星食材 →小白菜

■保护关节　■补充钙质
■预防骨质疏松　■抗氧化

类风湿性关节炎饮食调养重点

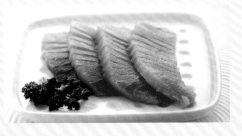

1. 摄取六大类食物，以获得各类营养素，调节免疫力，减缓关节受到的伤害。

2. 摄取适量铁质。富含铁质的食物有肉类、豆类、深绿色蔬菜。

3. 饮食方面建议选择天然新鲜食材，以易消化的食物为主。

4. 烹饪方式以清淡为原则，少吃辛辣、油腻及过咸的食物。

5. 增加ω-3多不饱和脂肪酸的摄取。ω-3多不饱和脂肪酸有减轻炎症的作用，能改善类风湿性关节炎，以及早晨关节僵硬和疼痛的症状。深海鱼（如三文鱼、白鲳鱼、鲭鱼、秋刀鱼等）富含该物质。

6. 摄取足够钙质。乳制品、银鱼、小鱼干、蛤蜊、牡蛎、豆制品、深绿色蔬菜、黑芝麻等，皆是不错的选择。

7. 建议热量来源以糖类、淀粉类为主。避免摄取大量脂肪含量高的食物，如肥肉类、动物奶油制品，以免刺激关节，引发不适。

8. 摄取足够的维生素C。维生素C有抗氧化、保护关节的作用，可以从新鲜蔬果中获得。

宜食忌食问答

类风湿性关节炎患者吃"葡萄糖胺"有效吗？

帮助不大。"葡萄糖胺"主要用于退化性关节炎。

　　类风湿性关节炎是一种自体免疫性疾病，而退化性关节炎主要是关节间软骨相互磨损造成的。"葡萄糖胺"是软骨的成分之一，其作用在于可以减轻软骨破坏与增强关节黏液的润滑。类风湿性关节炎虽然也会造成软骨的破坏，但最主要的问题在于免疫细胞侵犯关节，造成关节慢性炎症。患者服用"葡萄糖胺"，对病情帮助不大。

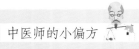 中医师的小偏方

1. 准备薏苡仁75克、桂花10克，将薏苡仁、桂花和500毫升水放入锅中，煮至熟烂即可食用。薏苡仁具有祛湿、抗炎的作用，能舒缓类风湿性关节炎引起的不适。

2. 准备银耳10克，龙眼肉5克，冰糖少许；将银耳洗净、泡软去蒂，用500毫升水熬煮至半软，再加入龙眼肉，继续熬煮至软烂即可。

 活络筋骨的特效汤饮

　　黑木耳姜汤：准备干木瓜12克、黑木耳37克、姜3片，将黑木耳洗净、泡软去蒂，撕成小片；连同干木瓜、姜一起，用1000毫升水熬煮大约30分钟，即可食用。木瓜有舒筋骨的功效，黑木耳可以润滑关节。类风湿性关节炎患者适量食用，能舒缓不适。

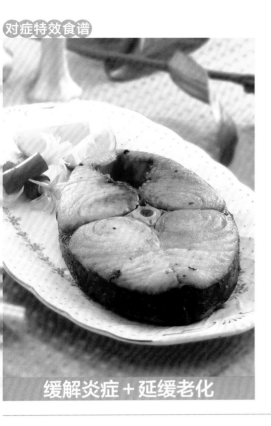

缓解炎症 + 延缓老化

香煎三文鱼

材料：
三文鱼片150克，柠檬汁1/2小匙，葱丝、辣椒段、柠檬块各适量

调味料：
色拉油2小匙，盐1/4小匙，米酒1小匙

做法：
1. 盐放入干锅中，以小火略炒至变黄，均匀地抹在三文鱼片上，放入冰箱腌渍半天；葱丝塞入辣椒段。
2. 取出鱼片抹米酒，于通风处风干10分钟。
3. 锅内放油，加热，小火煎至鱼片两面呈金黄色，起锅，淋上柠檬汁，放上柠檬块和辣椒葱丝装饰即可。

保健功效

柠檬中的维生素C和多酚具抗氧化作用，能减缓关节受到的伤害；维生素B_1具有稳定神经系统的作用，可舒缓炎症与肌肉疼痛；钙质能强健骨骼，预防类风湿性关节炎造成的骨质疏松症。三文鱼富含蛋白质，和柠檬中的维生素C一起作用，可促进胶原蛋白合成，能增强关节弹性、维持关节功能。

海带豆腐汤

材料：
干海带30克，豆腐1/4块，小鱼干15克，水350毫升，豆芽菜10克

调味料：
盐、香油各1/4小匙

做法：
1. 材料洗净。豆腐切块；干海带泡软，切段。
2. 水倒入锅中，以大火煮至沸腾，加入小鱼干、豆腐块、豆芽菜和海带段，转中小火煮至熟。
3. 加盐调匀，最后淋上香油即可。

保健功效

海带中的类胡萝卜素与豆腐中的蛋白质能协助合成胶原蛋白，保持关节的润滑度、增强关节组织的弹性；小鱼干中丰富的钙质能强健骨骼，减缓骨质流失，预防类风湿性关节炎引起的骨质疏松症。

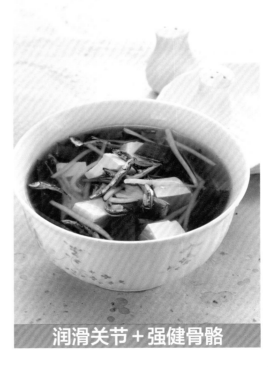

润滑关节 + 强健骨骼

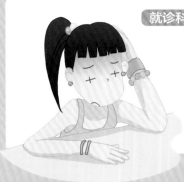

就诊科别 普通内科、神经内科、疼痛科、中医内科

Migraine

偏头痛

健康警讯 眼睛看到闪光、视线模糊、畏光、畏声、恶心、单侧剧烈头痛

为什么会偏头痛?

偏头痛是一种反复发作的头痛,发生范围经常局限在一侧的太阳穴,大约30%患者会两侧太阳穴同时痛。

偏头痛有遗传性,好发于25～55岁的人群。诱发偏头痛的原因,如雌激素分泌不稳定、睡眠习惯改变、闪烁的光线、噪音、环境温度过低、强烈气味、压力过大、缺乏运动、过度疲劳、头部受伤、进食某些特定食物等。

偏头痛症状停看听

根据症状,偏头痛可分为典型偏头痛与一般偏头痛。典型偏头痛在发作前会有视觉障碍的现象出现,如眼睛看到闪光、视线模糊等,接着脸及四肢刺痛、无力或麻痹,同时伴随恶心、畏光等现象。当预兆消失后,单侧剧烈头痛便会出现,疼痛持续时间从数小时到数日。一般偏头痛只有头痛的症状,多数人属于此类。

医生小叮咛

1. 试着记录偏头痛发作时的各种状况及发作条件,包含饮食、环境。找出诱发因素,以避免再次发作。
2. 维生素B₂可减少偏头痛发作的频率和持续的时间,一天推荐服用剂量为50毫克。服用前先咨询医生。
3. 养成规律的睡眠习惯。
4. 三餐定时,补充足够水分,避免烟酒。
5. 学会纾解压力,每天做30分钟中等强度的运动。

舒缓不适小妙招

1. 出现头痛征兆时,尽可能找一个安静、光线昏暗的地方,坐着或躺着休息。
2. 冰敷疼痛的部位。将冰块装进塑料袋,用毛巾包着,冰敷疼痛部位,如觉得过冷就暂时移开。
3. 按压颈肩部,让肌肉放松,以减缓不适感。
4. 闭上眼睛,用手指轻轻按压太阳穴。

偏头痛
营养素需求

- 维生素B₁
- 维生素B₂
- 维生素B₃
- 维生素B₅
- 维生素B₆
- 叶酸
- 维生素B₁₂
- 维生素C
- 维生素H
- 维生素K
- 镁
- 不饱和脂肪酸

偏头痛饮食宜忌公布栏

宜吃的食物	蔬菜、海藻类	青椒 茄子 芥菜 玉米 豆芽菜 蒜 海带
	水果类	番石榴 猕猴桃 柠檬 葡萄柚 苹果 鳄梨
	果仁及坚果类	南瓜子 葵花子 花生 芝麻 核桃 板栗
	谷类	糙米 燕麦 麦麸 裸麦 荞麦
	其他类	豆腐 瘦肉 蜂王乳
忌吃的食物	加工肉类	热狗 培根 腌牛肉 肉干 腊肉 香肠
	奶类	乳酪
	豆类	蚕豆 扁豆
	饮品类	茶 咖啡 红酒 啤酒
	其他类	酵母 味精 巧克力 烤肉酱 泡菜

食材配对 芝麻 + 茄子 = 舒缓情绪+改善头痛

营养加分

① 芝麻中的B族维生素有助于维持神经功能正常、促进大脑血液循环、改善偏头痛；镁可镇定神经，舒缓血管收缩，减轻偏头痛现象。

② 茄子富含B族维生素，能维持神经功能正常，有助于大脑正常运作，减缓头痛症状；镁可舒缓紧张的神经，改善头痛症状。

③ 芝麻与茄子皆含有可舒缓、镇定脑神经的营养成分，两者一起食用，更能强化减轻头痛的效果。

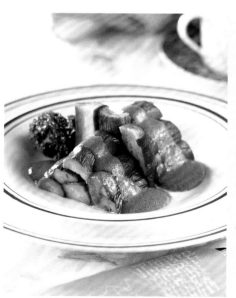

麻酱凉拌紫茄 （1人份）

■材料：
茄子150克，冷开水40毫升，欧芹适量

■调味料：
酱油、白糖各2小匙，芝麻酱30克，香油1小匙

■做法：

① 茄子洗净，去蒂，蒸熟后取出放凉。

② 茄子切小段，放入盘中，再移至冰箱冷藏备用。

③ 芝麻酱、酱油、白糖、香油和冷开水调匀，食用前淋在茄子段上，放上洗净的欧芹装饰即可。

明星食材 →芝麻

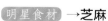

■镇定神经　■舒缓头痛
■滋阴补血　■防癌抗老
■预防心血管疾病

偏头痛饮食调养重点

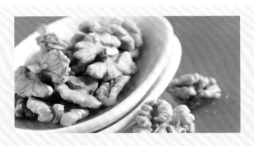

1. 三餐定时定量，并摄取六大类食物，能稳定血糖，改善偏头痛症状。

2. 补充足够的镁。镁能调节血液循环、放松肌肉，富含镁的食物有全谷类、坚果类、西蓝花、茄子等。

3. 补充维生素B_2。维生素B_2就是核黄素，可减少偏头痛发作的频率和持续的时间。富含维生素B_2的食物有奶制品、全谷类、绿色蔬菜、坚果类、蛋黄、牡蛎等。

4. 热量来源应该以糖类为主，高脂肪食物要少吃，如肥肉、动物内脏等。

5. 喝足量的水，建议每天喝水2000～3000毫升。

6. 多摄取富含维生素C的新鲜蔬果。维生素C具有良好的抗氧化及抗压力作用，能在紧张时刻帮助身体正常代谢，改善偏头痛。深绿色蔬果、猕猴桃、草莓等新鲜蔬果皆富含维生素C。

7. 避免食用乳酪、巧克力、酒精性饮料，特别是红酒。研究发现，这类食物容易诱发偏头痛。

宜食忌食问答

喝咖啡能舒缓偏头痛？

咖啡因有可能舒缓偏头痛，但过量则会有反效果。

　　有些偏头痛患者发现，喝一杯咖啡或含有咖啡因的饮料能减轻头痛。咖啡因对部分患者的确有舒缓头痛的效果，不过，过量的咖啡因会使血管过度收缩，加重不适。再者，若长期每天喝大量咖啡，突然不喝了，也有可能因戒断反应而引起头痛。除非有把握控制好摄取量，否则不建议偏头痛患者采用这种方式舒缓头痛。

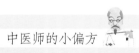

中医师的小偏方

1. 中医将偏头痛分为三类。肝阳上亢型采用龙胆泻肝汤治疗，血虚型采用四物汤、补阳还五汤治疗，血瘀型采用血府逐瘀汤治疗。

2. 准备川芎、白芷各10克，鱼头250克，姜数片，将材料放入锅中，用600毫升水熬煮，取汤服用，可祛风散寒、活血止痛。

舒缓头痛特效茶饮

1. 花草减压茶：准备玫瑰花、洋甘菊、马鞭草各5克，将所有材料放入纱布袋，用500毫升沸水冲泡，5分钟后即可饮用。

2. 迷迭马鞭草茶：将迷迭香、马鞭草各10克，薄荷6克，用纱布袋包起，以450毫升沸水冲泡15分钟，即可饮用。

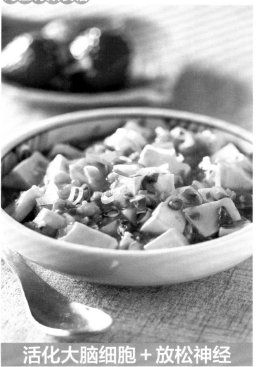

麻婆豆腐

材料：

豆腐1/3盒，猪肉末75克，葱1根

调味料：

辣椒酱1/3小匙，色拉油、白糖、豆瓣酱各1/2小匙，水20毫升

做法：

❶ 材料洗净。豆腐切小块，用沸腾的水汆烫，捞出；葱切末。

❷ 锅内放油，加热，加入猪肉末不停拌炒至干。

❸ 放入豆腐块，加辣椒酱、豆瓣酱、白糖和水一起烧煮至熟，撒上葱末即可。

保健功效

豆腐含有丰富的B族维生素、卵磷脂、钙、镁。B族维生素可调节大脑功能，改善头痛；镁能舒缓头部紧绷的血管、紧张的神经；卵磷脂可改善高血压引起的头痛。猪肉的维生素B_1含量丰富，有助于稳定大脑神经系统。猪肉与豆腐搭配食用，更能强化舒缓头痛的效果。

活化大脑细胞＋放松神经

核桃莲藕甜汤

材料：

核桃仁、花生仁各8克，莲藕粉2小匙，红枣3颗，水350毫升

调味料：

冰糖2小匙

做法：

❶ 红枣洗净，用小火蒸10分钟；花生仁、核桃仁拍碎。

❷ 水倒入锅中，大火煮至沸腾后转小火，加莲藕粉，搅拌至熟，熄火，待凉。

❸ 加入红枣、核桃仁和花生仁，稍微搅拌即可。

保健功效

核桃和莲藕都含有丰富的B族维生素，能调节大脑功能，维持大脑神经系统的稳定；核桃还含有镁，可避免头部血管过度收缩，改善偏头痛。

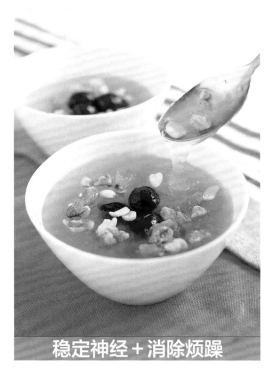

稳定神经＋消除烦躁

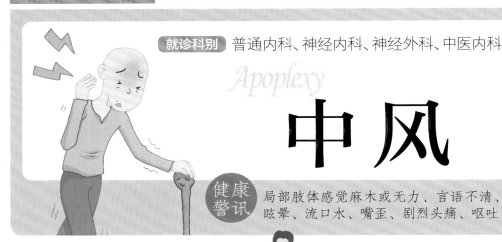

就诊科别 普通内科、神经内科、神经外科、中医内科

Apoplexy

中 风

健康警讯 局部肢体感觉麻木或无力、言语不清、眩晕、流口水、嘴歪、剧烈头痛、呕吐

为什么会中风？

中风一般指脑血管发生急性病变，主要为脑部血管阻塞或爆裂，使得该范围的脑组织因无法获得充分的氧气与养分而坏死，进而使患者丧失活动能力，甚至死亡。

中风分阻塞性与出血性，常见病因为吸烟、"三高"、肥胖、暴饮暴食、过量饮酒等。先天性脑动脉瘤破裂、脑血管畸形也是造成出血性中风的因素。

中风症状停看听

中风的症状多样，大多为突发性，事前可能有短暂症状又快速复原的情形。典型的中风症状为局部肢体感觉麻木或无力、身体突然失去平衡或眩晕、视力突然变差、言语不清、流口水、嘴歪、剧烈头痛、呕吐。

根据研究，男女中风表现的症状有些差异，女性较常有呼吸困难、痉挛、神志不清、身体疼痛等症状。

医生小叮咛

1. 抢救治疗中风的黄金时间是发作3小时内。若怀疑中风发作，务必尽早送医。
2. 患有高血压、糖尿病、高脂血症及心脏病的人是中风的高危人群，应及早接受治疗与控制。
3. 维持正常生活作息，避免熬夜、吸烟、喝酒。
4. 控制血压、血糖与血脂，以免二次中风。
5. 维持理想体重，能降低血管病变的发生概率。
6. 适度运动，能促进血液循环，预防中风。
7. 注意气温变化，做好保暖工作，避免中风。
8. 若不幸中风，经过治疗后患者需努力复健，以尽量恢复身体功能。

舒缓不适小妙招

1. 多按摩内关、合谷等穴位，可减缓中风后遗症。内关穴位置：手掌朝上，腕横纹上面3指宽（2寸）中央处。合谷穴位置：虎口靠骨缘（第2掌指关节）处。
2. 中风者容易流汗，穿着上应以舒适方便为原则，所穿的衣服号码应比平常大一点，扣子可解开1~2个。材质以可吸汗、保暖、不紧绷为原则，棉制品较佳。

中风
营养素需求

●维生素A	●维生素B₁	●维生素B₂	●维生素B₃	●维生素B₄
●维生素B₅	●维生素B₁₂	●维生素C	●维生素E	●维生素H
●次亚麻油酸	●DHA	●EPA	●寡糖	●硒
●锌	●钙	●镁	●钾	●类胡萝卜素

中风饮食宜忌公布栏

宜吃的食物	蔬菜、菇蕈类	胡萝卜 土豆 芦笋 菠菜 西红柿 香菜 南瓜 蒜 西蓝花 上海青 冬瓜 洋葱 香菇	
	水果类	葡萄 柑橘 香蕉	
	豆类	黄豆 绿豆 扁豆	
	谷类	糙米 燕麦 麦麸 裸麦 荞麦 米糠 小麦胚芽	
	海鲜类	秋刀鱼 三文鱼 鲭鱼 鳗鱼 白鲳鱼 牡蛎 金枪鱼 沙丁鱼	
	其他类	酵母	
忌吃的食物	腌制类	腌肉 熏鸡 熏鸭 香肠 蜜饯 梅菜干	
	其他类	猪皮 鸡皮 猪蹄 烤肉 肉酱 火腿 奶油 肥肉 猪油 动物内脏 腊肉 蟹黄 虾子 鱼子 乌鱼子 鱼皮 炸鸡 玉米酱 豆瓣酱 辣椒酱 沙茶酱 汉堡 咖啡 浓茶	

食材配对 **牡蛎** + **洋葱** = 降胆固醇 + 改善高血压

营养加分

❶ 牡蛎中的EPA、DHA和牛磺酸具有降低胆固醇、甘油三酯的作用，可预防中风、心肌梗死等疾病。

❷ 洋葱中的含硫化合物、山柰酚、槲皮素等成分能够使血管正常扩张，保持血管弹性，降低体内低密度胆固醇的含量，预防中风和各种心血管疾病。

❸ 洋葱所含的含硫物质能改善高脂血症，并预防血液不正常凝结，和富含不饱和脂肪酸的牡蛎一同食用，更能达到加分效果。

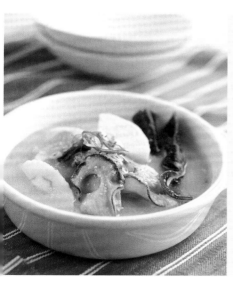

牡蛎汤

1人份

■**材料：**

牡蛎100克，洋葱片35克，海带结15克，白萝卜块35克，葱花5克，柴鱼3克，鱼板2片，高汤300毫升

■**做法：**

❶ 高汤煮沸，加海带结、白萝卜块和洋葱片，再加鱼板和柴鱼，煮沸后转小火续煮10分钟。

❷ 加牡蛎煮熟，再撒上葱花即可。

明星食材 →**牡蛎**

■促进肝功能 ■降胆固醇
■预防心血管疾病

中风饮食调养重点

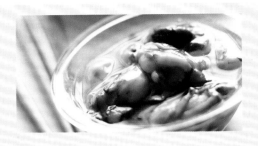

① ω-3不饱和脂肪酸具有降低血液中胆固醇的效果，能维持血管弹性与健康。建议适量摄取含ω-3不饱和脂肪酸的食物，如秋刀鱼、三文鱼。

② 增加类胡萝卜素的摄取，因其能防止胆固醇氧化，维持血管健康状态。富含类胡萝卜素的食物有胡萝卜、菠菜、木瓜等。

③ 新鲜的蔬菜、水果富含维生素C，能促进胶原蛋白的合成，加强血管弹性。

④ 坚果类食物含有丰富的维生素E，是良好的抗氧化剂，可维持血管健康。坚果类食物的热量较高，每天食用不要超过20克，以免造成体重上升。

⑤ B族维生素能帮助脂肪代谢，降低中风发生的概率。富含B族维生素的食物有全谷类、豆类、牛奶等。

⑥ 适量摄取叶酸。叶酸主要存在于绿色蔬菜、柑橘类水果中。

⑦ 豆类富含卵磷脂，能预防中风。

⑧ 摄取足够的膳食纤维，可控制血液中胆固醇的含量。

宜食忌食问答

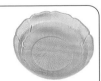

油脂容易引发中风，料理时最好不要用油？

错。油脂能帮助营养吸收，某些油还可保护血管健康。

　　许多人认为油脂对身体有害无益，只会造成肥胖，引发血管疾病，因此进食时"滴油不沾"。实际上，有些营养素，如维生素A、维生素D、维生素E、维生素K等，都需要油脂帮忙吸收。一滴油都不沾，会使血管细胞膜缺乏油脂，对血管弹性与健康不利。选择单不饱和脂肪酸与多不饱和脂肪酸含量较高的食用油，如橄榄油、葵花子油等，既能帮助营养素吸收，又可减少血管内胆固醇的堆积。

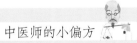

● 中医师的小偏方

① 中医认为，菊花、山楂、决明子、威灵仙、天麻、槐花、川芎、地龙、竹茹、薄荷、红花、丹参等药材可预防或改善中风。平常可以取这些药材，进行食补调理，或者冲泡成茶饮。

② 准备芹菜100克，白米50克，水480毫升；大米洗净，芹菜洗净后切段；把水和大米倒入锅中，煮至大米半熟后再加入芹菜，熬至软烂即可食用。

● 保护脑血管特效茶饮

① 丹参绿茶：准备丹参10克，绿茶3克。将两种材料放置于杯中，用沸水冲泡，闷泡约10分钟后即可饮用。绿茶与丹参皆具有保护脑血管健康的功效。

② 三七洛神茶：准备三七4克、洛神花3朵，用500毫升沸水冲泡，闷泡20分钟后即可饮用。

翡翠菠菜鲷鱼卷

材料：

菠菜75克，鲷鱼片50克，鸡蛋1个，面包粉20克，樱桃2颗，罗勒叶适量

调味料：

盐、胡椒粉各1/4小匙，油醋迷迭香沙拉酱1小匙

做法：

1. 鸡蛋取蛋黄；菠菜洗净余烫，捞出挤干，切碎后加蛋黄、面包粉、盐和胡椒粉搅匀，做成内馅。
2. 将鲷鱼片洗净，放在铝箔纸上，加内馅，卷成筒状，移入蒸锅蒸熟。
3. 撕开铝箔纸，切段，盛盘，淋上油醋迷迭香沙拉酱，摆上洗净的樱桃和罗勒叶即可。

保健功效

菠菜中的叶酸能清除体内的同型半胱氨酸，避免血管阻塞，预防中风和心血管疾病。钾可使血管正常扩张，有助于稳定血压。鲷鱼属高蛋白、低脂肪食物，所含的B族维生素有助于脂肪代谢；搭配菠菜保护血管的作用，更能强化预防中风的效果。

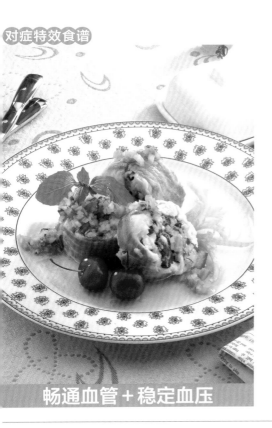

畅通血管＋稳定血压

豆酥鳕鱼

材料：

鳕鱼片150克，葱1/2根，姜1片，蒜（去皮）1瓣，豆酥粉1大匙，芹菜叶少许

调味料：

色拉油、米酒、酱油各1小匙，盐1/4小匙，白糖1/2小匙

做法：

1. 材料洗净。蒜、葱切末；鳕鱼片以米酒和盐腌渍入味，加姜片和葱末，移入蒸锅蒸10分钟至熟，取出。
2. 油倒入锅中加热，加豆酥粉和蒜末，炒至松软。
3. 加酱油和白糖炒至酥香，捞出，淋在鳕鱼上，用芹菜叶装饰即可。

保健功效

鳕鱼中的DHA和EPA可降低甘油三酯，避免血栓形成，预防中风和心血管疾病；豆酥由黄豆渣炒成，所含的维生素E和异黄酮素能抑制胆固醇氧化与堆积。

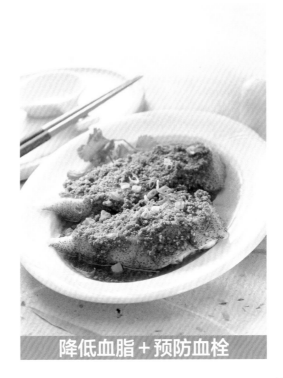

降低血脂＋预防血栓

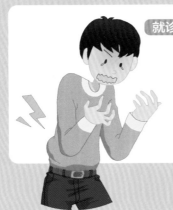

就诊科别 神经内科、骨科、中医伤科

Sciatica

坐骨神经痛

健康警讯 背部酸痛，直立困难，下背部、臀部、大腿后侧到小腿范围出现疼痛感

✚ 为什么会出现坐骨神经痛？

坐骨神经来自腰椎，经臀部、大腿后侧部，向下延伸至小腿及足部。此范围内任何一部分受到异常压力，引发坐骨神经病变、引起疼痛，称为坐骨神经痛。

造成坐骨神经痛的原因众多，主要是腰椎间盘突出，及腰椎狭窄而压迫到神经。其他如腰椎关节炎、腰椎滑脱、臀部肌肉肿胀、局部肿瘤，也会造成坐骨神经痛。

✚ 坐骨神经痛症状停看听

坐骨神经痛最典型的症状，就是疼痛感从后背部沿着臀部，顺着大腿后侧延伸，一直到小腿的侧面或腿肚，甚至是脚。初期只会感到背部酸痛，随着坐骨神经受到挤压，才会出现典型的症状。严重时会出现脚麻、无法弯腰等现象。

✚ 医生小叮咛

1. 避免提重物。捡东西时，最好蹲下来捡。
2. 避免剧烈的腰部运动。
3. 保持正确的站姿、坐姿，不要弯腰驼背。
4. 疼痛时找张床躺下来休息。
5. 女性应避免长时间穿高跟鞋。
6. 避免久坐、久站。若上班需要，则建议每3分钟变换姿势，活动一下。
7. 坐着的时候，避免跷脚，以免单侧压力过大。
8. 运动前后，都应该进行和缓的热身运动。
9. 平常可以在家里做背部温敷，每3～4小时温敷1次，每次20～30分钟。

舒缓不适小妙招

1. 在座位前方摆个矮凳，坐着的时候，将双腿搁在凳子上，可以减缓下背部的压力。
2. 平躺时，可以在膝关节后侧置放枕头或棉被，使膝盖稍弯曲，以减缓疼痛。
3. 疼痛加剧或病情较重时，可穿上束腹或背架，以保护腰部。勿长期穿着，以免肌肉萎缩。

坐骨神经痛

营养素需求

- 维生素B₁
- 维生素B₂
- 维生素B₃
- 维生素B₅
- 维生素B₆
- 叶酸
- 钙
- 维生素B₁₂
- 维生素C
- 维生素D
- 维生素E

坐骨神经痛饮食宜忌公布栏

宜吃的食物	蔬菜、菇蕈类	西蓝花 红薯 圆白菜 土豆 西红柿 洋葱 蒜 西芹 香菇
	水果类	荔枝 猕猴桃
	肉类	瘦肉 动物肝脏 鱼肉
	谷类	糙米 燕麦 麦麸 黑麦 荞麦 小麦胚芽
	果仁及坚果类	葵花子 腰果 核桃 杏仁 开心果 栗子 松子 花生
	豆类	黄豆 红豆 绿豆
	其他类	蛋类 乳制品 酵母
忌吃的食物		咖啡 辣椒 花椒 酒 冰激凌 冷饮 巧克力

食材配对 红豆 + 糙米 = 缓解炎症＋安定神经

营养加分

① 红豆富含B族维生素，具有调节神经系统功能、镇定神经的作用，可缓解神经发炎引起的疼痛，舒缓坐骨神经痛引起的不适。

② 糙米含有维生素B_1、维生素B_2、维生素B_3、维生素B_5、维生素B_6等营养素，能维持神经系统的稳定，有助于舒缓神经发炎带来的疼痛。

③ 红豆与糙米皆含有丰富的B族维生素，两者搭配食用，可强化镇定神经的效果，有效对抗坐骨神经痛。

红豆糙米饭

2人份

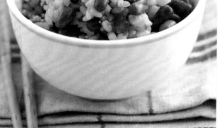

■**材料：**
红豆30克，糙米100克，水240毫升

■**做法：**

❶ 红豆与糙米均洗净，一同泡水8小时，捞出。

❷ 红豆与糙米放入电锅中，加适量水，按下开关，蒸煮至开关跳起。

❸ 略闷一下再盛出食用，更加美味。

明星食材 →红豆

■稳定神经　■稳定情绪
■解毒消肿　■增强体力
■改善高血压　■改善贫血

坐骨神经痛饮食调养重点

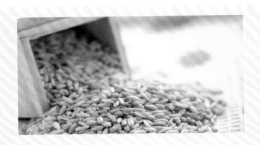

1. 三餐定时定量，避免摄取过多热量，造成体重上升而加重压迫神经的情形，加剧不适症状。

2. 维生均衡膳食，摄取六大类营养物质。

3. 多补充B族维生素，因B族维生素能维护神经系统的健康、维持新陈代谢的正常。富含B族维生素的食物有谷类、肉类、豆类、奶蛋类、动物肝脏及绿色蔬菜。

4. 补充维生素D，因维生素D能促进钙质吸收。含维生素D的食物有鱼肉、蛋黄、动物肝脏、牛奶、菇类。每天清晨或傍晚，晒太阳10～15分钟，可帮助身体自行制造维生素D。

5. 多摄取维生素C、维生素E，因维生素C与维生素E皆具有不错的抗氧化效果，能保护神经、延缓衰老。摄取足量的维生素C与维生素E能保护关节，降低坐骨神经痛发生的概率。

6. 多补充钙质，因钙能强化神经系统功能、强健骨骼。富含钙质的食物有小鱼干、牛奶、豆腐、黑芝麻、紫菜、芥蓝、红薯叶、雪里蕻等。

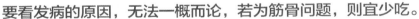

宜食忌食问答

有坐骨神经痛的人不能吃香蕉吗？

要看发病的原因，无法一概而论，若为筋骨问题，则宜少吃。

常听说"筋骨伤不可以吃香蕉"，香蕉含的磷较多，钙相对少，两者在体内会有对抗的情形，即吃多了磷容易使体内的钙含量相对降低。再者，香蕉属糖分高的水果，代谢过程中会消耗患者体内的维生素B_1，易造成神经、肌肉协调失衡，让伤处更加疼痛。坐骨神经痛患者若确定是由筋骨伤痛引起的，则不宜多吃香蕉；若非此病因，则无此限制。

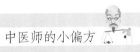

中医师的小偏方

1. 中医认为，坐骨神经痛患者最好不要摄取竹笋、鸭肉等凉性食物。

2. 坐骨神经痛患者应尽量减少摄取生冷的食物，如西瓜、水梨、葡萄柚、白萝卜等。

3. 适量选用具有补气或活血作用的中药材，如黄芪、人参、山药、川芎、当归等来进行食补，有利于舒缓坐骨神经痛。

舒缓坐骨神经痛特效汤饮

1. 柳橙猕猴桃汁：准备猕猴桃、柳橙各1个，菠萝1片，水120毫升，蜂蜜适量；柳橙、猕猴桃去皮，切块，和水放入果汁机中打匀，拌入适量蜂蜜即可。

2. 桂枝汤：准备桂枝、白芍各15克，甘草10克，红枣6颗，姜3片，用600毫升水熬煮即可。

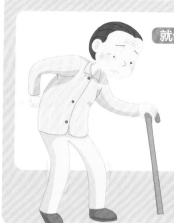

就诊科别 神经内科、中医内科

Parkinsonism

帕金森综合征

健康警讯 肢体震颤、肌肉僵直、走路困难、语调声音没有高低起伏、面部表情僵硬

+ 为什么会得帕金森综合征?

帕金森综合征是一种渐进式神经退化性疾病。造成帕金森综合征的主因是脑中制造多巴胺的细胞缺乏，当缺乏程度达到80%，就会出现一些症状。目前造成其退化的原因依旧不明确。

帕金森综合征常发生在60岁以上的人身上，但近年来发病年龄阶段有下降的趋势。帕金森综合征患者行动会受到影响，思考能力则几乎不受影响。

+ 帕金森综合征症状停看听

帕金森综合征初期症状轻微，只有动作变慢，接着会出现手指颤抖的情形，多半先发生在患者惯用手的手指。然后出现手脚震颤、肌肉僵直、躯干弯曲向前倾、步伐变小而无法大步跨越、行动缓慢的情况。

表达能力也会受到影响，患者的语调没有起伏，严重时面部表情僵硬，如扑克脸。

+ 医生小叮咛

1. 依照医生指示用药，不可以自行停药或更改剂量。
2. 保持适当的身体活动量，以减缓退化的速度。
3. 补充各种营养素，尤其要摄取足量的维生素E。
4. 注意家中的摆设，加强安全防护设施。
5. 选择方便穿脱的鞋子，勿买需系鞋带的鞋子。
6. 男性患者刮胡须时，最好使用电动刮胡刀，以免操作不当，使刀片划伤脸部。
7. 患者多发掘感兴趣的事物，找到舒压的方式。愉快的心情有助于改善病情。
8. 帕金森综合征患者经常出现忧郁情绪，家人应多给予鼓励和陪伴。

舒缓不适小妙招

1. 将马桶、椅子加高，能让患者从坐姿站起来时，更加轻松。
2. 在浴室加装卫浴手把，能避免跌倒。
3. 有轮子的助行器可以帮助患者轻松行走，也可以避免患者因姿态不稳而向后跌倒。
4. 按摩肌肉，能使僵硬的身体获得放松。

帕金森综合征

营养素需求

- 维生素B₁
- 维生素B₃
- 维生素B₁₂
- 维生素C
- 维生素E
- 蛋白质
- γ-次亚麻油酸
- DHA
- EPA
- 钙
- 膳食纤维
- 卵磷脂
- 磷脂酸
- 胆碱

宜吃的食物	肉、海鲜类	猪肉 鸡肉 牡蛎
	蔬菜类	胡萝卜 韭菜 西蓝花 莴苣 西红柿 菜豆 甜椒 豌豆 芦笋 上海青 牛蒡 竹笋 菠菜 蚕豆 魔芋
	五谷、坚果类	大米 小麦 糙米 杏仁 白芝麻 黑芝麻 核桃 腰果
	豆、奶类	黄豆 纳豆 豆腐 豆干 牛奶 乳酪
	水果类	西瓜 水梨 桑葚 菠萝 柑橘 葡萄 苹果 草莓 樱桃 杧果 柳橙 猕猴桃 葡萄柚
	其他类	银杏叶 蜂蜜
✕ 忌吃的食物		服用多巴胺药物时，不宜食用香蕉、牛肉、鱼、动物肝脏、花生、土豆、酵母等富含维生素B_6的食物或补充剂

食材配对 杏仁 + 草莓  = 抗氧化+延缓脑功能退化

营养加分
❶ 杏仁富含维生素B_1和维生素E。维生素B_1可保护脑部神经功能，并具有稳定神经的作用，可以维持脑细胞正常运作；维生素E能清除体内自由基，延缓脑部老化。

❷ 草莓含抗氧化营养成分——花青素和维生素C，可减缓脑部老化导致的疾病；膳食纤维能预防或改善帕金森综合征引发的便秘。

❸ 杏仁中的维生素E搭配草莓中的维生素C，可增强抗氧化作用，协同降低罹患帕金森综合征的概率。

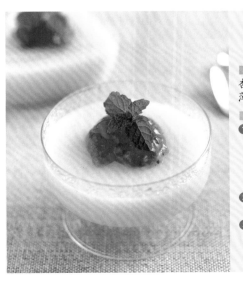

草莓杏仁冻

1 人份

■材料:
杏仁粉30克，草莓酱30克，琼脂5克，水240毫升，薄荷叶适量

■做法:
❶ 杏仁粉、琼脂放入锅中，加水，煮至沸腾，倒入模型杯内，待凉，放入冰箱冷藏。
❷ 将凝固的杏仁冻从冰箱里拿出。
❸ 食用前淋上草莓酱，放上薄荷叶装饰即可。

明星食材 →杏仁

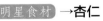

■稳定脑神经　■抗衰老
■预防癌症　　■改善贫血
■预防动脉硬化　■养颜美容

帕金森综合征饮食调养重点

① 均衡摄取六大类食物，充分吸收各种营养素，使身体功能顺畅，能改善并延缓病情发展。

② 帕金森综合征容易引起便秘，建议患者喝足够的水，并增加膳食纤维的摄取。建议一天喝水2000～3000毫升。全谷类及新鲜蔬果中含有丰富的膳食纤维。

③ 适量摄取维生素B_6、维生素B_{12}、维生素C、维生素E。维生素B_6可以降低同型半胱氨酸含量，减少脑细胞遭受的破坏；维生素B_{12}能帮助对抗大脑萎缩；维生素C、维生素E是优良的抗氧化剂，有助于延缓脑部老化。

④ 饮食宜清淡，以少盐、低脂为原则。

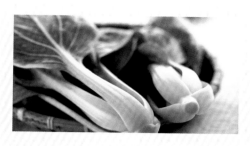

⑤ 适量摄取坚果类食物。研究显示，坚果类食物能预防、改善帕金森综合征。可尝试让坚果入菜，入菜前先将坚果磨碎，可降低患者咀嚼、消化的难度。

⑥ 若正在使用抗帕金森药物——多巴胺，则避免摄取过量维生素B_6及蛋白质，以免加速药物代谢，影响效果。

宜食忌食问答

多吃谷类食物，对帕金森综合征患者有益吗？

是的，谷类食物中的不饱和脂肪酸和B族维生素能延缓病情发展。

根据研究显示，饮食中以摄取富含不饱和脂肪为主的人，不论是罹患帕金森综合征的概率，或者该病情发展的速度，都会较低、较缓慢。研究显示，发炎造成细胞受损是罹患帕金森综合征的原因之一。多不饱和脂肪酸有抗发炎、保护神经的效果，单不饱和脂肪酸可减少细胞伤害。坚果类、蔬菜类、谷类及深海鱼类都含有不饱和脂肪酸。

中医师的小偏方

① 中医认为，帕金森综合征多由肝风内动、气血双虚造成。黄芪、党参、当归、白芍、天麻、丹参、鸡血藤、熟地黄、白术、肉桂、茯苓、炙甘草等药材都具有调补气血、活血通络的效果。

② 中医认为，饮食上应该顺应四季自然的变化，但是切勿过头。如夏天不宜吃太多冰冷食物，秋冬也不要进补过多热性食物，如此，血液瘀滞的情况就会比较少。

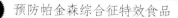

预防帕金森综合征特效食品

绿茶：绿茶中含天然的化学物质——茶多酚，它具有抗氧化的特性，也具有保护多巴胺神经元的作用。帕金森综合征主要是因大脑中的神经传导物质（多巴胺）不足而致。绿茶中的茶多酚能减少帕金森综合征的发生，每日可喝300～500毫升绿茶。

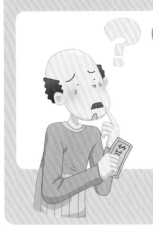

就诊科别 神经内科、精神科、中医内科

Alzheimer's Disease

阿尔茨海默病

健康警讯 记忆力减退、操作事物的能力降低、判断力异常、人格特质改变

为什么会得阿尔茨海默病?

阿尔茨海默病并非正常的老化现象,是一种脑部疾病,会造成脑部神经细胞逐渐丧失。

导致阿尔茨海默病的原因仍不能确定,目前已知可能形成的原因有遗传、高脂血症、糖尿病、大脑颞叶内侧萎缩、乙酰胆碱物质大量减少、血中同型半胱氨酸浓度过高等。阿尔茨海默病有家族型和偶发型两种,大部分人属于偶发型。

阿尔茨海默病症状停看听

记忆力丧失是阿尔茨海默病最明显的症状,越近期的事物越记不住。初期症状不明显,之后逐渐发展成较明显的症状,如在熟悉的地方迷路、东西放错位置。

此外,还会出现无法操作熟悉事物、无法抽象思考、判断力异常、情绪不稳、行为和人格特质改变,病情恶化时会出现语言障碍、生活无法自理。

医生小叮咛

1. 适量摄取鱼类,可以减少智力降低的概率。多不饱和脂肪酸中的DHA能维持脑细胞功能,深海鱼中富含DHA,能预防脑部功能的衰退。
2. 饱和脂肪酸及反式脂肪酸会增加罹患阿尔茨海默病的概率,应该减少摄取。
3. 补充维生素A、B族维生素、维生素C、维生素E。
4. 远离刺激性物质,避免烟酒,少喝含咖啡因的饮料。酒精会影响脑部神经传导物质,长期过量饮酒易导致脑部细胞死亡。
5. 运动能促进血液循环、强化心脏功能,进而调节脑神经传导物质的释放,有助于健全大脑记忆功能。

保持脑部健康的妙招

1. 经常走路能使心智保持健康。年长者无法长时间走路没关系,每次5～10分钟,每天步行时间加起来达30～50分钟,就会有良好效果。
2. 多动脑,如阅读、玩扑克牌、演奏乐器、玩猜谜游戏、打麻将等休闲活动能让头脑更灵活。
3. 睡个好觉,适当的睡眠能避免记忆力退化过快。

阿尔茨海默病
营养素需求

- 维生素A
- 维生素B₁
- 维生素B₃
- 维生素B₆
- 维生素B₁₂
- 维生素C
- 维生素E
- β-胡萝卜素
- EPA
- DHA
- γ-次亚麻油酸
- 卵磷脂
- 胆碱
- ω-3不饱和脂肪酸

阿尔茨海默病饮食宜忌公布栏

宜吃的食物	鱼类	秋刀鱼 沙丁鱼 鲳鱼 三文鱼 鲭鱼 鲣鱼 金枪鱼 鳗鱼 竹荚鱼
	肉类	猪肉 牛肉 鸡肉
	蔬菜、菇蕈类	西红柿 胡萝卜 冬瓜 南瓜 西蓝花 红薯 圆白菜 土豆 竹笋 牛蒡 菠菜 韭菜 芹菜 蒜 香菇 黑木耳
	水果类	杧果 水梨 枇杷 菠萝 柑橘 草莓 葡萄 苹果 樱桃 柿子 西瓜 猕猴桃 蓝莓 香蕉 葡萄柚
	黄豆及其制品	黄豆 纳豆 豆腐
	奶蛋类	牛奶 乳酪 鸡蛋
	五谷、坚果类	稻米 小麦 燕麦 糙米 杏仁 芝麻 花生 核桃 腰果
忌吃的食物		烤肉 烤鸡 肥肉 乌鱼子 动物内脏 鸡皮 蹄髈 炸鸡 薯条 腊肉 腌制食品 动物油

食材配对 **豆腐** + **三文鱼** = 活化脑细胞+延缓衰老

营养加分

1. 豆腐含卵磷脂，能强化脑细胞功能，对大脑有益；豆腐含胆碱，其为大脑神经传导物质的重要成分，可活化大脑细胞，有效预防阿尔茨海默病。

2. 三文鱼含EPA和DHA，能活化脑细胞，预防大脑衰老；维生素A和维生素E具有理想的抗氧化作用，能防止细胞受到自由基伤害，延缓脑部老化。

3. 豆腐和三文鱼搭配食用，可以促进大脑正常运作，降低罹患阿尔茨海默病的概率。

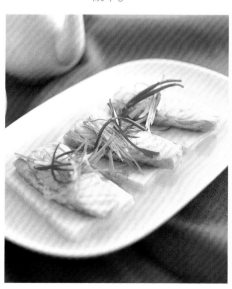

清蒸豆腐三文鱼 （1人份）

材料：
鸡蛋豆腐1/4盒，三文鱼片100克，葱丝10克，辣椒丝5克，水20毫升

调味料：
酱油1大匙，米酒1小匙，白糖1/3小匙，色拉油、香油各2小匙

做法：
1. 鸡蛋豆腐切片，和三文鱼片排入盘中，加酱油、米酒、水和白糖，以大火蒸5分钟，取出，撒上葱丝和辣椒丝。
2. 色拉油和香油倒入锅中加热后，淋在三文鱼片上即可。

明星食材 →**三文鱼**

■活化脑细胞 ■稳定情绪
■保护心血管

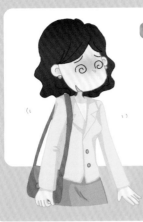

就诊科别 血液科、普通内科、中医内科

Anemia

贫血

健康警讯 运动时呼吸困难，体力差，易倦怠，皮肤、黏膜、指甲苍白，指甲易断裂

为什么会贫血?

贫血是指血液中的红细胞数量过少、血红蛋白浓度降低或血液质地稀薄的状态。致病原因有骨髓病变、慢性疾病、出血、溶血，或长期缺乏铁、叶酸、维生素B_{12}等营养素。

贫血大致可分为以下几种：好发于女性的缺铁性贫血、先天遗传性的地中海贫血、营养素不足引起的贫血、骨髓病变引起的再生障碍性贫血、出血性贫血及溶血性贫血。长期素食、爱吃速食、肾功能衰竭、消化性溃疡者为高危人群。

贫血症状停看听

贫血的症状依程度而有所差别。轻微贫血无明显症状，主要是运动时呼吸困难、头晕。长期贫血可能容易疲倦，皮肤、黏膜、指甲苍白，心跳及脉搏增快，头晕，头痛，指甲易裂，注意力难以集中。严重者会出现嗜睡、心脏扩大、心力衰竭等现象。

医生小叮咛

1. 适量补充高蛋白质食物。
2. 摄取足够的铁、叶酸、维生素B_{12}、维生素C。
3. 食欲不振时，选择自己喜欢的口味与食物，进食方式宜少食多餐。
4. 少喝刺激性饮料，如咖啡、酒。
5. 缺铁性贫血患者避免在用餐后马上喝茶或咖啡，其间隔时间最好超过2小时。
6. 应避免同时服用铁剂类胃药与制酸剂。
7. 维持充足的睡眠、开朗的情绪，避免过度劳累。
8. 避免食用过多的人工甜味剂、食物添加剂。

舒缓不适小妙招

1. 感到不舒服的时候，最好躺下来休息。
2. 变换姿势时，应尽量减缓速度，以免头晕。
3. 贫血容易造成皮肤干燥，建议使用中性肥皂清洁皮肤，并在沐浴后马上涂用婴儿油、润肤乳液等保护皮肤。
4. 用软毛牙刷刷牙，避免牙龈出血，影响病情。

贫血

营养素需求

- 维生素B_3
- 维生素B_6
- 叶酸
- 维生素B_{12}
- 维生素C
- 维生素E
- 铜
- 铁
- 蛋白质
- 钴
- 锌
- 镍

贫血饮食宜忌公布栏

	肉、海鲜类	猪肝 鸭血 猪血 猪瘦肉 牛肉 牡蛎 其他贝类 三文鱼
宜吃的食物	蔬菜类	西蓝花 小白菜 上海青 芹菜 芥蓝 苋菜 菠菜 木耳菜 芥菜 茼蒿 莴苣 土豆 胡萝卜 豌豆 西红柿
	海藻类	紫菜
	水果类	番石榴 猕猴桃 樱桃
	谷类	糙米 胚芽米 燕麦
	果仁、坚果类	黑芝麻 花生 葵花子 腰果 核桃 杏仁
	豆类	黄豆 黑豆
忌吃的食物		浓茶 红茶 绿茶 咖啡 碳酸饮料

食材配对 **菠菜** **+ 猪肝** **= 预防贫血+活血润肤**

营养加分

❶ 菠菜含有丰富的铁质，有助于血红蛋白的合成，可预防或改善缺铁性贫血；含有还原作用的维生素C，还可避免铁质被氧化。

❷ 猪肝中的维生素B_6是参与血红蛋白合成的重要营养素；维生素B_{12}有助于红细胞生成；铁质可协助血红蛋白合成。

❸ 菠菜中的维生素C有助于促进肠道吸收猪肝中的铁质，增强造血功能。两者搭配食用，可有效预防缺铁性贫血和恶性贫血。

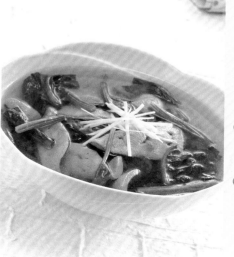

绿菠猪肝汤

 1 人份

■**材料：**
菠菜段、猪肝片各50克，姜丝10克，高汤350毫升

■**调味料：**
酱油1/4小匙，淀粉、盐各1/2小匙

■**做法：**

❶ 猪肝片用酱油和淀粉腌10分钟，放入沸水中汆烫，捞出、沥干。

❷ 高汤倒入锅中煮至沸腾，放入姜丝和猪肝片煮熟，再加菠菜段和盐，略煮即可熄火起锅。

明星食材 →菠菜

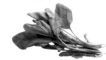

- 预防贫血
- 改善便秘
- 预防动脉硬化
- 减少感冒
- 降低胆固醇
- 强健骨骼

贫血饮食调养重点

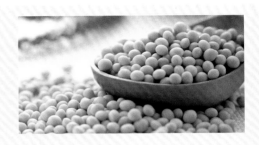

1. 多摄取叶酸。叶酸是制造红细胞所需的营养素。富含叶酸的食物有动物肝脏、全谷类、绿色蔬菜、柑橘类水果、蛋黄、黄豆及其制品等。

2. 补充铁质。血红蛋白的合成需要铁离子的参与。当体内缺乏铁质时，血红蛋白的合成便会减少，引发贫血。富含铁质的食物有动物内脏、肉类等。

3. 多吃蔬果。因大部分新鲜的蔬果都含有丰富的维生素C，有助于铁质的吸收，能预防、改善缺铁性贫血。

4. 蚕豆病患者绝对不可吃蚕豆，也不宜吃大量酸性食物，以免诱发溶血反应。

5. 地中海贫血患者要特别注意摄取足够的维生素E，以免因缺乏维生素E造成血细胞破裂，引发溶血反应。植物油、深绿色蔬菜、坚果类食物皆含丰富的维生素E。

6. 咖啡、茶中的鞣酸会抑制铁质吸收。缺铁性贫血患者饭后不宜立即饮用咖啡或茶。

宜食忌食问答

喝高铁高钙牛奶，真的能预防贫血吗？

功效其实不大，建议多从天然食物中摄取造血营养素。

铁质是制造血红蛋白的基本原料，血红蛋白是红细胞中负责携带氧气的分子，若缺乏血红蛋白，就会有贫血问题。民间有许多强调补铁功效的食品，如高铁高钙牛奶，实际上，牛奶里的钙质和磷酸盐会妨碍铁质的吸收。要补充钙质和铁质，此两种营养素最好错开食用。高铁高钙牛奶中的钙质会影响铁质的吸收，想要借此同时补足两种营养素，恐怕效果不太理想。

中医师的小偏方

准备母鸡1只，黄芪15克，大米120克。先进行鸡汤部分的准备，将母鸡处理剖开，用水洗净；将全鸡放入装有2000毫升水的锅中，慢慢熬出鸡汤，将鸡汤分袋装起来备用。再将黄芪用500毫升水熬煮至150毫升备用。最后进行粥的料理，在锅中放入1000毫升鸡汤、120克大米、150毫升黄芪水，慢慢熬成粥，即可食用。

养血特效食品

1. 龙眼莲子饮：准备龙眼肉5克，莲子、芡实各10克，用400毫升水以小火炖煮30分钟即可。

2. 红枣龙眼汤：准备龙眼肉50克，红枣15颗，红糖适量；用1000毫升水以大火煮沸；沸后转小火，待红枣软烂后，加入适量红糖即可饮用。

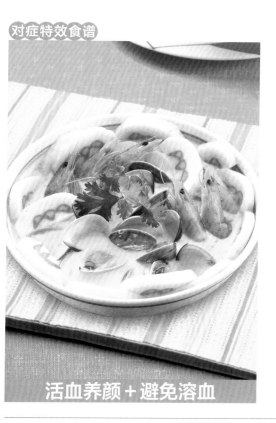

活血养颜 + 避免溶血

蛤蜊蒸蛋

材料:

蛤蜊12个,菠菜30克,虾6只,鱼板适量,鸡蛋1个,香菜1/2棵

调味料:

盐、米酒各1/4小匙

做法:

❶ 将材料洗净。蛤蜊泡水吐沙;香菜切段;菠菜放入调理机中,打成泥状;鱼板切片;虾去除虾线。

❷ 将鸡蛋打入碗中,搅拌成蛋汁,加盐和米酒打匀;再加鱼板片、菠菜泥、虾和蛤蜊,移入蒸锅。

❸ 加180毫升水,蒸至材料熟透,取出,撒上香菜段即可。

保健功效

　　蛤蜊和香菜富含铁质,可协助缺铁性贫血患者合成血红蛋白,防止贫血。蛤蜊中的维生素E可预防红细胞破裂,避免溶血现象;香菜中的维生素C能促进铁质吸收。两者搭配食用,可强化改善贫血的效果。

香芹炒牛肉

材料:

芹菜、牛肉各50克,胡萝卜15克,蒜1瓣

调味料:

色拉油、酱油、淀粉、米酒各1小匙,白糖、盐各1/4小匙

做法:

❶ 材料洗净。芹菜切段;牛肉、胡萝卜切丝;蒜去皮,切末;牛肉丝以酱油、白糖和淀粉腌10分钟,过油,捞起。

❷ 锅内放油,加热,爆香蒜末,放胡萝卜丝和芹菜段,以大火翻炒。

❸ 加米酒和盐,转小火煮熟,再加牛肉丝炒匀即可。

保健功效

　　牛肉富含维生素B_6、维生素B_{12}和铁质,有助于血红蛋白的合成,能有效预防贫血;芹菜的维生素C可促进肠道吸收铁质。两者一起作用,能加强改善贫血的效果。

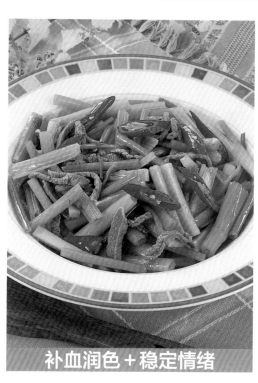

补血润色 + 稳定情绪

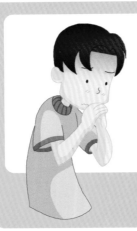

血液科、中医内科

Leukemia

白血病

健康警讯 发热、夜间盗汗、易疲倦、易受感染、牙龈易出血、颈部或腋下淋巴结肿大

为什么会得白血病？

　　白血病又称为血癌，是一种造血组织的恶性疾病，主要特征是骨髓或淋巴结内有不正常的白细胞过度增生。最常见的四种白血病类型是急性淋巴细胞性白血病、急性粒细胞性白血病、慢性淋巴细胞性白血病、慢性粒细胞性白血病。小孩多患急性淋巴细胞性白血病，成人多患其他三类。

　　白血病的成因目前仍不清楚，据研究表明，可能与放射线照射、接触化学致癌物、染色体缺陷有关。

白血病症状停看听

　　白血病引起的症状为发热、夜间盗汗、疲倦虚弱、时常感染、脸色苍白、皮肤淤青、牙龈易出血。急性白血病症状出现速度很快，通常伴有颈部或腋下淋巴结肿大的现象。慢性白血病初期无症状，当症状出现时，开始表现轻微，但会随时间推移逐渐加重。

✚ 医生小叮咛

① 依照医生指示用药，不可以自行停用药物。
② 避免出入公共场所，有事外出时记得戴口罩。
③ 避免和感冒、传染病患者接触。
④ 避免和水痘患者接触，如发现身边的人长水痘，白血病患者一定要去医院就诊检查。
⑤ 使用软毛牙刷较不会导致牙龈出血，养成餐后刷牙的好习惯。
⑥ 每天检查全身皮肤，看看有无淤青等现象。
⑦ 避免使用阿司匹林，以免加重出血的问题。
⑧ 远离烟酒、辣椒、咖啡等刺激性食物。
⑨ 定期修剪指甲，以免抓伤皮肤。

白血病患者照护小叮咛

① 让皮肤上的血块自行掉落，不要用手或器具剥除。
② 不要光着脚在地上行走，以免受伤。
③ 不要穿着过紧的衣物、鞋子，以舒适为原则。
④ 居家环境避免过度干燥，以免鼻腔流血。
⑤ 牙龈部位出血，可用无菌棉球直接加压于患部，直到出血停止。

白血病
营养素需求

● 维生素A	● 维生素B₁	● 维生素B₂	● 维生素B₃	● 维生素B₅
● 维生素B₆	● 叶酸	● 维生素B₁₂	● 维生素C	● 维生素E
● 铁	● 钾	● 硒	● 锌	● 铜

白血病饮食宜忌公布栏

宜吃的食物	鱼类	金枪鱼 三文鱼
	肉类	瘦肉 鸡肉
	谷类	大米 燕麦 薏苡仁
	蔬菜类	土豆 红薯 甜椒 西红柿 玉米 芋头
	果仁及坚果类	花生 葵花子 腰果 核桃 芝麻 杏仁 松子 开心果 栗子
	豆类	红豆 黄豆 豆浆 豆腐
	奶蛋类	鸡蛋 牛奶
忌吃的食物		生肉 生菜沙拉 生鱼片 咖啡 酒 辛辣调味品 浓茶 碳酸饮料

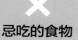 食材配对

金枪鱼 **＋** **甜椒** **＝** 强化细胞＋防癌保健

营养加分

❶ 金枪鱼中的蛋白质可帮助人体制造抗体，维持免疫细胞的"作战力"；其中的ω-3不饱和脂肪酸能减少人体发炎反应；其含有的维生素E可增强吞噬细胞的吞噬力，清除细菌和癌细胞。

❷ 甜椒中的花青素、β-胡萝卜素、B族维生素、维生素C和番茄红素可保护免疫系统的淋巴细胞，调节免疫力，降低癌症的发生概率。

❸ 金枪鱼和甜椒含有多种具抗氧化作用的重要营养素，搭配食用，可强化身体免疫功能，有效预防癌症。

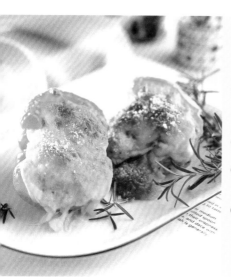

焗烤彩椒金枪鱼

（1人份）

■材料：
黄甜椒30克，金枪鱼50克，乳酪丝20克，莳萝适量

■做法：

❶ 黄甜椒洗净，去籽，放入烤盘。

❷ 将金枪鱼平均放在黄甜椒上，均匀地铺上乳酪丝。

❸ 烤盘放入预热200℃的烤箱里，烤到食材外表呈金黄色，取出，放上洗净的莳萝装饰即可。

明星食材 →金枪鱼

■预防癌症　■抗衰老
■增强体力　■改善贫血
■预防动脉硬化

白血病饮食调养重点

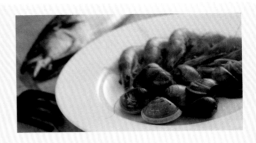

① 均衡摄取六大类食物，补充足够营养，身体组织细胞的修复才会顺利。

② 建议少食多餐。

③ 以适量高蛋白、高热量为饮食原则。尽量选择天然新鲜的食材，鱼类、豆类是摄取蛋白质的良好来源。

④ 少吃动物性脂肪，尽量选择低脂饮食。建议挑选不饱和脂肪酸含量较高的食物，如深海鱼、全谷类、豆类。

⑤ 勿吃生食，以避免感染细菌，如生鱼片、生肉、生菜沙拉。特别注意，汉堡、三明治中的美乃滋是用生蛋打的，也应避免食用。

⑥ 多吃新鲜水果，并且所有水果应洗净、去皮后再食用。

⑦ 补充维生素A、类胡萝卜素。这两种营养素能调节免疫力，富含此两者的食物有南瓜、胡萝卜、红薯、鸡蛋、牛奶等。

⑧ 避免刺激性食物，如辣椒、咖啡。

⑨ 烹调时，注意炊具、餐具的卫生，以免引发感染。

宜食忌食问答

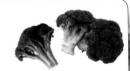

西蓝花营养价值高，白血病患者可以多吃？

可适量摄取。据研究，西蓝花含可杀死白血病细胞的成分。

西蓝花属于十字花科蔬菜，研究发现，十字花科蔬菜所含的异硫氰酸酯衍生物具有杀灭白血病细胞的作用。白血病患者的确可以适量摄取西蓝花。十字花科蔬菜种类众多，如大白菜、小白菜、圆白菜、萝卜、上海青、芥菜等，它们的营养价值都很高。只要注意清洁，把握熟食原则，白血病患者可适量摄取，每日摄入量为0.5～1碗。

中医师的小偏方

❶ 生地玉竹粥：准备生地黄、沙参、玉竹、百合各20克，大米50克；用800毫升水熬煮上述材料，直到米粒软烂即可食用。此粥品可以减轻白血病的出血症状。

❷ 青黛芦荟粉：准备青黛40克，天花粉30克，牛黄10克，芦荟20克；将上述材料研磨成细末，即可冲服。建议每日2次，每次1.5克。

抗白血病特效食材

姬松茸：姬松茸含有多种具有抗癌作用的成分，如多糖体在调节免疫力、促进健康方面具有不错的效果。姬松茸适合各种烹饪方式，可以把姬松茸当作食材，加入菜肴、汤中作为配料。

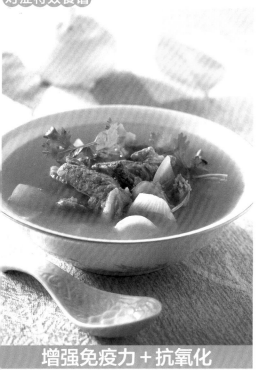

增强免疫力 + 抗氧化

清炖西红柿排骨汤

材料：
排骨100克，西红柿1个，洋葱10克，水350毫升，香菜适量

调味料：
盐1/4小匙

做法：
1. 排骨剁块，用煮沸的水汆烫去血水，再用冷水冲净、沥干；洋葱、西红柿洗净，切小块。
2. 水、排骨块、西红柿块、洋葱块放入锅中，小火煮30分钟。
3. 加盐调匀，最后撒上洗净的香菜即可。

保健功效

西红柿中的番茄红素、维生素C和β－胡萝卜素具有优秀的抗氧化作用，可阻止自由基对人体的破坏，让免疫系统维持正常运作，降低癌症发生的概率。排骨富含蛋白质、B族维生素，可促进新陈代谢、活化细胞、提高免疫系统功能；排骨的油脂能协助肠道吸收番茄红素，有助于预防癌症。

松子炒饭

材料：
大米100克，枸杞子10克，黄豆、松子仁、芋头、干香菇各15克，蒜薹丁适量

调味料：
色拉油、酱油各1小匙

做法：
1. 材料洗净。黄豆浸泡于热水中2小时至软，捞起沥干，与大米拌匀，放入电锅蒸熟；芋头去皮切丁；干香菇泡软，去蒂、切丁。
2. 锅内放油，加热，放松子仁、芋头丁、香菇丁、蒜薹丁炒香，加入酱油拌匀，再加入煮好的黄豆饭，拌炒入味。
3. 熄火，加枸杞子拌匀即可。

保健功效

松子中的蛋白质、脂肪酸、锌、B族维生素和维生素E可帮助免疫系统合成抗体，防止癌细胞对身体的伤害；黄豆中的皂苷、异黄酮素和维生素E能保护细胞不受自由基侵害。

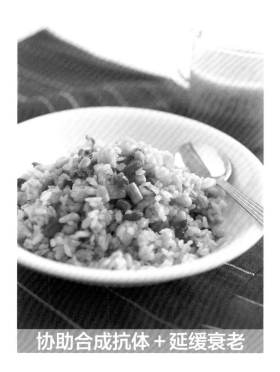

协助合成抗体 + 延缓衰老

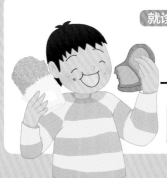

就诊科别 普通内科、心血管内科、中医内科

Hyperlipidemia

高脂血症

健康警讯 初期无明显症状，中后期会出现头晕、胸闷、手脚麻木等现象

✛ 为什么会得高脂血症？

高脂血症指血液中的脂肪含量过高，包括胆固醇及甘油三酯。当总胆固醇大于200毫克/升、低密度胆固醇大于130毫克/升、甘油三酯大于150毫克/升时，即为高脂血症。

造成高脂血症的因素有先天性与后天性两种。先天性为家族性遗传；后天性因素有甲状腺功能低下、糖尿病、肾病并发症等疾病、缺乏运动、摄取过多含脂肪或胆固醇的食物等。

✛ 高脂血症症状停看听

高脂血症前期没有明显症状，多数人在体检中发现自己血中脂肪含量过高。随着血脂含量渐高，中后期可能会出现头痛、头晕、心悸、心绞痛、胸闷、肢体无力麻木等症状。

轻度的高脂血症只要通过饮食、运动，即可获得良好控制。建议养成定时体检的习惯，及早发现，及早治疗。

✛ 医生小叮咛

❶ 注意保持适当体重。

❷ 维持规律的生活作息与充足的睡眠。

❸ 养成固定运动的好习惯。每天做30分钟中等强度的运动，能减少血管中脂肪的堆积，同时提升身体饭后分解油脂的能力。

❹ 减少摄取咖啡与酒精，最好能戒烟戒酒。

❺ 均衡摄取营养，多摄取高纤食物。

❻ 养成定时定量的饮食习惯。暴饮暴食会使血脂升高；过度饥饿会使体内脂肪快速分解，反而会增加血中甘油三酯的含量。

❼ 严格控制高脂肪、高胆固醇食物的摄取。

舒缓不适小妙招

❶ 脂肪必须通过氧气才能有效分解。想要预防或者改善高脂血症，应该选择快走、爬楼梯、做体操、骑自行车等有氧运动。每天持续进行30分钟运动，有助于降低血脂。

❷ **可降低胆固醇的食物**：蒜、洋葱、苦瓜、牛蒡、螺旋藻、大麦、米糠、燕麦。

高脂血症
营养素需求

- 维生素A
- B族维生素
- 维生素C
- 维生素E
- 番茄红素
- 膳食纤维
- 胆碱
- 肌醇
- 卵磷脂
- 铬
- 甲壳素
- 生物类黄酮
- 类胡萝卜素
- 不饱和脂肪酸

高脂血症饮食宜忌公布栏

宜吃的食物	蔬果、菇蕈、藻类	蒜 芹菜 洋葱 牛蒡 西红柿 西蓝花 茄子 甜椒 青椒 苦瓜 冬瓜 胡萝卜 白萝卜 竹笋 芦笋 叶菜类 姜 桑葚 猕猴桃 黑木耳 蘑菇 香菇 紫菜 海带
	海鲜类	秋刀鱼 三文鱼 鳗鱼 鲳鱼 金枪鱼
	谷类坚果类	黄豆 绿豆 黑芝麻 燕麦 全麦面包 薏苡仁 糙米
忌吃的食物	肉类	动物内脏 肥肉 猪皮 鸡皮 鸭皮 红肉 蹄髈
	奶类	全脂牛奶 炼乳
	其他类	沙拉酱 蟹黄 虾子 鱼子 乌鱼子 蟹膏 热狗 炸薯条 油条 锅贴 煎包 蛋糕 饼干 甜点 葱油饼 蛋黄 椰子油 猪油 棕榈油 鲜奶油 人造奶油 香肠 咖啡

食材配对 **洋葱** + **鲳鱼** = 降低血脂＋预防心血管疾病

营养加分

① 洋葱含有环蒜氨酸和硫氨酸等成分，具有降血脂、预防血液不正常凝结的作用，可加快血液凝块溶解。

② 洋葱中的维生素C与类黄酮具有抗氧化作用，有助于净化血液，预防心血管疾病。

③ 鲳鱼含有不饱和脂肪酸，可降低胆固醇、甘油三酯，预防血栓、动脉硬化、中风、心肌梗死等心血管疾病。

④ 鲳鱼中的硒具有维护心血管功能与延缓老化的作用，有助于改善高脂血症，降低心肌梗死的发生概率。

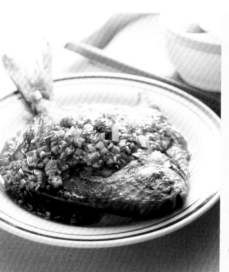

五味鲳鱼

1人份

■材料：
鲳鱼150克，洋葱末50克，葱末5克，蒜末、姜末各10克

■调味料：
色拉油1匙，白糖、陈醋、番茄酱各1小匙，酱油、香油各1/2小匙

■做法：

① 鲳鱼洗净，锅内放油，加热，放入鲳鱼，用小火煎至呈金黄色，盛盘。

② 将除鲳鱼、色拉油外的材料和调味料拌匀，作为酱汁。

③ 将酱汁淋在鲳鱼上即可。

明星食材 →洋葱

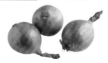

■调节免疫力 ■改善高脂血症
■促进胃肠蠕动 ■降胆固醇

高脂血症饮食调养重点

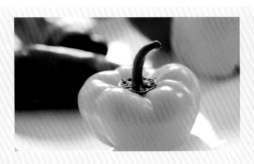

1. 多吃天然新鲜的蔬果。蔬果中多半含有丰富的维生素C、维生素E、类胡萝卜素，能阻止血脂氧化，降低血管硬化的速度，维持血管健康。

2. 尽量选用瘦肉，少吃肥肉。应食用鱼肉、去皮鸡肉等白肉，以及牛肉、猪肉等红肉。

3. 均衡摄取六大类营养素，获得适当热量与充分营养。高脂血症患者在严格限制脂肪摄取的同时，可增加五谷根茎类、水果类、脱脂奶粉等的摄取量，以补充因脂肪摄取受限而减少的热量。

4. 减少饱和脂肪酸的摄取，如肥肉、猪油、牛油、奶油、椰子油。

5. 烹调时宜采用清淡的料理方式。可多利用天然低脂的调味料，如咖喱、醋、花椒、八角、五香、葱、蒜等，来增添菜肴的美味。

6. 多摄取水溶性膳食纤维食物，如豆类、叶菜类、魔芋、全谷类食物，以减少胆固醇的吸收，降低血液中胆固醇的含量，达到降血脂的目的。

宜食忌食问答

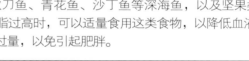

不摄取脂肪，是降低血脂的最好方法？

错。有些脂肪对健康有益，反而能控制血脂。

　　饱和脂肪酸对控制血脂的确有害无益，但有些种类的多不饱和脂肪酸，如ω-3多不饱和脂肪酸，反而对血脂控制有正面帮助，应该适量摄取。一般说来，三文鱼、金枪鱼、鲱鱼、鲳鱼、秋刀鱼、青花鱼、沙丁鱼等深海鱼，以及坚果类食物，都富含ω-3多不饱和脂肪酸。当血脂过高时，可以适量食用这类食物，以降低血液中的脂肪含量。不过，坚果类食物勿食用过量，以免引起肥胖。

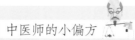

中医师的小偏方

1. 中医认为，高脂血症患者可将蛤、牡蛎、海参、香菇、黑木耳、葱、蒜、橄榄、洋葱等作为日常食补的食材。

2. 枸杞子、当归、何首乌、灵芝、杜仲、冬虫夏草、丹参、银杏、山楂等有助于健脾保肝，促进血液循环。高脂血症患者可灵活运用。

3. 可食用洋葱，以改善高脂血症状况。洋葱含二烯丙基硫化物，具有改善高血脂、预防血管硬化的作用。

降血脂特效食品

1. 燕麦、绿茶、豆浆、蒜、西红柿具有降血脂功效。

2. 西红柿菠萝汁：将1个西红柿洗净，去蒂，用沸水汆烫，剥皮切块后放入果汁机中，加冷开水、菠萝2片打成汁，加白糖调味。

蒜烧鳗鱼

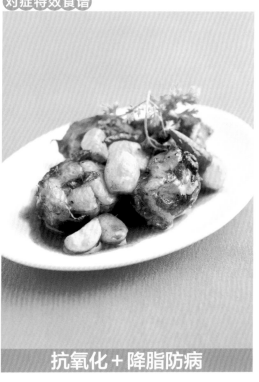

抗氧化 + 降脂防病

材料：

鳗鱼块150克，辣椒1/2根，蒜10瓣，姜1片，高汤120毫升，香菜适量

调味料：

色拉油2小匙，米酒、酱油各1小匙，白糖1/2小匙，香油1/3小匙

做法：

❶ 材料洗净。蒜去皮，姜切末，辣椒切段。

❷ 锅内放油，加热，爆香姜末、辣椒和蒜，加高汤、米酒、酱油、白糖和香油煮滚，再放入鳗鱼块，煮至鳗鱼块熟透且汤汁收干，盛盘后放上洗净的香菜即可。

保健功效

鳗鱼富含不饱和脂肪酸和维生素E。不饱和脂肪酸可降低胆固醇，改善动脉硬化状况；维生素E有助于防止胆固醇氧化，使低密度胆固醇不易堆积于血管壁。蒜中的甲基烯三硫和二烯丙基二硫可抑制血小板不正常凝集。鳗鱼与蒜搭配，可发挥强大的降血脂功效，保护心血管系统。

凉拌紫茄

材料：

茄子200克，葱2段，姜1片，蒜（去皮）1瓣，香菜1根

调味料：

橄榄油1大匙，黄酒、白糖、番茄酱、陈醋、水各2小匙，香油1/2小匙

做法：

❶ 把各种食材洗净。葱、姜、蒜均切末。

❷ 茄子切成条状，放入沸腾的水中余烫至熟，捞出，泡冰水至凉，盛盘。

❸ 油锅加热，爆香葱末、姜末、蒜末，加其他调味料炒匀，淋在茄子条上，放香菜装饰即可。

保健功效

茄子特有的类黄酮与橄榄油中的维生素E、不饱和脂肪酸结合，可降低胆固醇；茄子中丰富的膳食纤维能抑制肠道吸收胆固醇，有助于降低低密度胆固醇和血脂含量。

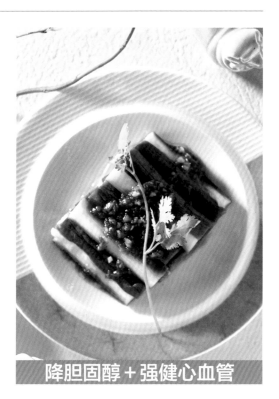

降胆固醇 + 强健心血管

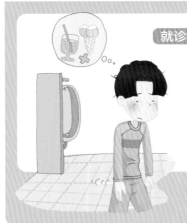

 就诊科别 普通内科、中医内科

Diabetes Mellitus

糖尿病

健康警讯 吃多、喝多、尿多、体重减轻、四肢发麻、视觉模糊、皮肤伤口不易愈合

为什么会得糖尿病?

　　糖尿病指的是血液中葡萄糖浓度（血糖）偏高。造成血糖值偏高的原因主要有两个，一为胰岛素分泌不足，二为胰岛素作用不良。

　　据研究统计，约有90%糖尿病的致病原因为胰岛素作用不良。家族遗传、肥胖、年龄增长、高血压、高脂血症、高尿酸、患有胰脏疾病、生活作息不正常、压力过大、饮酒过度、缺乏运动、睡眠不足等，皆为罹患糖尿病的重要因素。

糖尿病症状停看听

　　糖尿病可分为Ⅰ型、Ⅱ型、妊娠期、继发性四大类。典型的糖尿病症状为吃多、喝多、尿多及体重减轻。还有手脚发麻、视觉模糊、黏膜发炎、皮肤伤口不易愈合等现象。血糖水平长期偏高，容易引发并发症，如血管硬化、神经病变。

 医生小叮咛

① 维持理想体重，因体重降低可增强胰岛素的作用效果，有助于葡萄糖进入细胞后被充分利用。

② 禁止暴饮暴食，避免饮酒。

③ 适量摄取各类食物，均衡饮食。

④ 饮食宜清淡，不宜吃太咸。

⑤ 远离高胆固醇、腌制食物，维持血管健康。

⑥ 三餐定时定量，以免发生低血糖。

⑦ 遵照医生指示用药，勿自行换药或停用药物。

⑧ 糖尿病会降低疼痛感，患者可能有脚部受伤而不自觉的状况；若不及时处理，易导致严重后果，应随时注意脚部健康。

改善血糖值的妙招

① 运动有助于肌肉对糖的利用，且能促进血液循环，使胰岛素维持良好作用。糖尿病患者适合运用手臂及腿等肌肉进行运动，如有规律且缓和地挥动双手或者散步。

② 定时定量、少食多餐是糖尿病患者的饮食原则。若不控制饮食，血糖水平会忽高忽低。

糖尿病
营养素需求

●维生素A	●维生素B₁	●维生素B₂	●维生素B₃	●维生素B₅
●维生素B₆	●叶酸	●维生素B₁₂	●维生素C	●维生素E
●膳食纤维	●γ-次亚麻油酸	●EPA	●DHA	●铬
●锌	●硒			

糖尿病饮食宜忌公布栏

宜吃的食物 ○	肉、奶类	鱼肉 鸡肉 猪肉 牛肉 牛奶
	蔬果类	牛蒡 百合 胡萝卜 红凤菜 白凤菜 西红柿 蒜苗 苜蓿芽 番石榴 柚子 木瓜 火龙果 苹果 水梨
	谷类	小麦 胚芽米 糙米 燕麦
	坚果、豆类	芝麻 杏仁 核桃 腰果 绿豆 红豆 黄豆
忌吃的食物 ×	饮品类	果汁 碳酸饮料 运动饮料
	其他类	肥肉 动物内脏 香肠 皮蛋 腊肠 贡丸 肉松 肉酱 虾卵 鱼卵 乌鱼子 炸鸡腿 豆腐乳 面筋罐头 炸豆腐 蜜饯 巧克力 水果罐头 蜂蜜 炼乳 冰激凌 甜点 糕饼 薯条 薯片 番茄酱 沙茶酱 沙拉酱 龙眼 荔枝 番荔枝

 食材配对 **牛蒡** + **猪肉** 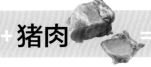 = 稳定血糖+调节血脂

营养加分

❶ 牛蒡中丰富的类胡萝卜素具有抗氧化作用，可对抗破坏分泌胰岛素的胰岛B细胞的自由基，有助于控制糖尿病。

❷ 牛蒡中的菊糖进入胃肠道后不会转化成葡萄糖，能延缓血糖上升的速度，稳定血糖；牛蒡所含的镁可帮助血糖正常代谢，有助于稳定血糖。

❸ 猪肉中丰富的B族维生素有助于调节血糖、促进糖类和脂肪的代谢。

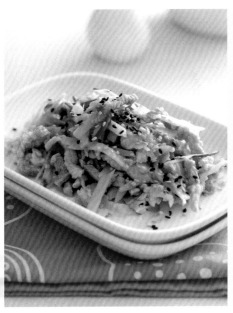

牛蒡炒肉丝

（1人份）

■材料：
牛蒡丝75克，猪肉丝50克，辣椒丝10克，芝麻2克

■调味料：
色拉油1小匙，盐1/4小匙，米酒、白醋各1/2小匙

■做法：

❶ 将白醋倒入一锅沸腾的水中，加牛蒡丝汆烫，捞出沥干；猪肉丝用沸水汆烫。

❷ 锅内放油，加热，炒香辣椒丝，再加牛蒡丝和猪肉丝拌炒。

❸ 加盐和米酒拌匀，撒上芝麻即可。

明星食材 →**牛蒡**

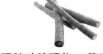

■预防动脉硬化　■稳定血糖
■降低胆固醇　　■改善便秘

糖尿病饮食调养重点

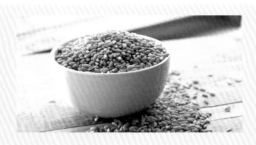

1. 均衡摄取各种营养素。

2. 多选用富含膳食纤维的食物，如全谷类、未加工的豆类、蔬菜。膳食纤维可延缓血糖升高，有效控制血糖。

3. 以少油、少盐、少糖、高纤为饮食原则。尽量使用植物油，如橄榄油、菜籽油、玉米油、大豆油、花生油等。

4. 少吃胆固醇含量高的食物，如动物内脏、蟹黄、虾卵、鱼卵等。

5. 补充足够的B族维生素，以维持身体正常代谢。通过食用肉类、豆类、全谷类、蔬菜，可摄取B族维生素。

6. 镁、硒、钙、铬、锌、锰等矿物质都是可稳定血糖的营养素，缺乏矿物质会影响血糖的控制，糖尿病患者可适量补充。镁含量高的食物有秋葵等，硒含量高的食物有动物肝脏、全谷类等，钙含量高的食物有小鱼干等，铬含量高的食物有牛肉、鸡肉、牡蛎等，锌含量高的食物有牡蛎等，锰含量高的食物有全谷类。

宜食忌食问答

糖尿病患者不能吃糖，可以用蜂蜜代替糖？

错。糖尿病患者可以吃糖，但一定要控制摄取量。

一般人对糖尿病有着错误的认知，以为糖尿病是因为吃太多糖，其实吃太多糖只是诱发糖尿病的众多因素之一。不过，含糖食品的确是血糖的主要来源之一，糖尿病患者要控制摄取量才不会有血糖突然升高的情况出现。蜂蜜也是糖的一种，且其中单糖含量高，吸收快，也易影响血糖值。糖尿病患者如果要食用蜂蜜，一样需要控制摄取量。

● 中医师的小偏方

1. 准备薏苡仁90克、百合60克，两者混合后研磨成细粉；每次用餐前取1大匙，用沸腾的水冲泡饮用。

2. 先用温水将番石榴嫩叶洗净，放在锅中，加入盐炒干备用；取适量番石榴叶，用热开水冲泡，闷1~2分钟即可饮用。

● 降血糖特效茶饮

1. 玉丝降糖茶：准备玉米须、女贞子各20克，菊花、鲜桑叶各4克；将鲜桑叶撕碎后放入炖锅中，加入其他材料和500毫升水，以中火加热至沸腾后转小火，续煮25分钟即可。

2. 葛根茶：准备葛根片30克，用250毫升水煮沸即可。

对症特效食谱

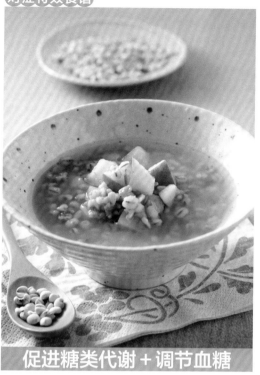

促进糖类代谢 + 调节血糖

果香麦粥

材料：
苹果、水梨各1/4个，小麦胚芽60克，薏苡仁15克，水600毫升

做法：
1. 材料洗净。苹果、水梨去皮，去核，切丁；水倒入锅中，加小麦胚芽和薏苡仁，以大火煮沸。
2. 转小火续煮，待小麦胚芽和薏苡仁快熟时，加苹果丁和水梨丁，煮熟即可。

保健功效

　　小麦胚芽含有维生素B_1、维生素B_2、维生素B_6、镁、类胡萝卜素等多种营养素。类胡萝卜素可对抗破坏胰岛细胞的自由基；维生素B_1、维生素B_2和镁有助于糖类代谢；维生素B_6可保护胰岛B细胞。苹果含B族维生素，可增强胰岛素的作用，促进糖类与脂肪代谢。

核桃苹果牛奶

材料：
核桃仁5克，腰果5克，苹果1/2个，低脂鲜奶300毫升

做法：
1. 将苹果洗净，去核，切成丁。
2. 将核桃仁、腰果、苹果丁放入果汁机中，再加入50毫升低脂鲜奶，稍微打碎。
3. 加入剩余的250毫升低脂鲜奶，搅打均匀即可。

保健功效

　　核桃含有丰富的$\omega-3$不饱和脂肪酸，可调节胰岛素的分泌与作用，改善高血糖。核桃和苹果中的B族维生素能强化胰岛素作用，帮助糖类和脂肪代谢。核桃与苹果一起作用，可增强调节血糖的功效，减轻糖尿病症状。

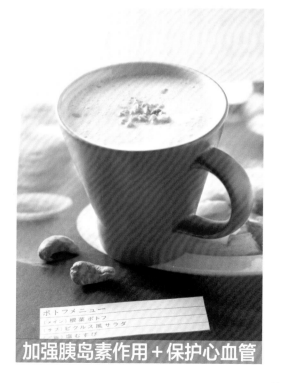

加强胰岛素作用 + 保护心血管

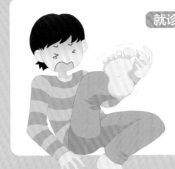

就诊科别 普通内科、骨科

Gout

痛风

健康警讯 身体各关节红肿、发炎、发热、胀痛

为什么会痛风?

痛风是因体内尿酸生成过多或排泄受阻，导致过多尿酸盐沉积在关节组织处引起。尿酸主要由嘌呤代谢分解而来，嘌呤的主要来源是食物，也可在体内自行合成。

尿酸大部分由肾脏排出，一小部分随粪便排出体外。体内尿酸过多即为高尿酸血症，但并非每个尿酸过高的患者都会有痛风；只有关节出现炎症肿痛现象时，才称痛风。

痛风症状停看听

痛风的症状为关节发炎、红肿、发热、胀痛。一开始发作，以足部大拇指关节最常见，其次为脚踝关节、脚跟、脚背、膝关节。其他如腕关节、指关节、肘关节，也可能受到侵犯。

痛风发作速度快，好发于夜间，患者常在半夜因剧痛惊醒，通常要数小时甚至数日，症状才能缓解。

医生小叮咛

1. 痛风发作时，可选择具有消炎作用的止痛药，如布洛芬。避免使用阿司匹林或对乙酰氨基酚等药物，以免痛风恶化或治疗无效。
2. 补充足量水分，多喝白开水，建议每天饮水2000～3000毫升。
3. 痛风属于慢性疾病，初期发作只影响单个关节，反复发作则会使受侵犯关节增多，且关节易变形，应好好控制，才不会使病情加重。
4. 禁酒。酒有加速尿酸形成的作用。
5. 保护关节，避免长途行走，下楼时搭手扶梯。
6. 控制体重，但应循序渐进。

舒缓不适小妙招

1. 服用医生处方中的秋水仙碱，能有效缓解关节发炎的情形，轻微腹泻为其副作用。服用方式为每4小时1粒，直到症状消退为止。患者须依医生指示服药。
2. 冰敷正在红肿疼痛的关节部位。
3. 将患部抬高，让患部休息，有助于减轻疼痛。

痛风

营养素需求

- 维生素A
- B族维生素
- 维生素C
- 维生素E
- 水
- 硒
- 花青素
- 原花青素
- 生物类黄酮
- 锌
- 镁
- 铜
- 钾

痛风饮食宜忌公布栏

宜吃的食物	蔬菜类	白萝卜 洋葱 苦瓜 白菜 苋菜 芥蓝 雪里蕻 韭菜 圆白菜 芹菜 芥菜 莴苣 黄瓜 冬瓜 丝瓜 茄子 土豆 红薯 胡萝卜 青椒 西红柿
	水果类	阳桃 苹果 葡萄 樱桃 柿子 柑橘 柳橙 柠檬 莲雾 水梨 杧果 木瓜 枇杷 菠萝 番石榴 桃子 李子 西瓜 哈密瓜 香蕉
	其他类	蛋白 牛奶 薏苡仁 小麦 酸梅
忌吃的食物 ✕	海鲜类	沙丁鱼 鲭鱼 竹荚鱼 柴鱼 鲣鱼 金枪鱼 秋刀鱼 鲈鱼 三文鱼 鲤鱼 乌贼 草虾 牡蛎 文蛤 干贝 龙虾 海鳗 罗非鱼 虱目鱼 小鱼干
	肉类	鸡胸肉 鸡腿肉 动物内脏
	其他类	酸奶 肉汁 鸡精 酵母粉 味噌 酒 牛肉汤 浓汤

食材配对 芹菜 + 蔬果 = 缓解疼痛

营养加分 有风湿性关节炎或痛风的人，只要症状发作，真是苦不堪言，甚至一阵风吹过都觉得毛发竖立、疼痛难忍，所以称这种病症为痛风。芹菜蔬果汁能改善关节红肿痛，协助排出尿酸结晶，对改善痛风疼痛大有帮助。

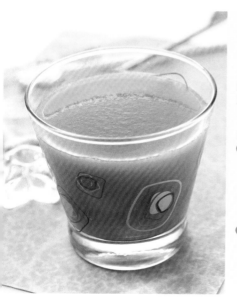

芹菜蔬果汁

(1人份)

■材料：
芹菜100克，番石榴1个，西红柿1个，胡萝卜、白萝卜各少许，白开水30毫升

■做法：
1 芹菜连叶洗净，切小段；番石榴和西红柿洗净，切小块；胡萝卜、白萝卜洗净，去皮，切块备用。
2 将所有材料放入榨汁机中，打成汁，倒入杯中即可。

明星食材 →芹菜

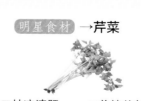

■甘凉清肝　　■养精益气
■补血健脾　　■止咳利尿
■降压镇静

痛风饮食调养重点

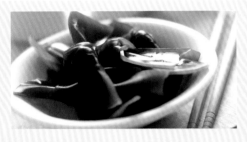

1. 摄取足够水分，让尿酸正常代谢。建议每天要喝2000~3000毫升水。正确方式为分成数次、小口喝下。

2. 多吃碱性食物，如海带、白菜、茄子、西红柿、莴苣等；少吃酸性食物，如肥肉等高脂肪食物。

3. 尽量少吃动物内脏、小鱼干、酵母粉。痛风发作时，完全禁止食用高嘌呤的食物，如动物内脏、小鱼干、鱼皮、酵母粉、肉汁。各种肉类、海鲜、豆芽、芦笋、菇类、紫菜等也尽量不吃。

4. 补充钾，因钾可减少尿酸沉积，有助于将尿酸排出体外。富含钾的食物有香蕉、杏仁等。

5. 多吃新鲜蔬果，其所含B族维生素、维生素C、柠檬酸可调节尿酸代谢。

6. 要控制肉类的摄取。建议少吃虾、贝类、章鱼、动物内脏，适量摄取蛋白质。

7. 适量摄取维生素E，因其能保护发炎的关节，舒缓关节疼痛。富含维生素E的食物有坚果类、燕麦、西红柿、土豆、南瓜等。

宜食忌食问答

痛风患者可以吃豆制品吗？

可以，黄豆制作成豆制品后，嘌呤大为降低，可适量摄取。

　　干燥的黄豆含有较高含量的嘌呤，很多患者误以为，黄豆制品嘌呤含量一样高，因此把它列入黑名单。其实，豆干、豆腐、豆浆等黄豆制品的嘌呤含量并没有干燥黄豆那么高，痛风患者可以适量摄取，无须完全禁止。在非急性发作期，一天1杯豆浆或1块豆腐是可以的。

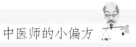

中医师的小偏方

1. 中医认为，固肾的食物能帮助尿酸排泄。痛风患者可将熟地黄、山茱萸、山药、泽泻、丹皮、茯苓等药材熬煮成茶饮，适量饮用。

2. 怀牛膝、羌活、桃仁各12克，川芎8克，甘草4克，鲜玉米须40克；用2000毫升水将上述材料以大火煮至沸腾，之后转小火熬煮30分钟，去渣，再依个人喜好加入蜂蜜调味，即可饮用。

舒缓关节疼痛特效茶饮

1. 薏苡仁防风茶：准备薏苡仁30克，防风10克；用500毫升水将两者熬煮，去渣即可饮用。此茶饮可祛风除湿、促进血液循环。

2. 山楂荷叶茶：准备山楂、荷叶各12克，将所有材料与500毫升水一同放入锅中熬煮，去渣后即可饮用。

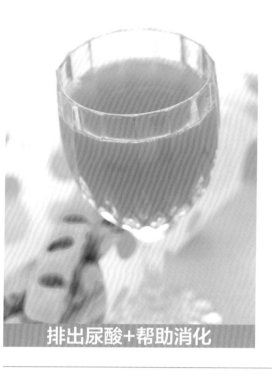

圆白菜胡萝卜汁

材料：
圆白菜、胡萝卜、苹果各200克，冷开水30毫升

做法：
❶ 圆白菜洗净，切碎；胡萝卜和苹果洗净，苹果去核，均切块。
❷ 所有材料放入榨汁机榨成汁，倒入杯中即可。

保健功效

　　这道饮品是蔬果汁的代表，含有丰富的钾，具有维持水钠平衡的功能。每天早晚各喝1杯，可以通肠、帮助消化，预防风湿关节痛。当然，在喝蔬果汁的同时，要配合多运动、多喝水，可以帮助尿酸结晶早日排出。

排出尿酸+帮助消化

清炒丝瓜

材料：
丝瓜150克，嫩姜1片

调味料：
色拉油1/2小匙，盐1/4小匙

做法：
❶ 材料洗净。丝瓜去皮，切成块状；嫩姜切丝。
❷ 油锅加热，爆香姜丝，加丝瓜块翻炒，焖2分钟左右。
❸ 加盐调匀即可。

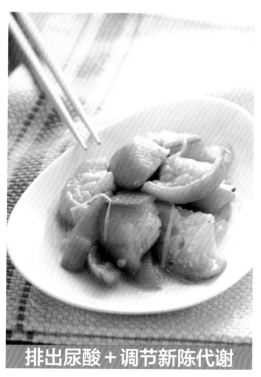

保健功效

　　嘌呤含量低又具有利尿效果的丝瓜含有丰富的钾，有助于抑制尿酸形成，加速尿酸排泄，预防痛风；丝瓜中的维生素C具有抗氧化作用，能保护关节组织，预防痛风加重或并发症的发生。

排出尿酸 + 调节新陈代谢

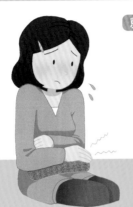

就诊科别 妇科、中医妇产科

Dysmenorrhea

痛经

健康警讯 月经期或月经期前腹痛、腰酸、下腹下坠感、乳房肿胀、头痛、腹泻

为什么会痛经？

痛经可分为原发性痛经及继发性痛经。原发性痛经是指患者生殖系统无病变，通常是从有月经开始，每个月就发生的腹痛；继发性痛经指生殖器官病变所引起的经期腹痛，原因可能为子宫内膜异位、子宫腔内粘连、子宫腺肌病、慢性骨盆腔炎、子宫后倾等，一般是行经数年后才出现的经期腹痛。

痛经症状停看听

痛经以下腹部疼痛为主要症状，通常发生在月经来之前1~2天，或者月经来潮的第1天，不适感会随着月经来潮而逐渐缓解。

痛经常伴随其他现象，如乳房肿胀、恶心、呕吐、腰酸、头痛、便秘、腹泻、疲倦、尿频、尿急等。严重时，腹部甚至会绞痛到令女性朋友腰部无法挺直。

✚ 医生小叮咛

1. 均衡摄取各类食物，有助于改善痛经状况。
2. 补充矿物质，可帮助舒缓痛经。
3. 咖啡因会加重不适，月经期间远离咖啡、茶、碳酸饮料等含咖啡因的食物，平日也勿过量。
4. 痛经时勿使用利尿剂，以免使重要的矿物质连同水分排出体外，加剧不适。
5. 做和缓运动能舒缓痛经引起的不适。
6. 注意保暖。保持温暖能畅通血液循环、松弛肌肉，减缓痛经不适。
7. 避免食用生冷及刺激性食物，以免加重症状。
8. 放松心情，纾解压力。

舒缓不适小妙招

1. 痛经时，可以在腹部放置温敷垫、温水袋或温水瓶。一次维持数分钟，可以减轻疼痛。
2. 痛经时，用拇指按压中极穴10~20分钟。位置为肚脐下方6指横宽之处，能舒缓疼痛感。
3. 平日进行温水盆浴，每次10~20分钟，盆浴时以肚脐为重心，轻轻按摩腹部。

痛经
营养素需求

- 维生素A
- B族维生素
- 维生素C
- 维生素D
- 维生素E
- 钙
- 镁
- γ－次亚麻油酸
- 钾
- 异黄酮
- 膳食纤维
- 茄红素
- 胡萝卜素

痛经饮食宜忌公布栏

宜吃的食物 ○	蔬果、菇、藻类	菜豆 豇豆 甜豆 芥菜 芥蓝 菠菜 西红柿 土豆 海藻 红薯叶 上海青 空心菜 韭菜 小白菜 圆白菜 洋葱 香菇 芦笋 竹笋 山药 西蓝花 草莓 香瓜 香蕉 葡萄 苹果 猕猴桃 樱桃 木瓜 番荔枝 番石榴 葡萄柚
	谷类及其制品	糙米 燕麦 小麦 米麸 黑麦 荞麦 黑米 杂粮面包
	豆类及豆制品	黑豆 黄豆 豆腐 豆浆 红豆 绿豆
	果仁及坚果类	花生 葵花子 腰果 核桃 芝麻 杏仁 开心果
	其他类	绿茶 红糖 牛奶 鸡蛋 动物内脏 三文鱼 金枪鱼 醋 牛瘦肉
忌吃的食物 ✕		生菜沙拉 生鱼片 辣椒 蛋糕 咖啡 浓茶 碳酸饮料 香肠 火腿 蜜饯 酱瓜 酱菜 葱 蒜 胡椒 烈酒 冰品 西瓜 水梨

食材配对 山药 + 红豆 = 安神活血 + 改善痛经

营养加分

1. 红豆中丰富的维生素B_1与维生素B_6能改善雌激素分泌紊乱的问题；钾与镁有助于抑制疼痛、稳定情绪；维生素E具有维持生殖器官正常功能、促进血液循环、安定情绪等多种作用，能改善生理疼痛，舒缓经期焦虑的情绪。

2. 山药中的多巴胺有助于扩张血管，促进血液循环，改善痛经问题。

3. 红豆和山药含维生素B_1、铁。维生素B_1可舒缓腹部痉挛痛、腰部酸痛、乳房胀痛等痛经常见症状；铁能舒缓缺铁性贫血所引起的痛经问题。

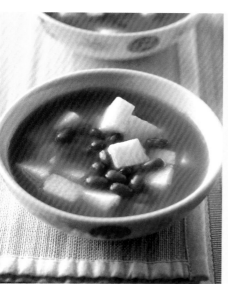

山药红豆汤

（1人份）

■材料：
山药100克，红豆15克，水500毫升

■调味料：
红糖1大匙

■做法：

1. 山药去皮，洗净，切块；红豆洗净，泡水4小时，捞起。

2. 红豆与水倒入锅中，大火煮沸后转小火续煮5分钟，熄火闷30分钟。

3. 转大火加山药块煮沸，小火煮5分钟，熄火闷10分钟。

4. 加红糖调味即可。

明星食材 →红豆

- ■促进血液循环
- ■改善高血压
- ■改善缺铁性贫血
- ■舒缓痛经
- ■消除水肿

痛经饮食调养重点

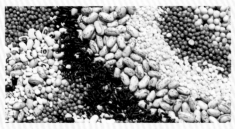

1. 均衡摄取六大类食物，勿偏食。

2. 补充维生素B_1、维生素B_2。富含维生素B_1的食物有五谷杂粮、瘦肉等；富含维生素B_2的食物有动物肝脏、牛奶、豆类、杏仁等。维生素B_1、维生素B_2可舒缓肌肉疼痛，缓解痛经时腰酸背痛的现象。

3. 多吃新鲜蔬果，因蔬果富含维生素C、多酚，能对抗自由基，舒缓疼痛。

4. 摄取足够的维生素E。维生素E能调节肌肉的新陈代谢、稳定情绪。富含维生素E的食物有深绿色蔬菜、全谷类、坚果、豆类等。

5. 适量补充铁，因其能有效缓解耳鸣、头晕等不适。富含铁质的食物有动物肝脏、黑木耳、牛肉、海藻等。

6. 摄取足够的矿物质。镁、钙、钾等矿物质能抚平情绪、缓解疼痛，是天然的镇静剂。

7. 勿食生冷食物及饮品，以免造成腹腔血管收缩，使疼痛加剧。

宜食忌食问答

吃巧克力，真的对缓解痛经有效吗？

对部分女性来说，经期吃巧克力能舒缓疼痛，让心情更好。

对部分女性来说，经期吃巧克力会比较舒服。巧克力可以诱发大脑释出内啡肽，这种物质能让人心情愉快，舒缓疼痛的感觉。此外，巧克力含镁量高，镁能调节新陈代谢、稳定情绪。痛经时吃些巧克力，的确有助于舒缓不适。建议女性朋友选择纯度较高的巧克力，但应控制摄取量，以免摄入过量咖啡因，反而导致疼痛加剧。

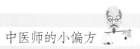

中医师的小偏方

1. 准备当归15克，川芎6克，熟地黄、白芍各12克，新鲜猪肝100克；将猪肝切片，汆烫备用；所有药材洗净，用600毫升水煮沸，转小火再煮15分钟，去渣留药汁；猪肝片放入四物汤中煮沸，加盐即可。

2. 准备川红花12克，用300毫升沸水冲泡，闷一会儿即可服用。此茶饮可以加速血液循环，消除痛经引起的不适。

缓解痛经的特效饮品

1. 红糖水：用沸水冲泡红糖块或红糖粉，即可服用。

2. 玫瑰花茶：准备干燥玫瑰花10克、红茶5克，放入杯中用沸水冲泡，闷10分钟左右，加入适量蜂蜜即可饮用。玫瑰花茶能缓解自主神经紧张，舒缓痛经引起的不适。

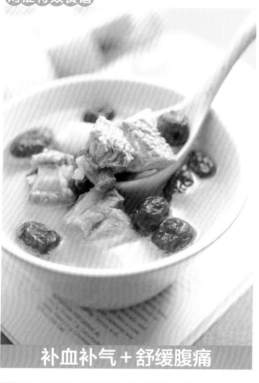

红枣山药排骨汤

材料：
山药35克，红枣8颗，排骨75克，姜2片，水350毫升

调味料：
盐1/2小匙

做法：
1. 材料洗净。山药去皮，切块；排骨剁块，用沸腾的水汆烫，捞起冲冷水。
2. 红枣、排骨块、姜片和水放入锅中，大火煮至沸腾，转小火续煮20分钟。
3. 加山药块和盐，再煮10分钟即可。

保健功效

红枣含有丰富的铁质、钾、维生素E，具有补血补气、促进血液循环、稳定情绪的作用，能改善生理疼痛，缓解焦虑情绪。山药含有多巴胺、维生素B_1和钾等有助于改善生理痛的营养成分。多巴胺可促进血液循环；维生素B_1能舒缓腰酸、腹部疼痛等状况；钾可放松肌肉、舒缓疼痛。

补血补气 + 舒缓腹痛

芦笋西红柿牛奶

材料：
芦笋300克，西红柿1/2个，脱脂牛奶200毫升，水50毫升

做法：
1. 西红柿洗净，去皮，切小块；芦笋洗净，切段，放入果汁机中，打成汁。
2. 芦笋汁、西红柿块、脱脂牛奶和水放入果汁机中，搅打均匀即可。

保健功效

芦笋和西红柿中的B族维生素可以舒缓乳房胀痛、腹部痉挛痛等各种痛经症状；芦笋和牛奶中的钙质能舒缓情绪、改善生理痛；芦笋中的钾、镁成分有助于放松肌肉、稳定情绪。

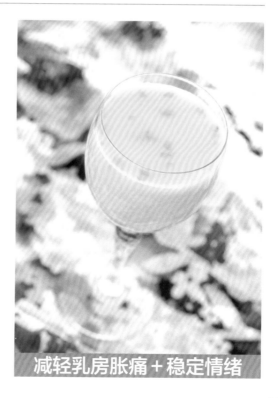

减轻乳房胀痛 + 稳定情绪

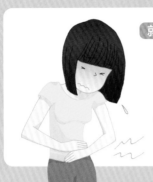

就诊科别　肿瘤妇科、妇科

Endometriosis

子宫内膜异位症

健康警讯　行经时剧烈生理痛、不孕、性行为疼痛、经前点状出血、经血量过多

为什么会得子宫内膜异位症?

子宫内膜异位症即子宫内膜生长、散布在子宫腔以外的地方。若长在卵巢内，则形成巧克力囊肿；长在子宫肌层的，则称作子宫腺肌病。

引起子宫内膜异位症可能的原因有月经逆流至腹腔内和血液淋巴系统，将内膜细胞传送至其他部位，免疫功能缺损，以至白细胞与淋巴细胞无法处理过多的内膜组织，造成内膜组织附存在人体的其他组织上。

子宫内膜异位症症状停看听

子宫内膜异位症的典型症状为行经时剧烈生理痛。不孕、性行为疼痛、经前点状出血、经血量过多、血尿或排尿疼痛、排便疼痛等，也是其可能的症状。不是所有子宫内膜异位症患者都会出现典型症状，至医院进行检查，才是最准确的诊断方式。

✚ 医生小叮咛

❶ 子宫内膜异位症有明显的遗传倾向，若有直系亲属得过此病，应主动检查，定期追踪。

❷ 均衡摄取各类食物，吸收充足营养，这样能调节新陈代谢，改善子宫内膜异位症的状况。

❸ 远离吸烟、油炸食物，以免子宫内膜异位症加重。

❹ 适度运动能促进血液循环，调节免疫力，可预防或改善子宫内膜异位症。建议每天做30分钟中等强度的运动。

❺ 怀孕与生育是舒缓子宫内膜异位症的最佳方式。有怀孕打算者，应把握时机，改善子宫内膜异位症。

改善子宫内膜异位症的妙招

❶ 多温敷下腹，促进血液循环，增强子宫功能。

❷ 平日进行坐浴，促使下腹盆腔的血流顺畅，可抑制子宫内膜的异位生长。

❸ 痛经时跪坐，脚张开，膝盖分开超过身体宽度，平举双手，上半身向前直到双手触地，自然吸吐，停留一会儿再挺直上半身。重复3次。

子宫内膜异位症
营养素需求

●维生素B₁	●维生素B₂	●维生素B₃	●维生素B₅
●维生素B₆	●叶酸	●维生素B₁₂	●维生素C
●维生素E	●ω-3不饱和脂肪酸		

子宫内膜异位症饮食宜忌公布栏

宜吃的食物	肉类	鸡肉
	鱼类	鲭鱼 三文鱼 金枪鱼 鲳鱼 秋刀鱼
	谷类	糙米 小麦 胚芽米 燕麦 荞麦
	蔬菜、菇蕈类	芥蓝 油菜 西蓝花 圆白菜 莴苣 白菜 山药 芹菜 香菇 白萝卜
	水果类	菠萝 番石榴 苹果 柳橙 草莓 木瓜 阳桃 猕猴桃 鳄梨 葡萄柚 柠檬 柑橘 樱桃 西瓜 香蕉 葡萄 水梨 桑葚
	其他类	栗子 黄豆 豆浆 豆腐 月见草油
忌吃的食物		冰激凌 咖啡 辣椒 胡椒 炸鸡 薯条 肥肉 腊肉

食材配对 **西蓝花** + **鲳鱼** = 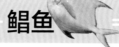 清除自由基+减缓疼痛

营养加分

❶ 西蓝花含有具有抗氧化作用的营养素——胡萝卜素、类胡萝卜素、维生素C、槲皮素、类黄酮，可清除体内的自由基，调节身体免疫力，预防或减轻子宫内膜异位增生的状况。

❷ 鲳鱼含有丰富的不饱和脂肪酸，经人体吸收后，具有抗炎作用，可减轻子宫内膜异位所引起的疼痛。

❸ 鲳鱼中的维生素A含量丰富，和西蓝花中多种具抗氧化作用的营养素一起作用，能使抗氧化效果加倍，减少不正常组织的增生。

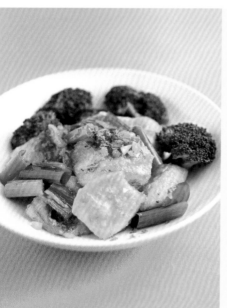

西蓝花炒鱼片 ①人份

■材料：
鲳鱼片75克，西蓝花40克，葱1根，蒜1瓣，红辣椒片适量

■调味料：
色拉油、淀粉各1小匙，米酒、香油各1/2小匙

■做法：

❶ 材料洗净。西蓝花切小朵；鲳鱼片切块，用米酒、淀粉和香油腌渍，过油，捞起；葱切段；蒜切末。

❷ 锅内放油，加热，爆香葱段和蒜末，加鲳鱼块和西蓝花翻炒至熟，加红辣椒片炒匀即可。

明星食材 →西蓝花

■调节免疫力　■抗衰防老
■预防癌症　　■保护黏膜

子宫内膜异位症饮食调养重点

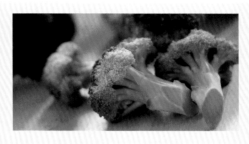

① 均衡摄取六大类食物。全面摄取营养素能调节免疫力，减少不正常组织的增生。

② 月经期之前及月经期间，避免食用含咖啡因、酒精的食品及油炸食品。

③ 增加 ω-3不饱和脂肪酸的摄取量。ω-3不饱和脂肪酸经人体吸收，会调节体内的前列腺素，具有抗炎的效果，能减轻因子宫内膜异位而引起的疼痛。富含 ω-3不饱和脂肪酸的食物有三文鱼、金枪鱼、鲭鱼等深海鱼。

④ 摄取足够的B族维生素，因其能维持正常的新陈代谢，保护子宫组织，减轻痛经等不适。

⑤ 月经量大是子宫内膜异位症的症状之一。月经量大较易引起缺铁性贫血，女性朋友可以适量补充铁质，改善不适。

⑥ 多吃新鲜的蔬菜，补充维生素C、多酚、类黄酮，清除体内自由基，减轻子宫内膜异位增生的状况。尤其可以多吃十字花科蔬菜，如西蓝花、圆白菜、油菜等。

宜食忌食问答

有子宫内膜异位症的人，最好不要喝"滴鸡精"？

对。"滴鸡精"可能含有刺激激素的成分，会诱发子宫内膜增生。

　　说到强健身体、补充营养，有人习惯一天喝一瓶"滴鸡精"，对有子宫内膜异位症的女性朋友来说，这种习惯最好要避免。现代鸡在饲养过程中，可能会注射激素，造成滴鸡精内含有刺激激素分泌的成分。"滴鸡精"经人体吸收后，会刺激子宫内膜异位增生，反而加重病情。

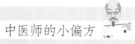
中医师的小偏方

① 中医认为，患有子宫内膜异位症的女性大多数为肾虚体质，建议使用补肾药。如用济生肾气丸、六味地黄丸来调理身体，达到治本的功效。

② 准备当归、川芎、香附各8克，益母草4克；将药材用过滤袋包好，放入锅中，加入800毫升水，煮沸后转小火再熬煮15分钟，滤出药渣即可饮用。

改善子宫内膜异位症特效汤饮

① 肉桂姜汤：准备丁香5克、肉桂10克、姜2块，和1000毫升水放入锅中，煮沸后转小火，续煮3分钟即可。

② 玫瑰艾叶饮：准备白芍12克，玫瑰花8克，甘草、艾叶各4克；加800毫升水煮沸，转小火煮10分钟，取药汤饮用。

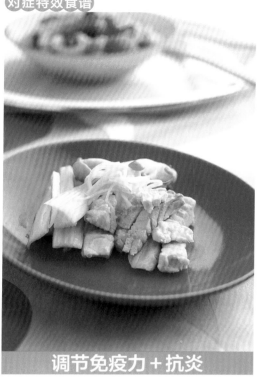

三文鱼炒西芹

材料:
三文鱼75克，西芹50克，松茸菇35克，姜1片

调味料:
色拉油1小匙，盐1/8小匙，白糖1/4小匙

做法:
1. 材料洗净。三文鱼切成条状，松茸菇用水汆烫，西芹切斜段，姜切丝。
2. 锅内放油，加热，爆香姜丝，加西芹段拌炒。
3. 加三文鱼条、松茸菇、盐和白糖炒熟。

保健功效

　　西芹含B族维生素和维生素C。B族维生素有助于新陈代谢，可减轻痛经引起的不适；维生素C能阻止身体受到自由基的侵害，调节免疫力，促使白细胞与淋巴细胞吞噬逆流的子宫内膜组织碎片。三文鱼中的ω-3不饱和脂肪酸进入人体，能调节体内前列腺素分泌，具有抗炎作用，可减缓子宫内膜异位症引起的疼痛。

调节免疫力 + 抗炎

栗子烧白菜

材料:
大白菜150克，栗子仁25克，虾米5克，黑木耳15克

调味料:
盐1/8小匙，酱油1小匙，色拉油适量

做法:
1. 所有材料洗净。虾米泡水，黑木耳、大白菜切丝，栗子仁、黑木耳用沸水汆烫。
2. 色拉油倒入锅中加热，爆香虾米，加大白菜丝、黑木耳、栗子仁、盐和酱油，烧煮至熟即可。

保健功效

　　大白菜中的维生素C，以及栗子中的β-胡萝卜素与维生素E，都具有抗氧化作用。两者搭配，能强化抗氧化效果，调节身体免疫力，减少不正常组织的增生。

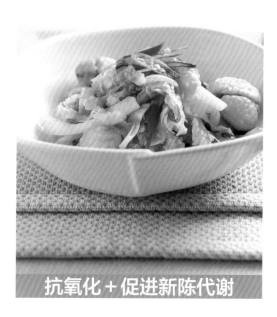

抗氧化 + 促进新陈代谢

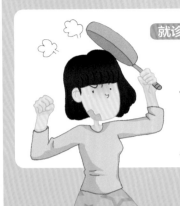

就诊科别 妇科、普通内科

Menopause Syndrome

更年期综合征

健康警讯 面色潮红、潮热、盗汗、心悸、失眠、情绪不稳定、骨质疏松症、心血管疾病

为什么会有更年期综合征？

更年期是指女性卵巢功能逐渐退化，从具有生育能力进入到无生育能力的过渡时期，为期2~5年。这段时间，由于雌激素分泌日渐减少，引起内分泌失调等各种不适症状，医学上称之为更年期综合征。

每位女性进入更年期的时间不定，依照卵巢功能退化情形而定，30~60岁都有可能出现。据统计，女性更年期多发生在48~52岁。

更年期综合征症状停看听

更年期综合征症状可分为早期症状及晚期症状。早期的典型症状有面色潮红、潮热、盗汗、心悸、失眠、情绪不稳定等；晚期症状包括骨质疏松症、心血管疾病、泌尿生殖系统炎症、皮肤老化等。

上述症状不一定会出现在每位女性身上，而且发生的频率、轻重程度也因人而异。

医生小叮咛

1. 用愉快的心情迎接人生另一个阶段。
2. 养成适度运动的习惯，维持骨骼健康。
3. 学会保护自己的膝盖。
4. 采取清淡、少油、少盐、少糖、高纤维的饮食方式，有助于预防心血管疾病的发生。
5. 均衡摄取各种营养，补充足够的维生素与矿物质。
6. 每天喝足量白开水，降低泌尿道发炎的概率。
7. 注意安全问题，预防滑倒、跌倒。
8. 进入更年期后，建议养成定期接受身体健康检查的习惯。

舒缓不适小妙招

1. 黄豆中的大豆异黄酮为植物性激素成分，建议女性朋友平日养成摄取适量豆类制品的习惯，有助于缓解更年期不适症状。
2. 运动能增强免疫力、促进新陈代谢，还能稳定情绪，改善更年期综合征引起的不适。走路、做体操或练习倒着走，可训练神经的自律性，同时能舒缓生理和心理上的不适。

更年期综合征
营养素需求

- 维生素A
- 维生素B₁
- 维生素B₂
- 维生素B₃
- 维生素B₅
- 维生素B₆
- 叶酸
- 维生素B₁₂
- 维生素C
- 维生素E
- 钙
- 镁
- 大豆异黄酮
- 木酚素
- 不饱和脂肪酸

更年期综合征饮食宜忌公布栏

	豆类及豆制品	黄豆 豆浆 豆腐 扁豆 绿豆 黑豆
宜吃的食物	谷类	糙米 黑米 小麦 燕麦 大麦 胚芽米 荞麦 黑麦
	蔬菜及海藻类	茴香 洋葱 胡萝卜 西蓝花 红薯叶 上海青 空心菜 莴苣 菠菜 芥菜 韭菜 青椒 西红柿 南瓜 豌豆 牛蒡 山药 海藻
	水果类	苹果 柳橙 葡萄柚 番石榴 木瓜 葡萄 草莓 柿子 菠萝 柠檬 香蕉
	果仁及坚果类	葵花子 腰果 核桃 芝麻 杏仁 开心果 栗子 南瓜子 花生
	其他类	低脂牛奶 小鱼干 亚麻籽油 月见草油 当归
忌吃的食物		咖啡 浓茶 碳酸饮料 辣椒

食材配对

豆浆 + **燕麦** = 稳定情绪+维持骨骼健康

营养加分

❶ 豆浆含有大豆异黄酮,这是一种类似人体内雌激素的天然物质,能改善骨质疏松,也具有预防血管硬化、抗癌的作用,对停经后的女性有益。

❷ 豆浆中的卵磷脂有助于调节体内脂肪代谢,降低血液中脂肪的含量;豆浆中的大豆蛋白可加速坏胆固醇的分解,维持血管健康。

❸ 豆浆和燕麦含B族维生素、镁和钙,可调节新陈代谢,抑制忧郁情绪,舒缓压力,改善焦躁不安的现象。

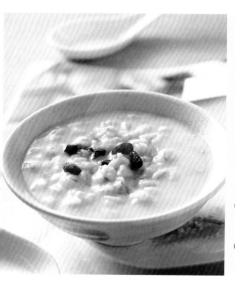

豆浆燕麦粥

（1人份）

■材料:
豆浆250毫升,燕麦片25克,葡萄干10克

■调味料:
蜂蜜1小匙

■做法:
❶ 豆浆倒入锅中,加燕麦片,大火煮至沸腾,转小火,续煮至燕麦片烂熟。

❷ 加入洗净的葡萄干,煮至葡萄干膨胀,熄火。

❸ 加蜂蜜调匀即可。

明星食材 →豆浆

■预防骨质疏松　■降低血脂
■预防血管硬化　■稳定情绪
■舒缓压力　　　■防衰抗老

151

更年期综合征饮食调养重点

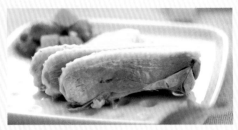

1. 均衡饮食，六大类食物都应适量摄取，食物种类越多样越好。更年期女性需要摄取镁、钙、铁等多种矿物质，以维持代谢的正常和情绪的稳定。

2. 摄取糖类时以复合型淀粉为佳，建议以全谷类食物为主食。全谷类食物富含膳食纤维、维生素，有低热量、易有饱腹感等特性，能补充更年期女性所需营养，又能帮助控制体重。

3. 适量摄取脂肪，建议以不饱和脂肪酸为主。食材可选择深海鱼，深海鱼富含EPA、DHA，能降低胆固醇含量、保护心血管、调节内分泌，舒缓更年期不适症状。

4. 适量摄取富含维生素A、类胡萝卜素的食物，如动物肝脏、蛋黄、南瓜等，能保护眼睛、维持肌肤的弹性。

5. 摄取B族维生素，以调节新陈代谢。可从全谷类、奶蛋豆类中摄取。

6. 多吃新鲜的蔬果，因其富含维生素C，能调节免疫力，延缓衰老。

7. 适量摄取坚果类食物，预防衰老、保护心血管、缓解更年期不适。

宜食忌食问答

多喝豆浆，就能治疗更年期综合征吗？

黄豆及其制品能舒缓更年期不适，但不能取代激素疗法。

    黄豆向来是更年期女性的食疗佳品。黄豆中含有大豆异黄酮，作用类似身体所制造的雌激素，具有调节女性激素分泌的作用，能缓解更年期不适症状。但植物雌激素的效果比人工合成的雌激素弱很多，女性若是期盼通过吃黄豆及其制品来取代激素的治疗，恐怕要失望了。植物雌激素对健康有益，也能稍稍缓解更年期不适，但无法取代激素疗法。

 中医师的小偏方

1. 如银耳、秋葵、三七、龟苓膏、爱玉子等富含胶质的食物，能改善更年期潮热、面色潮红、盗汗、关节疼痛等不适。

2. 温性、热性的食物能改善更年期女性手脚冰冷、情绪不佳的状况。适当食用麻油鸡、十全排骨汤、炖羊肉等进补，能舒缓不适。

3. 建议女性用薰衣草、玫瑰花泡茶喝，能舒缓情绪，提振精神。

安神特效汤饮

1. 甘麦红枣汤：准备浮小麦30克、甘草10克、去核的红枣6颗，用1000毫升水煮沸，转小火煮30分钟即可。

2. 鸡蛋百合饮：准备百合10克放于杯中，用沸水冲泡，再加1颗蛋黄，快速搅散后闷10分钟，最后加适量蜂蜜调味即可。

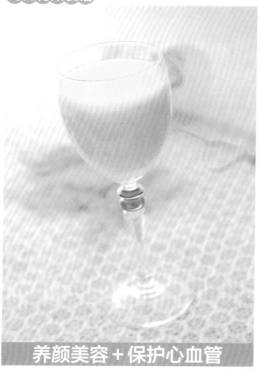

养颜美容 + 保护心血管

菠萝苹果酸奶

材料:
菠萝、苹果各75克, 无糖酸奶180毫升

调味料:
柠檬汁、蜂蜜各1小匙

做法:
1. 菠萝洗净, 去皮, 切成小块; 苹果洗净, 去核, 切成小块。
2. 菠萝块和苹果块放入果汁机中, 加无糖酸奶、柠檬汁和蜂蜜, 搅打成汁即可。

保健功效

　　菠萝中的维生素C具有美白淡斑的效果; 苹果中的天然果酸, 以及菠萝中的菠萝蛋白酶与粗纤维可促进消化、调节胃肠道蠕动, 减少宿便和毒素的累积, 让皮肤更明亮光滑; 苹果中丰富的果胶可抑制肠道吸收过多胆固醇, 搭配菠萝中的钾, 更可增强降低血脂、保护心血管系统健康的功效。

山药桂香荞麦面

材料:
煮熟的荞麦凉面50克, 紫山药40克, 冷开水60毫升

调味料:
桂花酱1/4大匙, 盐1/8小匙, 白醋1/4小匙, 奶酪酱适量

做法:
1. 煮半锅水至沸腾, 放入去皮的紫山药, 煮10分钟, 取出放凉。
2. 紫山药切小块, 放入破壁机中, 加冷开水, 搅打成糊状。
3. 紫山药泥、盐和白醋拌匀, 淋在荞麦凉面上, 最后挤上奶酪酱和桂花酱即可。

保健功效

　　山药中的薯蓣皂苷具有天然激素功效, 可延缓衰老, 改善身体因退化而产生的各种不适症状; 多巴胺能促进血液循环, 调节神经功能, 帮助维持好心情。

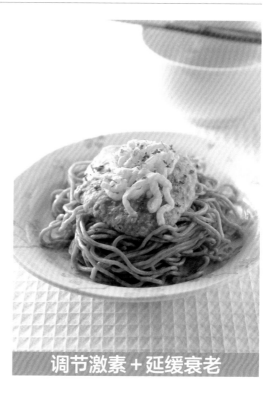

调节激素 + 延缓衰老

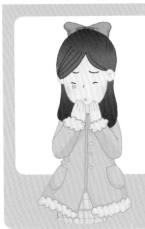

就诊科别 妇科

Abnormal Leukorrhea

白带异常

健康警讯 分泌物或有恶臭，或呈现乳白色渣状，或呈黄色或带血，阴部瘙痒

为什么会有白带异常？

白带是由从女性生殖器官各部位，如阴道、子宫颈口、子宫内膜、前庭大腺等所分泌出来的黏液及渗出物混合而成的。

这些分泌物的颜色与成分各有不同，正常的白带量不大、无异味、不会引起局部瘙痒，可保持阴道健康。造成白带异常的原因有感染、使用口服避孕药、抗生素、怀孕、糖尿病等。

白带异常症状停看听

最常见的异常白带有四种。无色、透明、有恶臭的白带通常量大，主要由激素分泌不平衡所致。乳白色、渣状白带为念珠菌感染，常有外阴瘙痒或灼痛感。黄色、脓性白带的分泌物呈黄色，由化脓性细菌、阴道滴虫等感染所引起。含血性白带常发生在性接触时出血，可能是子宫颈出现问题所引起的。

✚ 医生小叮咛

1. 勿穿紧身裤子，以免阴部湿热，引发感染。
2. 宜选择透气性良好、吸汗的棉质贴身衣裤。
3. 贴身衣裤最好单独清洗，并晒太阳消毒。
4. 白带分泌过多时，宜穿着宽松裤子睡觉。
5. 尽可能使用淋浴，避免盆浴。
6. 充分休息，不要过于劳累，以免降低免疫力，增加感染风险。
7. 有异常白带时要尽快就医，不可乱吃抗生素，以免引起阴道细菌种类改变，加重病情。
8. 避免自行冲洗阴道，或随意使用清洁用品。

舒缓不适小妙招

1. 一天用温水局部清洁阴部3次，最少早、晚各1次，建议持续半年，以防复发。
2. 白带量大时，可使用卫生护垫或卫生纸，记得一定要勤换。
3. 随身携带免洗内裤，经常更换。
4. 如厕后，由前往后擦，以避免粪便污染阴道。

白带异常
营养素需求

- 维生素A
- 维生素B₁
- 维生素B₂
- 维生素B₃
- 维生素B₅
- 维生素B₆
- 叶酸
- 维生素B₁₂
- 维生素C
- 维生素E
- 硒
- 锌
- 益生菌

白带异常饮食宜忌公布栏

宜吃的食物 ○	海鲜及肉类	金枪鱼 三文鱼 鳗鱼 鲭鱼 沙丁鱼 猪瘦肉 鸡肉
	奶豆类	牛奶 酸奶 乳酪 黄豆 黑豆 纳豆
	蔬菜、菇蕈类	西红柿 韭菜 胡萝卜 南瓜 茄子 上海青 西蓝花 红薯叶 菠菜 莴苣 牛蒡 土豆 山药 红薯 莲藕 金针菇 黑木耳 银耳 香菇 蒜 藤三七
	五谷、坚果类	稻米 小麦 燕麦 糙米 薏苡仁 杏仁 芝麻 花生 核桃 腰果
	水果类	香蕉 龙眼 菠萝 葡萄 苹果 草莓 桑葚 樱桃 柠檬 杧果 番石榴 柳橙 葡萄柚 荔枝 猕猴桃 枸杞子 红枣
	其他类	绿茶 杂粮面包 鱼油
忌吃的食物 ✕	饮料及冷品类	碳酸饮料 啤酒 糖果 蛋糕 冰激凌 刨冰 冰棒
	其他类	肥肉 动物油 辣椒 芥末 咖喱 花椒 薯条 薯片 盐酥鸡 炸鸡 咸鱼 咸菜 笋干 生肉 生鱼片

 食材配对 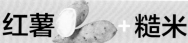 **红薯** + **糙米** = 对抗炎症 + 改善白带异常

营养加分

❶ 红薯含维生素C、类胡萝卜素，具有抗氧化效果，能提升免疫力；维生素C具有抗炎作用，可改善女性生殖器官炎症，缓解白带异常症状。

❷ 糙米中丰富的蛋白质有助于提升免疫力；维生素E具有抗氧化功能，可防止身体受到自由基的伤害，增强抵抗力，摆脱白带困扰。

❸ 红薯中的维生素C、类胡萝卜素和糙米中的维生素E是抗氧化"铁三角"，协同作用，可强化抗氧化效果，有效改善白带异常。

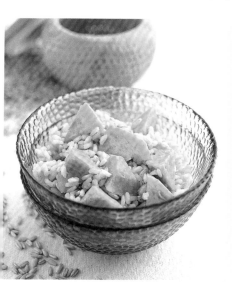

高纤红薯糙米饭 ②人份

■材料：
红薯40克，糙米100克，水240毫升

■做法：
❶ 红薯洗净，去皮，切小块。
❷ 糙米洗净，加水，浸泡20分钟。
❸ 将红薯块放入糙米中，移至电饭锅，按下开关，煮至开关跳起，再闷5～10分钟即可。

明星食材 →红薯

■ 调节免疫力　■ 促进排便
■ 预防动脉硬化　■ 预防癌症
■ 促进肝细胞代谢

白带异常饮食调养重点

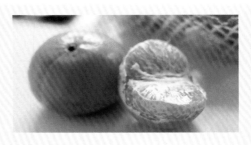

1. 白带异常通常由免疫功能不良所致，均衡饮食，全面摄取六大类营养物质，能维持免疫系统的健康。

2. 摄取足够的维生素C。维生素C有抗炎作用，若白带为发炎所引起，摄取维生素C即能改善。新鲜的蔬果大多含丰富的维生素C，如西蓝花、青椒、圆白菜、油菜、木瓜、柑橘、柳橙、番石榴、猕猴桃、草莓等。

3. 补充足够的维生素E。维生素E是强力且优秀的抗氧化剂，能调节免疫力，减缓女性生殖器官发炎的状况，有效改善白带异常。

4. 蛋白质能协助修复组织、缓解白带异常的现象，可从鱼肉、鸡肉、豆类等食物里摄取蛋白质。

5. 饮食最好清淡，辣椒、胡椒、芥末、咖喱等刺激性食物容易加重炎症。

6. 建议用炖、水煮、清蒸、汆烫等烹调方式料理食物。减少用油煎、油炸、熏烤等方式，以免加重白带异常的状况。

宜食忌食问答

女性有白带问题，不能吃刺激性食物？

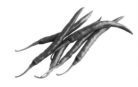

最好避免食用所有刺激性食物。

白带问题是很多女性倍感困扰却又不好意思就诊的疾病之一。白带是一种分泌物，是正常的生理现象，但若出现颜色异常、有臭味时就要注意了。当身体免疫力下降时，容易遭受细菌的侵袭。女性如想避免白带问题，首先就要增强免疫力。在这段时间，要少吃会影响免疫力的刺激性食物，如麻辣锅、辛辣热炒、烧烤等很受欢迎的食物，以免病情加重。

中医师的小偏方

1. 山药、莲子、薏苡仁、芡实、白果、荔枝、龙眼、核桃、韭菜等具有改善白带异常的效果，烹饪的时候可以适量使用。

2. 中医认为，芡实与茯苓具有固肾、补脾、利湿的效果。白带异常时可以取芡实粉、白茯苓粉各20克，以沸水冲泡，当作茶饮。

3. 准备鸡冠花37.5克，切碎后放入杯中，用沸水冲泡，闷约3分钟即可饮用。

减少白带特效饮品

1. 酸奶：根据调查报告显示，有白带困扰的女性，饮用酸奶有不错的改善效果，白带异常期间可适量饮用。

2. 车前草茶：准备新鲜的车前草75克，放入锅中，加水盖过车前草20厘米，用小火熬煮大约30分钟，就可以熄火饮用。

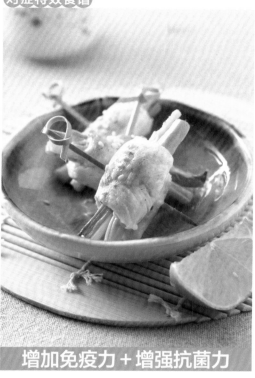

增加免疫力 + 增强抗菌力

橙香鸡肉鲜蔬卷

材料：

鸡肉片40克，牛蒡10克，四季豆20克，葱2根

调味料：

色拉油1小匙，橙汁1小匙

做法：

❶ 材料洗净。葱、四季豆、牛蒡均切小段；四季豆段、牛蒡段用沸腾的水稍微汆烫。

❷ 鸡肉片摊开，摆入葱段、牛蒡段和四季豆段，卷成筒状。

❸ 油锅加热，放入鸡肉卷煎熟，淋上橙汁即可食用。

保健功效

鸡肉中的优质蛋白质有助于改善白带异常；维生素A、维生素E能防止身体受到自由基的伤害，增强对病毒和细菌的抵抗力，减轻女性生殖器官发炎的状况，改善不正常白带的困扰。四季豆中的类胡萝卜素、维生素C、维生素E与鸡肉中的蛋白质结合，能有效改善发炎所引起的白带异常。

黑木耳炒蛋

材料：

新鲜黑木耳30克，鸡蛋1个，葱适量

调味料：

食用油、米酒各1小匙，酱油、白糖各1/2小匙

做法：

❶ 材料洗净。黑木耳和葱切丝；姜切末；鸡蛋打成蛋汁。

❷ 食用油倒入锅中加热，爆香姜末，放黑木耳丝、米酒、酱油和白糖翻炒。

❸ 倒入蛋汁，快速拌炒至熟，撒上葱丝即可。

保健功效

鸡蛋中的维生素A、维生素E和黑木耳中丰富的胶质、多糖体能增强身体对细菌和病毒的抵抗力，减缓女性生殖器官发炎的状况，改善白带问题。

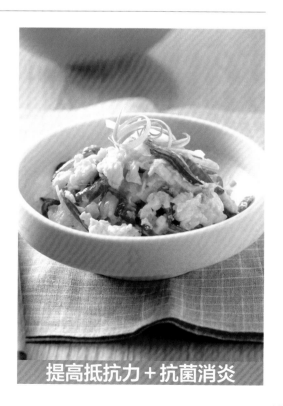

提高抵抗力 + 抗菌消炎

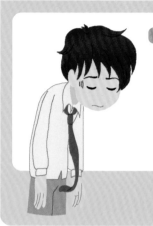

就诊科别 泌尿外科、中医内科、针灸科

Impotence

阳痿

健康警讯 勃起时硬度不够、勃起持续时间不够久、男性生殖器无法充血勃起

为什么会阳痿？

阳痿又称为阴茎勃起功能障碍，可分为心理性阳痿与器官性阳痿。心理性阳痿指的是精神上、观念上出问题，导致短暂、突发的阳痿，如疲劳、情绪紧张等。

器官性阳痿是指身体其他器官、男性生殖器出现问题所导致的阳痿，如睾丸功能低下、雄激素缺少、平滑肌细胞老化、神经末梢有病变、糖尿病、血管硬化等。动脉硬化是造成勃起障碍最常见的原因之一。

阳痿症状停看听

阳痿的症状就是男性有性冲动时，生殖器无法勃起，或勃起状态不良、不够坚硬，以致无法成功进入女性阴道。阳痿患者还会出现失眠、忧郁、食欲不佳、早泄等症状。心理因素造成的阳痿多呈短暂性，患者本身多半知道问题所在。

医生小叮咛

1. 排除心理障碍，心理性阳痿就能不药而愈。
2. 服用药物可能引起阳痿，若怀疑阳痿现象与某些高血压之类的药物有关，可更换成其他药物。
3. 多花些时间做前戏，提供充分刺激以帮助勃起。
4. 远离酒精。酗酒会加重勃起障碍问题。
5. 戒烟，避免因尼古丁造成血管收缩而导致勃起组织难以充血，影响勃起反应。
6. 运动能促进血管健康，改善勃起状态。
7. 避免长期剧烈运动。过量运动可能会导致性功能降低，建议每天运动勿超过60分钟。

舒缓不适小妙招

按摩下列穴位，有助于调节生殖器官神经功能。

关元穴： 当前正中线上，肚脐下方4指横宽处。

命门穴： 当后正中线上，第2腰椎棘突下凹陷处，与肚脐相对。

肾俞穴： 当后正中线上，第2腰椎棘突下凹陷处，左右2指横宽处。

足三里穴： 位于膝盖外下方，外腺眼，往下4指横宽处。

阳痿

营养素需求

- 维生素A
- 维生素B$_1$
- 维生素B$_3$
- 维生素B$_6$
- 维生素C
- 维生素E
- 锌
- 钙
- 镁
- β-胡萝卜素

阳痿饮食宜忌公布栏

宜吃的食物	肉类	瘦肉 鸡肉
	海鲜类	海参 鳝鱼 泥鳅 章鱼 乌贼 虾 牡蛎 蟹 文蛤 蚬 干贝
	奶蛋类	鸡蛋 牛奶 乳酪
	蔬菜类	韭菜 海带 姜 小白菜 西蓝花 甜椒 菠菜 青椒 山药 蒜 圆白菜
	谷类	小麦 胚芽米 糙米 燕麦 米糠
	水果类	番石榴 苹果 柳橙 草莓 木瓜 猕猴桃 柑橘 荔枝 樱桃 西瓜 香蕉 葡萄 龙眼 杧果
	果仁及坚果类	核桃 花生 南瓜子 腰果 芝麻 杏仁 葵花子 栗子
	其他类	肉桂 黑豆
忌吃的食物 ✕	肉类	动物内脏 肥肉 猪油 牛油 奶油 鸡皮 猪皮
	其他类	浓茶 咖啡 碳酸饮料 油炸及高糖食品

食材配对 韭菜 + 干贝 = 增强生殖功能＋调节激素

营养加分

❶ 韭菜富含维生素C，具有抗氧化作用，能保护身体不受自由基的伤害，减少因慢性疾病所导致的阳痿。韭菜花和韭菜籽含丰富的锌，可增强生殖能力，维持正常勃起功能。

❷ 干贝中的锌可预防雄激素异常，增强生殖系统的功能与健康；镁和优质蛋白质能使生殖系统功能更强大，并可提高精子的活力与质量。

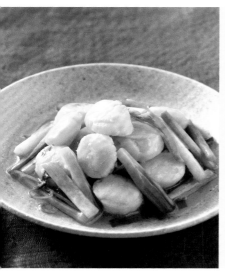

韭菜炒干贝

1 人份

■**材料：**
新鲜干贝30克，韭菜段100克，姜末、香菜段各5克

■**调味料：**
色拉油、水淀粉各1小匙，盐、蚝油、白糖各1/4小匙，白醋、香油各1/2小匙

■**做法：**
❶ 干贝用沸水氽烫。
❷ 锅内放油，加热，爆香姜末，加干贝、韭菜段、蚝油、盐和白糖，大火炒至熟。
❸ 加入香菜段、白醋略炒；以水淀粉勾芡，淋上香油即可。

明星食材 →韭菜

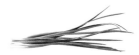

■补肾助阳 ■增进食欲
■通便排毒 ■保护生殖器官

阳痿饮食调养重点

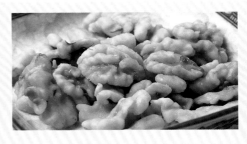

1. 均衡摄取六大类营养物质。

2. 血液流通不够顺畅，会减慢勃起速度，想要改善，就要好好保持血管健康。建议饮食上少油、少盐、少糖、高纤维。

3. 摄取足量的锌，能促进生殖器官的健康。富含锌的食物有五谷杂粮、坚果、牡蛎、香菇等。

4. 补充足够的镁。镁能维持血管的健康，增强生殖能力，改善勃起功能。

5. 多吃新鲜的蔬菜，各种颜色的蔬菜都要吃。蔬菜富含膳食纤维、维生素C等抗氧化物质，能降低血液中的胆固醇，维持血管健康与弹性。

6. 摄取足够的维生素A，因其能有效调节自主神经功能。压力也是导致阳痿的因素之一，男性朋友可适量补充维生素A，舒缓压力。富含维生素A的食物有西红柿、南瓜、杏仁、胡萝卜。

7. 补充维生素E，它能调节雄激素的分泌，对性功能的提升有不错的效果。富含维生素E的食物有坚果类、蛋、全麦制品。

宜食忌食问答

吃鸡睾丸、鹿鞭、虎鞭，真的可以增强性功能吗？

不可以。这些食材与吃一般蛋白质食物并无差别。

　　民间有传闻，鸡睾丸、鹿鞭、虎鞭具有壮阳的效果，男性朋友多吃真的可以"重振雄风"吗？鸡睾丸里的确含有激素，但当食材进到肚子里，经过胃肠分解代谢，剩下的就是油脂，无法增强性功能。鹿鞭、虎鞭的组织成分不外乎肌肉、血管和皮腱，与肉类差异不大。多吃这类食物，对增强性功能并无实质帮助。

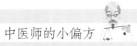

● 中医师的小偏方

1. 全麦面包、坚果类、豆类、山药、韭菜、虾、牡蛎、糙米、核桃、肉桂、鱼鳔、鳗鱼、甲鱼等食材具有增强性功能的功效。想要改善性功能的男性朋友可以适量食用。

2. 紫河车、淫羊藿、天仙茅、巴戟天、肉苁蓉、海马、人参、鹿茸等药材具有加强性功能的效果，能补中益气，强化肝、肾功能，改善阳痿现象。

● 增强性功能特效食品

1. 牡蛎：牡蛎含丰富的锌，能增强性功能及性欲，改善阳痿症状。

2. 淫羊藿茶：准备淫羊藿20克，用500毫升沸水冲泡，闷约20分钟后去渣饮用。此茶饮可调节激素分泌，适合成年男性，不适合老年人饮用。但不宜过量饮用，以免上火。

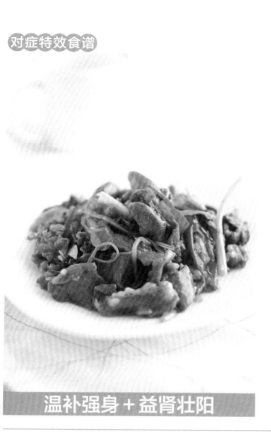

苋菜炒羊肉

材料：

苋菜75克，羊肉块150克，蒜（去皮）1瓣，辣椒1/2根，鸡蛋1个

调味料：

色拉油、盐、米酒、淀粉、酱油、胡椒粉各1小匙，白糖2小匙

做法：

❶ 材料洗净。苋菜切段，蒜、辣椒切片，鸡蛋取蛋白，羊肉块用盐、1小匙白糖、米酒、蛋白和淀粉腌渍10分钟。

❷ 锅内放油，加热，爆香蒜片和辣椒片，放羊肉块炒至变色，加苋菜段炒熟。

❸ 加酱油、1小匙白糖和胡椒粉炒匀即可。

保健功效

　　苋菜含有丰富的维生素C、类胡萝卜素，能清除自由基，减少慢性疾病所引发的阳痿；羊肉富含B族维生素和锌，可强化生殖系统，维持正常性功能。苋菜和羊肉中有助于生殖系统的营养素一起作用，可大大提高补肾壮阳的功效。

温补强身＋益肾壮阳

葡萄酸奶

材料：

葡萄150克，水蜜桃1/4个，酸奶200毫升

做法：

❶ 葡萄洗净，去籽；水蜜桃洗净，去皮，切小丁。

❷ 全部材料放入果汁机中，去渣取汁。

❸ 将步骤❷中的材料倒入杯中，饮用前可加入适量冰块。

保健功效

　　葡萄含有花青素成分，抗氧化效果极佳，可预防慢性疾病；葡萄和水蜜桃中的维生素C具有抗氧化作用，能保护身体不受自由基侵害。两者搭配食用，可降低慢性疾病导致阳痿发生的概率。

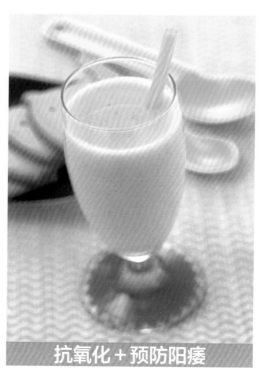

抗氧化＋预防阳痿

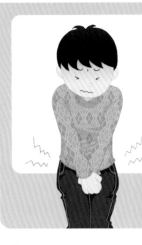

就诊科别 泌尿外科、中医内科

Prostatitis

前列腺炎

健康警讯 排尿疼痛、频尿、腹股沟疼痛、发热、畏寒、反复泌尿系感染、排尿困难

为什么会得前列腺炎？

前列腺炎可分为急性细菌性前列腺炎、慢性细菌性前列腺炎、慢性前列腺炎、非细菌性前列腺炎。

细菌性前列腺炎由细菌感染引起，主因是尿液逆流至前列腺内。慢性前列腺炎病因较多，如泌尿系感染、自身免疫疾病、激素因素、间质性膀胱炎。非细菌性前列腺炎通常和膀胱颈的异常收缩有关。

前列腺炎症状停看听

前列腺炎的症状依种类有所不同，急性细菌性前列腺炎的症状为排尿疼痛、尿频、发热、尿液滞留等。

慢性细菌性前列腺炎和慢性前列腺炎症状类似，有反复泌尿系感染、腹股沟疼痛、射精疼痛、排尿不适、急尿等症状。

非细菌性前列腺炎则有下腹部与尿道疼痛、排尿疼痛、尿急等症状。

医生小叮咛

1. 前列腺炎必须接受长期治疗，患者要有耐心。
2. 遵照医生嘱咐用药，勿自行停药。
3. 远离烟、酒、咖啡等刺激性食物。
4. 摄取足量的水分，降低泌尿道中的细菌浓度。
5. 维持正常的性生活，能适时排空精液，促进血液循环。记得使用避孕套，以免感染伴侣。
6. 禁止憋尿。憋尿容易使尿液逆流至前列腺。
7. 每天做中等强度的运动30分钟，放松情绪，以免骨盆腔内肌肉过度收缩，造成尿液回流。
8. 维持正常的生活作息，避免熬夜。

舒缓不适小妙招

1. 每天泡热水澡可以减缓前列腺充血引起的不适症状，对前列腺炎的症状具有改善作用。建议水温控制在38～39℃，泡澡时间约15分钟。泡澡的过程中，可以轻轻按摩位于前列腺的穴位。
2. 适度按摩。按摩前先排空膀胱，用双手轻轻按摩下腹部、会阴部，使血液循环更顺畅。

前列腺炎
营养素需求

- 维生素A
- 维生素C
- 维生素D
- 维生素E
- 锌
- 硒
- 异黄酮
- 水
- 不饱和脂肪酸
- 类胡萝卜素

前列腺炎饮食宜忌公布栏

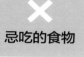

	海鲜类	章鱼 乌贼 沙丁鱼 虾 牡蛎
宜吃的食物	蔬果、海藻类	油菜 菠菜 芹菜 豆芽菜 西蓝花 圆白菜 小白菜 韭菜 南瓜 白萝卜 海带 菠萝 葡萄柚 柑橘 草莓 苹果 西红柿 猕猴桃 番石榴
	果仁、坚果及谷类	胚芽米 糙米 大麦 大米 小麦 腰果 花生 黄豆 芝麻 杏仁 南瓜子
	其他类	蛋黄 胚芽油 葵花子油 香油 橄榄油 啤酒酵母 牛瘦肉
忌吃的食物		咖啡 辣椒 胡椒 冰激凌 浓茶 奶油蛋糕 酒

食材配对 牡蛎 + 小白菜 = 预防前列腺炎+抗氧化
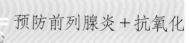

营养加分

❶ 牡蛎含有丰富的维生素A和锌。维生素A具有抗氧化作用，可提高身体免疫力，起到预防或缓解前列腺炎的功效；锌有预防雄激素分泌异常的作用，能维护前列腺健康，减少前列腺炎的发生。

❷ 小白菜富含维生素C、类胡萝卜素，抗氧化和抗炎效果十分理想，能降低罹患前列腺炎的概率。

❸ 小白菜中的维生素C和牡蛎中的维生素A一起作用，更能提升抗氧化效果，有效预防前列腺炎。

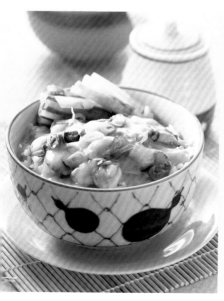

牡蛎盖饭

■**材料：**
米饭1碗，牡蛎50克，小白菜30克，葱1/2根，姜1片
■**调味料：**
肉臊酱汁30毫升，味噌、色拉油各1小匙
■**做法：**

❶ 牡蛎氽烫后捞起。小白菜洗净，切段；葱洗净，切末；姜切丝。

❷ 锅内放油，加热，爆香葱末和姜丝，加牡蛎、肉臊酱汁和味噌，以大火煮开，再加小白菜段煮熟。

❸ 盛起，浇在饭上即可。

明星食材 →牡蛎

■降低血压 ■强健骨骼
■维护生殖功能
■调节免疫力

163

前列腺炎饮食调养重点

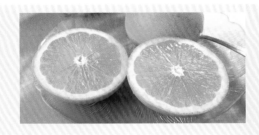

❶ 多补充维生素C，能够清除体内的自由基，抗炎症。新鲜水果多富含维生素C。

❷ 摄取足够的锌。当男性体内缺乏锌时，容易引发前列腺相关疾病，建议从全谷类、坚果、海鲜、洋葱、西蓝花、蒜等食物中补充锌。

❸ 少吃牛肉、猪肉、羊肉等含较多饱和脂肪酸的食物，适量摄取鱼类、坚果等富含不饱和脂肪酸的食物，能减少前列腺问题。

❹ 补充足够的维生素A与类胡萝卜素。这两种营养素能提高免疫力，改善前列腺炎。富含维生素A与类胡萝卜素的食物有动物肝脏、蛋黄、胡萝卜、

南瓜、菠菜等。

❺ 适量食用坚果类食物，特别是南瓜子，对防治前列腺疾病有相当效果。

❻ 补充足够的水分，以保证有足量的尿液，减少细菌滋生。建议一天饮水2000~3000毫升。

❼ 摄取足够的维生素E。维生素E能抗氧化、抗炎，对防治前列腺炎有一定作用。深绿色蔬菜、豆类、谷类、坚果、植物油都含有丰富的维生素E。

宜食忌食问答

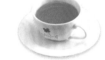

咖啡能利尿，前列腺炎患者可以多喝？

不可以。咖啡含有刺激性物质，前列腺炎患者应该避免饮用。

　　前列腺炎患者的前列腺正处于发炎的状态，喝刺激性饮料，如酒精、咖啡、碳酸饮料等，会让尿液中的刺激性代谢物质增加，反而加重炎症，对病情的控制不利，患者应避免饮用。前列腺炎患者想要增加排尿量，还是多喝白开水比较理想。

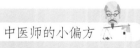

● 中医师的小偏方

❶ 中医认为，大白菜、洋葱、鸭肉、海带、南瓜子、黄豆对维护前列腺健康有效，男性朋友平日不妨适量摄取，以预防前列腺问题。

❷ 准备牛膝20克，车前子、王不留行各25克，蛤蜊600克，盐、姜各适量；蛤蜊吐沙洗净；药材装进过滤袋，与蛤蜊、姜放入锅中，加750毫升水，用小火煮约30分钟；拿出过滤袋，加盐即可食用。

● 缓解前列腺炎特效食品

❶ 南瓜子：根据研究显示，南瓜子能维护前列腺健康，改善前列腺发炎，并缓解尿频、排尿困难等症状。

❷ 蔓越莓汁：在前列腺发炎期间，可以喝蔓越莓汁，每次250毫升，一天2次，可以有效改善不适症状。

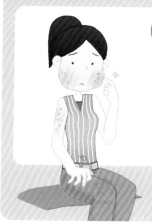

就诊科别 儿科、皮肤科

Measles

麻疹

健康警讯 全身各部位出疹子、高热、流鼻涕、咳嗽、眼睛红、口腔内出现白点

为什么会得麻疹？

麻疹是普遍的儿童传染病，由麻疹病毒引起，飞沫或接触传染为其传染途径。麻疹病毒致病力强，患者从染病起至出疹后4日内，都可能把病毒传染给别人。没有免疫力的人接触到病毒，绝大部分都会发病。一般说来，麻疹患者须被隔离。

感染麻疹病毒可能并发肺炎、脑炎，尤其容易发生在幼儿身上，严重时会致死。接种疫苗是预防麻疹最有效的方法。

麻疹症状停看听

麻疹初期的症状有高热、流鼻涕、咳嗽、眼睛红及口腔内出现白点，接着开始出疹子。疹子大多从脸部、颈部开始出现，3～5天后，蔓延至躯干及四肢，包括手掌与脚掌。

出疹时间为5～7日，也可能长达2周。疹子会留下褐色斑痕或出现脱皮，疹子消失后，病程接近尾声。

＋ 医生小叮咛

1. 接种麻疹疫苗，可使95%的接种者产生抗体，为预防麻疹最好的方法。在中国，幼儿时期必须接种此种疫苗；成人可至医院接受麻疹抗体检验，如果没有抗体，可自费接种。

2. 如果没有抗体且与患者接触，在72小时内接种麻疹减毒活性疫苗，仍可预防麻疹的发生。

3. 麻疹患者应自行采取隔离措施。发疹4天后才能恢复正常作息。

4. 麻疹患者应该多休息，以帮助身体康复。

5. 5～6月是麻疹最容易流行的时期，家中有小朋友的父母要多留意。若出现疑似麻疹的症状，请尽快就医。

麻疹的防治与禁忌

1. 1岁以下婴儿、怀孕妇女、正使用类固醇或抗癌药物的患者，以及免疫功能不全的人，可在感染麻疹6天内接受免疫球蛋白治疗。

2. 发热者、重病者、怀孕女性、正使用类固醇或抗癌药物者、近3个月内注射过免疫球蛋白或血液制品者，以及免疫功能不全的患者，均不宜接种麻疹疫苗。

麻疹
营养素需求

●维生素A	●维生素B₁	●维生素B₂	●维生素B₃	●维生素B₅
●维生素B₆	●叶酸	●维生素B₁₂	●维生素C	●维生素D
●维生素E	●维生素K	●硒	●锌	●β-胡萝卜素

宜吃的食物	肉类	鸡肉 鱼肉 猪肉 牛肉 羊肉
	奶蛋类	牛奶 酸奶 乳酪 鸡蛋
	豆类及其制品	黑豆 绿豆 黄豆 豆腐 豆浆
	蔬菜类	西蓝花 菠菜 红薯叶 上海青 圆白菜 茼蒿 莴苣 豆芽菜 牛蒡 茄子 香菇 土豆 胡萝卜 白萝卜 四季豆
	水果类	苹果 猕猴桃 香蕉 柿子 草莓 葡萄 樱桃 水蜜桃 柑橘 柳橙 柠檬 阳桃 菠萝 木瓜 水梨 青枣 桃
忌吃的食物		肥肉 蹄髈 鸡爪 薯条 油炸食品 生鱼片 冰激凌 咖喱 辣椒 胡椒 花椒 麻辣锅

食材配对

四季豆 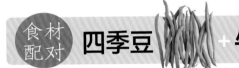 + 牛肉 = 护肤+促进伤口愈合

营养加分

❶ 四季豆含有类胡萝卜素，经人体吸收转换成维生素A后，可促进表皮细胞的新陈代谢，减少色素沉着，对于出疹之后皮肤的复原有帮助。

❷ 牛肉含有丰富的锌和蛋白质，有助于身体内外部伤口的愈合，可加速出疹后皮肤伤口的愈合。

❸ 四季豆中的维生素C和牛肉中的锌可加强牛肉对蛋白质的利用，以促进胶原蛋白合成，帮助维持皮肤的弹性与健康，减轻出疹后留疤或脱皮的现象。

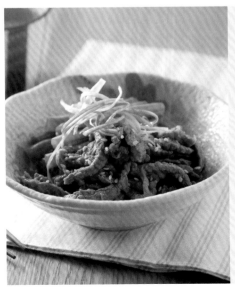

牛肉香拌四季豆

①人份

■**材料：**
牛肉75克，四季豆50克，葱1/2根，白芝麻适量

■**调味料：**
醋、酱油各1小匙

■**做法：**

❶ 葱洗净，切丝；四季豆洗净，去头尾，切段，烫熟后捞出。

❷ 牛肉切丝，放入沸水中汆烫，捞出，用冷水冲凉。

❸ 牛肉丝、四季豆段和葱丝盛入盘中，加白芝麻、醋和酱油，搅拌均匀即可。

明星食材 →四季豆

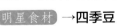
■维持皮肤健康 ■美白淡斑
■保护眼睛 ■预防贫血
■预防骨质疏松

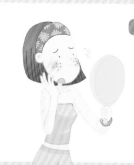

 就诊科别 儿科、皮肤科、中医儿科

Chickenpox

水痘

健康警讯 发热、头痛、喉咙痛、咳嗽、皮肤起疹、腹痛、肌肉或关节酸痛

✚ 为什么会长水痘?

水痘是一种由水痘-带状疱疹病毒感染所引起的疾病,传染途径是接触或飞沫传染。水痘的潜伏期约2周,出疹前4天至出疹后5天为传染期。水痘-带状疱疹病毒在水痘复原之后,常潜伏于宿主的神经节中,宿主免疫力降低时可能会出现带状疱疹。

水痘好发于冬天及早春,具有高度的传染性,一般出疹后即痊愈,有时会出现皮肤感染、肺炎等并发症。

✚ 水痘症状停看听

水痘在发疹前2～3天,会出现发热、头痛、喉咙痛、咳嗽、腹痛、肌肉或关节酸痛等症状。随即皮肤出疹子,疹子多先从脸、头皮出,然后往躯干及四肢延伸,会分好几波出现。

疹子最早为红丘疹,很快变成小水疱,水疱周围有红晕,12小时内变成脓疱并结痂,约2周后痊愈。

✚ 医生小叮咛

① 接受水痘疫苗接种。

② 遵照医生嘱咐用药。

③ 养成用肥皂洗手的好习惯,预防被病毒传染。

④ 维持正常作息,不要熬夜。

⑤ 若出现疑似水痘症状,应尽早就医。

⑥ 出水痘时,不可使用含阿司匹林的退热药,以免并发脑部病变。

⑦ 患者宜多卧床休息,若发热,要多补充水分。

⑧ 长水痘期间避免过度活动,以免出汗,刺激皮肤产生瘙痒,增加不适感。

⑨ 若家中有人长水痘,其食器应分开清洗。

舒缓不适小妙招

① 洗澡水不要太热,以免产生刺激,增加瘙痒感。

② 当水痘不小心被抓破,周围出现红疹及疼痛感时,可使用含薄荷的止痒药来止痒。

③ 不要搔抓皮肤,以免破皮。可隔着衣物轻拍痒处,或用湿毛巾轻敷。

④ 每天淋浴,浴后及时擦干身体,并换上宽松衣服。

水痘

营养素需求

- 维生素A
- 维生素B$_{12}$
- 维生素C
- 类胡萝卜素
- 锌
- 蛋白质

	肉类	猪肉 鸡肉 鸭肉 鹅肉
宜吃的食物	蔬菜、海藻类	南瓜 洋葱 胡萝卜 西红柿 红甜椒 黄甜椒 青椒 西蓝花 圆白菜 红薯叶 小白菜 上海青 芦笋 芥菜 芹菜 豆芽菜 菠菜 海带
	水果类	苹果 番石榴 樱桃 葡萄 草莓
	奶蛋类	牛奶 乳酪 鸡蛋
	其他类	酵母
忌吃的食物	海鲜类	蟹 虾
	水果类	柠檬 柳橙 柑橘
	辛香类	香菜 茴香 咖喱 辣椒 胡椒 姜 蒜
	其他类	炸鸡 薯条 汉堡 碳酸饮料

食材配对 豆芽菜 + 鸡肉 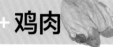 = 美肌护肤 + 提升免疫力

营养加分

❶ 豆芽菜含有丰富的类胡萝卜素、维生素C，类胡萝卜素进入人体转换为维生素A后，有助于表皮细胞的新陈代谢，能改善皮肤粗糙的问题；维生素C具有美白淡斑和抗氧化的作用，可加速皮肤康复，并提高免疫力，预防并发症的发生。

❷ 鸡肉富含B族维生素、锌和蛋白质，B族维生素能帮助新陈代谢，改善长水痘期间精神不佳、食欲不振的现象；锌和蛋白质能帮助伤口愈合，加速皮肤伤口的康复。

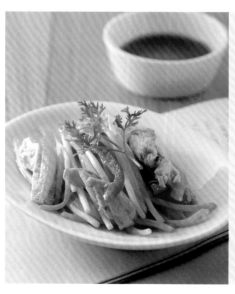

鸡柳炒豆芽

①人份

■材料：
豆芽菜、鸡肉各60克，红甜椒、黄甜椒各10克，芹菜叶适量

■调味料：
奶油1小匙，盐、陈醋各1/4小匙

■做法：

❶ 材料洗净。豆芽菜去头尾；鸡肉、甜椒切丝。

❷ 热锅，放入奶油，融化后加盐、陈醋炒香，再加鸡肉丝拌炒至熟。

❸ 加豆芽菜和甜椒丝，翻炒至熟，盛盘后放上芹菜叶装饰即可。

明星食材 →豆芽菜

■促进皮肤康复 ■消除疲劳
■淡化色斑 ■促进消化
■预防心血管疾病

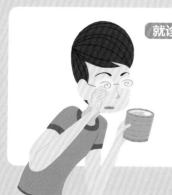

就诊科别 眼科、小儿眼科、中医内科

Myopia

近视

健康警讯 看不清楚远处的物体，只能看清楚近处的物体

为什么会近视？

近视即眼睛只能看清楚近物。当眼睛的聚焦能力和眼轴长度无法配合，导致影像不能准确聚焦于视网膜上，且影像聚焦于视网膜前，则会造成近视。

造成近视的原因很多，先天因素如遗传，后天因素如生活环境和用眼习惯。现代人生活环境狭小，接触电脑、手机时间长，导致近视人口数量明显增多。

近视症状停看听

近视的症状就是看不清楚远处的物体，必须戴上眼镜。近视可分为假性近视与真性近视两种。

假性近视指过度用眼，造成眼睛肌肉过度紧张，使晶状体调节影像的功能失常。这时只要适度休息或使用睫状肌松弛剂，就可恢复视力。真性近视指眼轴距离变得太长，物体无法清晰地在视网膜上聚焦成像。

医生小叮咛

❶ 避免长时间近距离用眼的工作。

❷ 阅读时光线要充足，台灯要稳定、不闪烁。

❸ 维持良好的阅读姿势，眼睛距书本30～40厘米为宜。

❹ 使用眼睛每30分钟，要休息5～10分钟。

❺ 电脑屏幕画面应该在眼睛视线稍下方。

❻ 利用假日到户外走走，多眺望远方是保护眼睛的理想方式。

❼ 维持均衡的饮食、正常的作息与充足的睡眠。

舒缓不适小妙招

❶ 眼睛疲劳时，先稍微用力闭上眼睛，再把眼睛睁开。重复几次，能有效舒缓眼睛疲劳。

❷ 上下左右转动眼球。

❸ 将双手洗干净，快速摩擦生热，闭上眼睛，手掌微微盖住眼球，3～5秒后放开。重复上面的动作，直到眼睛肌肉感到放松。

近视 营养素需求

- 维生素A
- 维生素B₁
- 维生素B₂
- 维生素B₆
- 维生素B₁₂
- 维生素C
- 维生素E
- β-胡萝卜素
- DHA
- EPA
- 蛋白质
- 叶黄素

近视饮食宜忌公布栏

宜吃的食物	海鲜、肉类	动物肝脏 猪瘦肉 牛肉 牡蛎 金枪鱼 三文鱼 鲭鱼
	蔬菜、海藻类	玉米 南瓜 红薯 胡萝卜 菠菜 芥蓝 西蓝花 空心菜 小白菜 豆芽菜 油菜 香菜 芦笋 青椒 香椿 西红柿 蚕豆 紫菜 海带
	果仁及坚果类	杏仁 核桃 花生 黑芝麻 白芝麻 松子 腰果 葵花子
	豆类及其制品	绿豆 黄豆 豆干 豆腐 豆皮 豆包
	谷类	麦麸 糙米 胚芽米 小麦胚芽 麦片
	水果类	西瓜 樱桃 蔓越莓 龙眼 番石榴 猕猴桃 番荔枝 柳橙 木瓜 杧果 草莓 葡萄柚 橄榄 青枣
	其他类	牛奶 酸奶 蛋黄 枸杞子
忌吃的食物	饮料类	浓茶 咖啡 酒 含糖饮料
	其他类	胡椒 辣椒 芥末 韭菜 甜食

食材配对 枸杞子 + 鳗鱼 = 保护眼睛+防视力衰退

营养加分
1. 枸杞子中的叶黄素、类胡萝卜素可强化视觉功能，维生素B_1能舒缓眼睛疲劳，维生素C能防止眼睛干涩、视力受损，维生素E可保护眼睛细胞组织。
2. 鳗鱼富含维生素A和DHA。维生素A是保护视力的重要营养素，DHA则能改善视网膜健康状况。

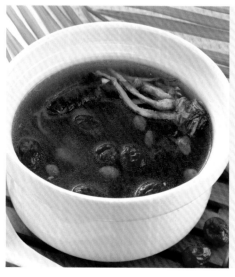

枸杞子鳗鱼汤 ②人份

■**材料：**
鳗鱼块200克，枸杞子8克，红枣8颗，当归1/2片，水350毫升

■**调味料：**
盐1小匙

■**做法**
1. 材料洗净。鳗鱼块放入煮沸的水中汆烫，捞出备用。
2. 鳗鱼块、红枣、枸杞子和当归放入炖盅，加水和盐，放进蒸锅，以小火炖煮至鳗鱼熟烂。

明星食材 →**枸杞子**

■保护视力　■保护肝脏
■调节免疫功能　■延缓衰老
■增强代谢功能　■改善疲劳

近视饮食调养重点

① 均衡饮食，不要偏食。

② 摄取足够的维生素A与类胡萝卜素。维生素A是维持眼睛整体健康的重要营养素，可以从黄绿色蔬菜或蛋类、动物肝脏中摄取。

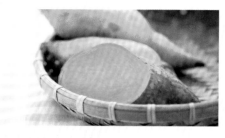

③ 补充足够的B族维生素，可以协助肌肉的新陈代谢。缺乏B族维生素，容易加重眼睛肌肉疲劳，导致用眼更吃力。可以从全谷类、豆类、瘦肉、牛奶、绿色蔬菜、海藻中获得B族维生素。

④ 摄取足够的维生素E，因其具有理想的抗氧化效果，能帮助眼睛组织的修复与维护。平日可以从坚果类、植物油中摄取丰富的维生素E。

⑤ 每天吃新鲜的蔬果。蔬果富含维生素C，能维持晶状体的健康。

⑥ 蛋白质是组成细胞的主要成分，足够的蛋白质能帮助细胞组织修复。除了适量食用猪肉、鸡肉等，也可以从黄豆制品中摄取优质的植物性蛋白。此外，适量摄取深海鱼，不仅能补充蛋白质，还能获得维持视网膜健康的重要营养素——DHA。

宜食忌食问答

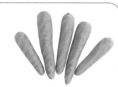

多吃胡萝卜、补充鱼肝油，可以预防近视？

不可以。养成良好的用眼、阅读习惯，才是预防近视的不二法门。

　　不少人对于预防近视有着错误观念，以为只要多吃胡萝卜、鱼肝油就能避免近视，或者减缓眼镜度数的增加速度。胡萝卜和鱼肝油含有丰富的类胡萝卜素和维生素A，它是维持视网膜功能正常的要素，但光靠补充营养素是无法预防近视的。养成良好的阅读习惯、维持理想的用眼习惯、勿长期看太近的物品或书籍，才能保护视力、预防近视，或让近视度数不再加深。

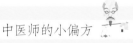

中医师的小偏方

① 中医认为，桑葚、决明子、菊花、当归、山药等具有保护眼睛的效用，平日可以适量摄取。

② 准备水梨1个，把顶尖削平，做成盖子状；用汤匙将梨的核仁挖除，放入川贝母4克；加入一点蜂蜜后，把梨盖盖回；将整个梨隔水加热，直到炖熟为止。

③ 中医认为，水梨与黑豆搭配，能发挥不错的护眼效果。在料理水梨盅时，不妨加入黑豆。

维护视力特效茶饮

① 菊桂茶：准备龙眼肉15克，枸杞子、山茱萸各10克，用400毫升水熬煮1小时后，即可饮用。用眼频繁的人，平日可以冲泡此茶饮喝，保护视力。

② 枸杞茶：准备枸杞子12克，放入杯中，用热水冲泡，闷1~2分钟即可饮用。

虾米炒空心菜

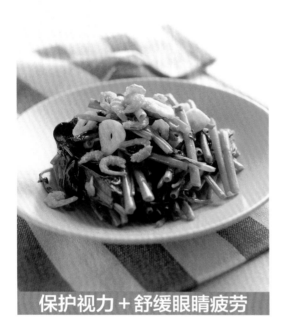

保护视力 + 舒缓眼睛疲劳

材料：
空心菜100克，虾米5克，蒜2瓣，水40毫升

调味料：
色拉油1/2小匙，盐1/4小匙

做法：
❶ 空心菜、虾米洗净。空心菜切段，蒜去皮、切片，虾米泡水。
❷ 色拉油倒入锅中加热，爆香蒜片、虾米，放入空心菜段略炒，加水，拌炒至空心菜段软熟。
❸ 加盐调味即可。

保健功效

空心菜中的类胡萝卜素和叶绿素具有抗紫外线的作用，能保护眼睛细胞不受自由基的伤害，有助于保护视力；维生素C能清除自由基，预防视觉模糊。虾米富含维生素A，可维持眼睛的感光能力，使眼睛更健康。空心菜和虾米搭配食用，对视力的保护具有显著功效。

乌贼鲜果沙拉

材料：
乌贼75克，杧果1/2个，草莓2个，哈密瓜1/4个，乳酪粉1大匙

调味料：
色拉油4大匙，沙拉酱30克

做法：
❶ 将除乳酪粉外的材料洗净。杧果、草莓、哈密瓜取果肉，切丁；乌贼切块。
❷ 色拉油倒入锅中加热，乌贼裹乳酪粉，放入油锅中炸至金黄色，捞出，放凉。
❸ 炸乌贼放入盘中，加哈密瓜丁、杧果丁和草莓丁，最后淋上沙拉酱拌匀即可。

保健功效

乌贼含有DHA、维生素E和牛磺酸，可对抗自由基对眼球的伤害，保持眼睛组织的健康。杧果富含类胡萝卜素和维生素C，具有抵抗紫外线、保护眼睛的作用。两者搭配食用，对视力保健有益。

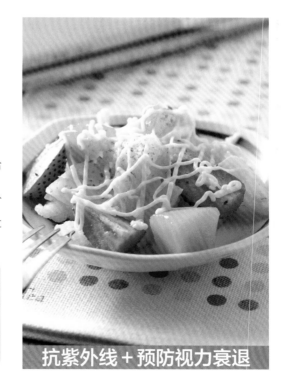

抗紫外线 + 预防视力衰退

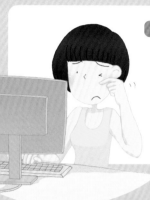

就诊科别 眼科、小儿眼科、中医内科

Conjunctivitis

结膜炎

健康警讯 眼睛发痒红肿、有淡黄色分泌物、畏光、有异物感、眼睑水肿

✚ 为什么会得结膜炎?

结膜炎是指结膜因为感染、过敏、外伤等原因,出现充血、渗出物、乳头状突起或小疱等病变。结膜炎是眼科常见疾病,其中流行性结膜炎与过敏性结膜炎最常见。

流行性结膜炎大多由病毒造成,传染力非常强,经常造成大规模流行;过敏性结膜炎常发生在过敏体质的人身上,当环境中出现特定过敏原时,患者就易发生过敏反应,从而诱发结膜炎。

✚ 结膜炎症状停看听

流行性结膜炎的主要症状为眼睛红肿、发痒、有异物感、怕光,常伴随淡黄色分泌物增加,有时会出现轻度发热、耳前淋巴肿痛等。

过敏性结膜炎的主要症状为眼睑浮肿、眼睛发痒,也会有分泌物增加、结膜轻度充血的情况出现。

✚ 医生小叮咛

❶ 过敏患者应找出致敏原,并加以防治。

❷ 药物也会引发过敏性结膜炎,患者需多注意。

❸ 注意个人卫生。

❹ 若家中有人罹患流行性结膜炎,毛巾要分开放置,并保持干燥。

❺ 流行性结膜炎高峰期避免到公共场所。

❻ 避免使用公用清洁物品,如脸盆等。

❼ 勿用手揉眼睛,必要时应先把手洗干净或用卫生纸擦拭。

❽ 感染期间请勿游泳,并充分休息。

❾ 远离刺激性食物,如香烟、酒、咖啡等。

舒缓不适小妙招

❶ 不要冲洗眼睛。结膜周围有分泌的抗体,可增加抵抗力。抗体若被冲刷掉,易加重病情。

❷ 点药或触摸到眼睛后,记得用肥皂洗手。

❸ 如果双眼都有感染,点药时先点一侧眼,洗手后再点另一侧眼。若是单眼感染,点眼药水时,头应侧向患侧,避免眼药水流到未感染的眼睛。

结膜炎
营养素需求

- 维生素A
- 维生素B₂
- 维生素B₃
- 维生素B₆
- 维生素C
- 维生素D
- 维生素E
- 钙
- 镁
- 磷
- 水
- 类胡萝卜素

结膜炎饮食宜忌公布栏

宜吃的食物	鱼、肉类	沙丁鱼 鲱鱼 三文鱼 金枪鱼 猪肉 鸡肉
	奶蛋豆类	牛奶 乳酪 酸奶 蛋黄 豆腐 黑豆 红豆 绿豆
	五谷、坚果类	薏苡仁 小麦胚芽 糙米 胚芽米 花生 芝麻 杏仁
	蔬菜、菇蕈、藻类	丝瓜 冬瓜 胡萝卜 红薯 土豆 芥蓝 苋菜 菠菜 白菜 空心菜 西蓝花 荸荠 西红柿 紫菜 香菇
	水果类	西瓜 柑橘 柠檬 草莓 樱桃 猕猴桃 番石榴 香蕉
	其他类	决明子 酵母 鱼肝油
忌吃的食物		羊肉 蟹 虾 带鱼 鳝鱼 韭菜 洋葱 辣椒 葱 蒜 姜 小茴香 芥末 咖喱 胡椒 浓茶 咖啡 酒

食材配对 牛奶 + 鸡蛋 = 护目明睛 + 消除红肿

营养加分

❶ 牛奶含有丰富的B族维生素；维生素B_1可促进细胞代谢，预防眼睛干燥、疼痛；维生素B_2具有辅助细胞新生的作用，能改善眼睛充血、发痒、怕光、流泪症状。

❷ 鸡蛋含多种有益眼睛健康的营养素，包含维生素A、维生素B_2、维生素E等，可促进眼睛健康，预防眼睛干燥、红肿、发痒及视力下降。

❸ 牛奶和鸡蛋均富含维生素B_2，能协助防治结膜炎；牛奶中的维生素D和鸡蛋中的维生素E可协同作用，加强保护眼睛的效果。

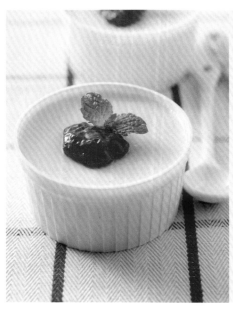

鸡蛋奶冻

2人份

■材料：
蛋黄2个，鸡蛋1个（取1/2蛋白），牛奶240毫升，琼脂、水各1/2大匙，薄荷叶适量

■调味料：
鲜奶油、白糖各2小匙，草莓酱适量

■做法：

❶ 琼脂与水拌匀；蛋白和鲜奶油打至起泡成膏状。

❷ 蛋黄、白糖、牛奶以小火加热，倒入琼脂水，煮溶后待冷却，加发泡蛋白。

❸ 倒入模型，放冰箱冷藏至凝固，放上草莓酱和薄荷叶即可。

明星食材 →牛奶

■保护神经细胞　■帮助睡眠
■改善眼睛不适　■强健骨骼
■促进细胞功能

结膜炎饮食调养重点

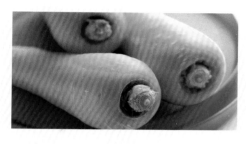

1. 均衡摄取六大类营养素，从多方面摄取足够的营养，提升免疫力。

2. 摄取足够的维生素A及类胡萝卜素，以维持眼部的健康。动物肝脏是维生素A含量最丰富的食物之一；类胡萝卜素则存在于橙色、黄色、绿色蔬果中，如南瓜、胡萝卜、红薯、菠菜等。

3. 补充维生素D。人体会自行制造维生素D，只要每天清晨或黄昏时晒太阳15～20分钟就行。若希望通过食物补充，则可以从鱼肉、蛋黄与奶制品中摄取。

4. 避免食用辛辣的食物，以免刺激眼

睛，加重结膜发炎的现象。

5. 多吃新鲜的蔬菜。蔬菜含有丰富的维生素C，具有不错的抗氧化效果，还能抵抗细菌、病毒的侵袭，可以减缓眼睛发炎充血的现象。

6. 饮食宜清淡，烹饪时尽量避免油炸的方式，以免加重充血、发炎等状况。

7. 补充足够的水分。

宜食忌食问答

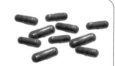

多吃维生素补充剂，能有效治疗结膜炎吗？

能舒缓不适，但没有治疗效果。

　　造成结膜炎的原因有很多，除了细菌、病毒感染，过敏、佩戴隐形眼镜也可能是造成结膜炎的原因。要治疗结膜炎，必须先找出原因，对症下药。补充营养素可以加速炎症消除，但仅靠食物、维生素补充剂，是没办法治疗结膜炎的。再者，除非有严重偏食或肠道吸收能力不良的状况，否则通过一般饮食就可以摄取维护眼睛健康的相关营养成分，不需要额外补充。

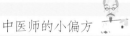

中医师的小偏方

1. 中医建议，结膜炎患者可以补充绿豆、黄瓜、香蕉、冬瓜等凉性蔬果。

2. 结膜炎发作时，准备金银花、连翘、野菊花、夏枯草各19克，竹叶、薄荷、桔梗各11克，芦根22克，甘草4克；将上述材料放入锅中，用1000毫升水以大火煮至沸腾后，转小火熬煮1小时，熄火，待降温即可服用。能够缓解眼睛红、发痒、畏光、流泪、有分泌物等不适。

舒缓结膜炎不适特效茶饮

　　菊花夏枯茶饮：准备桑叶、淡竹叶、金菊花、板蓝根、夏枯草、黄芩、栀子、金银花、甘草各11克，将材料放入锅中，用800毫升水以大火煮至沸腾后，转小火继续熬煮，大约1小时后即可熄火。这道茶饮能增强对结膜炎的抵抗力，对已感染结膜炎者也具有缓解效果。

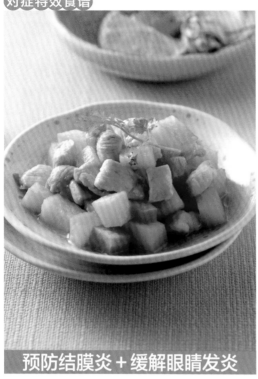

预防结膜炎 + 缓解眼睛发炎

土豆炒鸡肉

材料：
鸡肉40克，土豆100克，胡萝卜20克

调味料：
色拉油、酱油各1小匙，盐、白糖各1/4小匙，香油1/2小匙

做法：
1. 材料洗净。鸡肉、土豆、胡萝卜切块，放入煮沸的水中氽烫，捞起备用。
2. 锅内放油，加热，放入鸡肉块炒熟，再加土豆块、胡萝卜块、盐、酱油、白糖和香油，拌炒均匀即可。

保健功效

土豆含有维生素B₁和维生素C，具有预防眼睛干涩、增强抵抗力、减少疼痛的作用；鸡肉富含维护眼睛健康的维生素A、维生素B₂，可强化眼睛功能，减少结膜炎的发生。两者一起作用，能提升保护眼睛健康的效果，减轻红肿、发痒等不适症状。

百合拌金枪鱼

材料：
罐头金枪鱼100克，新鲜百合30克，胡萝卜丝适量

调味料：
盐1/4小匙

做法：
1. 新鲜百合剥成片，放入盐水中洗净，再用沸水氽烫，捞出。
2. 沥干罐头金枪鱼的油，取鱼肉，倒入盘中，加新鲜百合、胡萝卜丝，搅拌均匀即可。

保健功效

金枪鱼含有维生素A、B族维生素、维生素D、DHA，可预防或减缓眼睛干涩、疼痛、发痒等不适症状；百合富含类黄酮与维生素C，可减少发炎对细胞和组织的伤害。两者搭配，能滋润、保护眼睛。

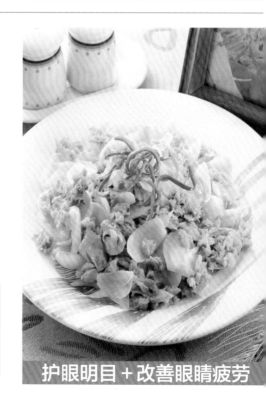

护眼明目 + 改善眼睛疲劳

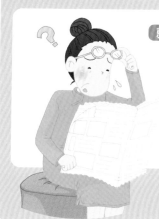

就诊科别 眼科、中医内科

Cataract

白内障

健康警讯 视觉模糊、看物品变成两个影像（重影）、畏光、视野内有固定的模糊点

✚ 为什么会得白内障?

白内障是瞳孔后方的晶状体变混浊，光线无法完全透过，造成视觉模糊的疾病，在老年人中较常见。白内障的发生原因众多，男女患白内障的比例差不多。

年龄是最重要的因素，其他如先天性白内障、眼睛损伤、糖尿病、家族遗传、长时间使用激素类眼部药物、酒精摄取过量、眼睛发炎、阳光暴晒、吸烟、辐射线等，也是诱发白内障的危险因素。

✚ 白内障症状停看听

白内障的主要症状是视力在无痛、无痒的状态下减退，大部分患者看东西时会觉得眼前有一层雾玻璃。

白内障患者即使用单眼看物品，也可能变成两个影像，或在视野内有固定的模糊点。光线强时，视力反而更差，且会畏光。白内障在外观上不太明显，需通过仪器检查才能诊断。

✚ 医生小叮咛

1. 患有白内障不一定要接受手术治疗，但当白内障所造成的视力模糊现象已经妨碍生活与工作时，则必须接受手术治疗。
2. 白内障的病程短至几个月，长至好几年，定期接受检查，才能采取正确的应对方式。
3. 禁烟，因吸烟产生的自由基会使白内障加重。
4. 勿过量饮酒。
5. 在太阳底下活动时，建议戴上太阳镜。
6. 均衡饮食，摄取足够的营养素。
7. 有糖尿病等疾病的患者要妥善治疗，以免引发白内障。

舒缓不适小妙招

1. 戴上度数合适的眼镜，解决视力模糊的问题。
2. 阅读时使用放大镜，能减轻眼睛肌肉的负担。
3. 改善室内的照明条件，让视线较清楚。
4. 外出时戴上太阳镜，减少过强的光线造成影像模糊。
5. 减少夜间驾驶的频率。

白内障

营养素需求

- 维生素A
- 维生素B_2
- 维生素B_3
- 维生素B_5
- 维生素B_6
- 叶酸
- 维生素B_{12}
- 维生素H
- 维生素C
- 维生素E
- 维生素K
- 叶黄素
- 玉米黄素
- 花青素
- 铜
- 硒
- 锰
- 锌
- 类黄酮
- 类胡萝卜素

	蔬菜、菇蕈、藻类	香椿 豆芽 芦笋 油菜 芥蓝 西蓝花 菠菜 南瓜 圆白菜 胡萝卜 西红柿 红薯 海带 紫菜 黑木耳
宜吃的食物	谷类	糙米 小麦胚芽 麦片
	果仁及坚果类	杏仁 核桃 腰果 松子 花生 黑芝麻 白芝麻 葵花子
	水果类	龙眼 番石榴 猕猴桃 番荔枝 木瓜 葡萄 柑橘 柳橙 葡萄柚 柠檬 香蕉 枸杞子
	其他类	菊花茶 豆腐 豆干
✕ 忌吃的食物	肉类	肥肉 动物内脏
	辛香类	辣椒 芥末
	其他类	冰激凌 奶油蛋糕 奶酪 饼干 甜点 烤肉 炸鸡 薯条 酒 咖啡 猪油 蛋黄

食材配对 圆白菜 + 枸杞子 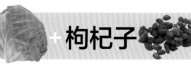 = 护眼＋预防视力减退

营养加分

❶ 圆白菜含丰富的B族维生素、维生素C、类黄酮。B族维生素能促进眼睛新陈代谢，维持晶状体的健康；维生素C与类黄酮可减少晶状体出现混浊现象，降低罹患白内障的概率。

❷ 枸杞子中的类胡萝卜素能减少晶状体被紫外线伤害；其中的维生素E可防止眼球内的晶状体老化，降低白内障发生的概率。

❸ 圆白菜中的维生素C和枸杞子中的维生素E一起作用，有强化晶状体功能、避免出现混浊的功效。

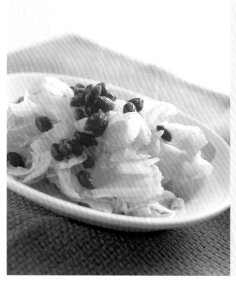

枸杞子炒圆白菜 ①人份

■**材料：**
圆白菜150克，枸杞子5克，水40毫升

■**调味料：**
色拉油1小匙，盐1/4小匙

■**做法：**

❶ 圆白菜剥开叶片，洗净，撕成小片；枸杞子洗净，先浸泡于水中5分钟。

❷ 色拉油倒入锅中加热，放入圆白菜、盐和水，翻炒至圆白菜熟软。

❸ 加入枸杞子炒匀即可。

明星食材 →圆白菜

■保护眼睛　■美化肌肤
■预防骨质疏松　■消除疲劳
■改善贫血

白内障饮食调养重点

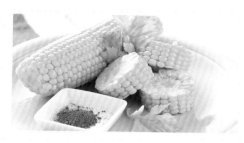

① 充分摄取维生素A、类胡萝卜素，以维持眼睛与晶状体的健康。富含维生素A、类胡萝卜素的食物有动物肝脏、南瓜、杧果、木瓜、芥蓝、茼蒿、菠菜、油菜、胡萝卜等。

② 多补充玉米黄素，因其属于类胡萝卜素，具有抗氧化的效果，能抵抗紫外线对眼睛的伤害。富含玉米黄素的食物有柳橙、西红柿、玉米、南瓜、木瓜、红薯、西蓝花等。

③ 平时多喝水，有利于眼睛保健。建议每天摄取2000~3000毫升水。

④ 补充叶黄素，因其能保护晶状体，降低白内障发生的概率。人体无法自行合成叶黄素，需要从食物中摄取。平日可以通过食用玉米、黄瓜、南瓜、上海青、芥菜、杧果、柳橙、葡萄、猕猴桃等蔬果来取得。

⑤ 多吃新鲜的蔬果。新鲜蔬果富含维生素C、维生素E，可以减轻晶状体氧化受伤的程度。

宜食忌食问答

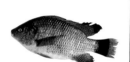

吃鱼眼可以补眼睛？

鱼眼富含胶质与DHA，对眼睛的确有益。

民间流传"吃鱼眼可以补眼睛"的说法，从营养层面来分析，有几分道理。鱼眼富含胶原蛋白、DHA，是眼睛所需的营养素，多吃确实有保健眼睛的效果。不过，鱼眼所含的脂肪较高，加上海洋重金属污染多存在于鱼头与脂肪部分，建议摄取量有所节制。对眼睛有保健效用的营养成分很多，不需要为了"补眼睛"而猛吃鱼眼。

中医师的小偏方

① 中医认为，吃香蕉能改善老年性白内障。若年纪大、眼睛老化为白内障的致病原因，则建议每日食用1~2根香蕉，以改善白内障问题。

② 准备豌豆、红豆、黄豆各15克；将三者放入锅中，加水，水量盖过豆子2~3厘米，用小火将豆子煮熟；将煮熟的豆子放入果汁机中，依个人喜好加入适量水，将豆子打碎，加入蜂蜜即可食用。

保健眼睛特效食品

① 枸杞菊花茶：准备枸杞子20颗，菊花10朵，水1000毫升；将三者放入锅中，煮沸后熄火闷3~5分钟即可。

② 紫米粥：150克紫米泡水4~6小时，加1500毫升水煮沸，加紫米，再次沸腾后转小火续煮30分钟，最后加1碗牛奶及适量白糖。

鸡蓉玉米浓汤

材料：
鸡胸肉50克，罐头玉米酱1/3罐，胡萝卜10克，葱1/2根，高汤350毫升

调味料：
色拉油1小匙，水淀粉2小匙

做法：
1. 材料洗净。鸡胸肉、胡萝卜、葱切细末。
2. 油锅加热，放入鸡胸肉末炒散，加高汤、玉米酱和胡萝卜末煮沸。
3. 加水淀粉勾芡，最后撒上葱末即可。

保健功效

玉米中的维生素B_1、维生素B_2、维生素C和类胡萝卜素是保护眼睛、维持眼球晶状体健康的重要营养素，能预防视力模糊，降低罹患白内障的概率；鸡肉富含B族维生素，能维护视网膜的健康。玉米中的维生素C能促进鸡肉中B族维生素的功效，两者搭配食用，可改善白内障。

维护眼睛健康＋防止视力模糊

彩椒拌芦笋

材料：
彩椒150克，芦笋、洋葱各15克

调味料：
盐、黑胡椒各1/4小匙，香油1小匙

做法：
1. 材料洗净。彩椒切丝；洋葱切丝；芦笋去老皮，切段。
2. 锅中放入半锅水煮至沸腾，放入所有材料，大火烫煮至熟，捞出，沥干。
3. 彩椒丝、芦笋段和洋葱丝放入盘中，加调味料搅拌均匀。

保健功效

彩椒中的胡萝卜素和芦笋中的类黄酮能保护眼睛不受自由基的伤害，避免视力减退；维生素C可防止眼球的晶状体出现混浊现象。

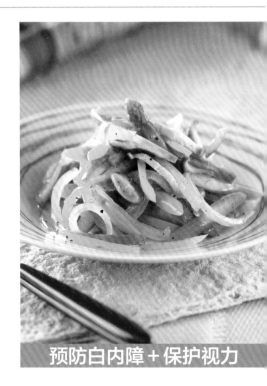

预防白内障＋保护视力

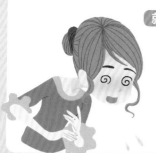

就诊科别 眼科、中医内科

Glaucoma

青 光 眼

健康警讯 头痛、晚上看灯光可见彩虹样光圈、视力模糊、视野缩小、呕吐、畏光

为什么会得青光眼?

青光眼即绿内障，是由眼球内压力过高所致。在眼球内，有一种透明的清澈液体，被称为房水，终日不间断流经眼内；当房水分泌增加或排出受阻时，眼压便会升高。眼压超过眼睛所能忍受的程度，会伤害视神经，造成青光眼。

造成房水排出受阻的原因有排出管阻塞、排出管道的先天性缺陷、眼睛受伤、长期点激素类眼药水等。

青光眼症状停看听

青光眼依类型有不同症状。多数成人罹患的是慢性开角型青光眼，初期没有症状；病情逐渐恶化时，才会出现视力模糊、视野缩小的现象。

急性闭角型青光眼的症状明显，会出现视物模糊、头痛、呕吐，晚上看灯光可见彩虹样光圈。先天性青光眼患者有眼角膜较大、畏光等症状。

医生小叮咛

1. 遵照医生指示，按期接受追踪检查。
2. 出现急性闭角型青光眼的症状时，应立即治疗，否则1～2天内会有失明的危险。
3. 不要长时间待在光线不足的室内。
4. 避免进行任何倒立的运动。
5. 年龄大于35岁者，建议每2～3年接受眼部检查。
6. 不要乱点消炎类眼药水。
7. 维持正常的作息，勿熬夜。
8. 避免乘坐高度落差大、速度太快的游乐设施。
9. 青光眼患者至其他科别就诊时，务必让医生知道正在使用的青光眼治疗药物。

舒缓不适小妙招

1. 避免使用散瞳剂与睫状肌麻痹剂。
2. 喝水速度不宜过快，小口慢慢喝，以避免眼睛压力加大与房水量增多。
3. 不要压迫有青光眼的那只眼睛，睡觉时要特别注意。
4. 不要用力咳嗽及排便，以免增加眼压。

青光眼
营养素需求

● 维生素A ● B族维生素 ● 花青素 ● 维生素C ● 维生素E
● 叶黄素 ● 玉米黄素 ● 硒 ● 锌 ● 铜
● 类黄酮

青光眼饮食宜忌公布栏

宜吃的食物 ○	肉类	瘦肉 鸡肉
	蔬菜、菇蕈类	苋菜 金针菜 雪里蕻 红薯叶 空心菜 芥蓝 西蓝花 菠菜 罗勒 红薯 胡萝卜 南瓜 丝瓜 冬瓜 西红柿 玉米 黑木耳 银耳
	豆类	绿豆 红豆 黄豆
	五谷、坚果类	薏苡仁 糙米 胚芽米 荞麦 花生
	水果类	西瓜 木瓜 杧果 柳橙 猕猴桃 番石榴 龙眼 红枣 枸杞子
	其他类	绿茶 蜂蜜 菊花茶 牛奶 干燥酵母
忌吃的食物 ✕	辛香类	洋葱 蒜 葱 姜 辣椒 芥末
	其他类	动物内脏 肥肉 咖喱 浓茶 咖啡 酒

食材配对 菠菜 + 芝麻 = 保护视神经+维持视力

营养加分

❶ 菠菜中的胡萝卜素可转化成维生素A，保护眼睛免受自由基的伤害。维生素B₁可维护视觉神经功能；维生素B₂有助于视网膜的健康；维生素C可减少自由基对眼睛的伤害。

❷ 芝麻含有丰富的B族维生素、维生素E，可预防自由基伤害眼睛组织，强化眼睛功能，减少各种眼疾的发生。

❸ 芝麻中的维生素E可和菠菜中的类胡萝卜素协同作用，加强抗氧化效果，维护视力和眼睛的健康。

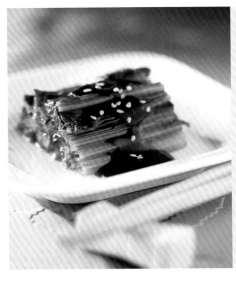

芝麻拌菠菜
1人份

■**材料：**
菠菜100克，白芝麻5克

■**调味料：**
蚝油1小匙

■**做法：**
❶ 菠菜洗净，去除根部，以沸水汆烫，捞出，沥干。
❷ 菠菜切成长段，放入盘中，再均匀淋上蚝油。
❸ 撒上白芝麻即可。

明星食材 →菠菜

■保护视网膜　■抗氧化
■维护眼睛健康　■强化骨骼
■降低胆固醇　■润泽肌肤
■增加皮肤弹性

青光眼饮食调养重点

1. 每次喝水不要超过300毫升，以免血液含水比例突然增加，使房水分泌增多，导致眼压升高。
2. 多吃新鲜的蔬果，补充维生素C、维生素E。维生素C、维生素E具有抗氧化效果，能保护眼睛组织。
3. 摄取足够的B族维生素，以促进眼睛新陈代谢。富含B族维生素的食物有糙米、酵母、全麦制品等。
4. 叶黄素与玉米黄素可抗氧化，保护视网膜的视觉细胞。天然食物中，橙色或绿色蔬果所含叶黄素、玉米黄素较丰富，青光眼患者宜多食用。
5. 饮食宜清淡，避免食用高油脂、高糖食物。

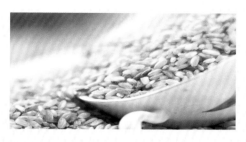

6. DHA可以维护视网膜的健康，三文鱼、鲭鱼、沙丁鱼、秋刀鱼等深海鱼皆含有丰富的DHA。但是摄取过量的DHA可能造成眼压升高，建议每天鱼肉摄取量勿超过30克。
7. 不喝酒、浓茶。酒精会造成眼睛充血加重，导致青光眼急性发作；浓茶容易引起过度兴奋，影响睡眠，导致眼压升高。

宜食忌食问答

多吃蜂蜜能治疗青光眼？

蜂蜜中所含抗氧化成分能保护眼睛组织，但无法治疗青光眼。

　　青光眼患者的房水多、眼压高，容易压迫眼球组织造成伤害。蜂蜜含有类黄酮、维生素C等抗氧化成分，的确能保护眼睛，减缓视网膜受损。但通过饮食，只能改善青光眼的症状，无法达到治疗目的，需搭配药物或手术，才能有效控制病情。患有青光眼的人应该定期检查视力。

中医师的小偏方

1. 蜂蜜、赤小豆、薏苡仁、西瓜、冬瓜、丝瓜等利水食物具有利尿的作用，能使房水排出较为顺畅，有助于降低眼压。
2. 青光眼患者应补充具有润肠效果的食物，如植物油、蔬果，以免因为便秘影响正常血液循环，使房水排出不顺畅而导致眼压升高。
3. 准备冬瓜500克、红豆30克；冬瓜连皮洗净，一同与红豆熬煮成汤。

降低眼压特效茶饮

1. 蜂蜜绿茶：准备绿茶5克，放入杯中，用沸水冲泡，闷泡2~3分钟之后，加入适量蜂蜜，趁温热时饮用。
2. 决明菊花茶：准备决明子20克、菊花5克，放入杯中，用大约600毫升沸水冲泡，闷泡5分钟后，即可饮用。

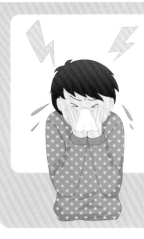

就诊科别 儿科、耳鼻喉科、普通内科、中医内科

Allergic Rhinitis（AR）

过敏性鼻炎

健康警讯 眼睛痒、鼻子痒、喉咙痒、打喷嚏、流鼻涕、鼻塞

为什么会得过敏性鼻炎？

过敏性鼻炎俗称"鼻子过敏"，可分为季节性过敏性鼻炎和常年性过敏性鼻炎两种。季节性过敏性鼻炎的致敏因素多为花粉，又被称为"花粉症"，患者多半在花开的季节发病。

常年性过敏性鼻炎致病的过敏原比较广泛，如灰尘、尘螨、动物的皮屑或毛屑及排泄物、霉菌、蟑螂等，多为全年性，且反复发作。过敏性鼻炎可发生在各个年龄层，以十几岁的青少年最常见。

过敏性鼻炎症状停看听

过敏性鼻炎的症状明显且有顺序，通常从眼睛、鼻子、喉咙发痒开始，接着打喷嚏、流鼻涕，最后鼻塞。这些症状可能同时出现或交替出现。

过敏性鼻炎的症状与感冒类似，但感冒常伴有喉咙发炎，过敏性鼻炎则不会。过敏性鼻炎以鼻子的症状为主。

✚ 医生小叮咛

❶ 记录每次过敏性鼻炎发作的时间、地点，找出过敏源，避免暴露在过敏源中。

❷ 季节性过敏性鼻炎患者，在容易发病的季节应每天洗头、洗澡，以减少花粉藏匿于身体表面，引发过敏。

❸ 季节性过敏性鼻炎患者，在容易发病的季节最好多待在室内，避免进入花丛。

❹ 季节性过敏性鼻炎患者眼睛发痒时，可用清水洗脸，顺便洗眼睑，以去除花粉。

❺ 当鼻涕变黄且超过24小时，应尽快就医。

❻ 过敏性鼻炎患者家中应禁烟，且勿使用芳香剂。

舒缓不适小妙招

❶ 室内不要使用地毯、壁毯或厚重窗帘。

❷ 冷、暖气机要使用过滤网，并定期清洗。

❸ 寝具需用被套套起，每周清洗被套，洗前先用60℃的热水消毒。

❹ 可使用除湿机，将室内湿度维持在40%~50%，可抑制霉菌繁殖。

过敏性鼻炎
营养素需求

- ●维生素A
- ●维生素B$_6$
- ●维生素C
- ●维生素E
- ●类胡萝卜素
- ●锌
- ●生物类黄酮
- ●儿茶素

过敏性鼻炎饮食宜忌公布栏

宜吃的食物	蔬菜类	西红柿 玉米 空心菜 红薯叶 圆白菜 西蓝花 菠菜 韭菜 胡萝卜
	水果类	水梨 枇杷 番石榴 草莓 荔枝 龙眼
	奶蛋类	酸奶 牛奶 鸡蛋
	坚果类	核桃 杏仁 芝麻
	其他类	动物肝脏 鱼油
忌吃的食物	肉类	腊肉 腌肉 香肠
	海鲜类	蟹 虾
	蔬菜、菇蕈类	蒜 芹菜 酸菜 大白菜 香菇
	饮品类	酒类 浓茶 冰饮
	其他类	辣椒酱 胡椒粉 咖喱 味精 冰品

食材配对 **猪肝** **＋ 菠菜** **＝ 强化免疫系统＋抗过敏**

营养加分
① 菠菜中的胡萝卜素、维生素C含量充足，能修复呼吸道上皮组织，强化免疫系统，有效对抗细菌的入侵，减缓鼻腔发炎的现象。
② 猪肝含有丰富的维生素A和维生素B_6，能维护鼻腔黏膜细胞健康，减少过敏发作，舒缓不适感。
③ 菠菜中的胡萝卜素搭配猪肝中的维生素B_6，能强化上皮细胞与黏膜组织的健康；两者富含的维生素C可加强身体对抗细菌和病毒的功能，预防鼻炎的发生。

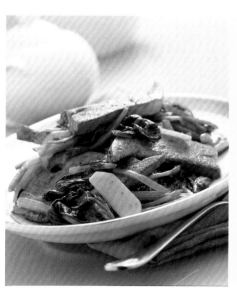

猪肝炒菠菜

1 人份

■**材料：**
猪肝、菠菜各75克，蒜片适量

■**调味料：**
色拉油1小匙，盐1/4小匙

■**做法：**
① 猪肝洗净，切片；菠菜洗净，切除根部。
② 以色拉油热锅，爆香蒜片，放入猪肝片炒至半熟，捞出备用。
③ 放入菠菜，加盐，翻炒至菠菜熟透，再加猪肝片拌炒均匀。

明星食材 →猪肝

■缓解过敏　　■消除疲劳
■提高身体免疫力
■修复呼吸道上皮组织

过敏性鼻炎饮食调养重点

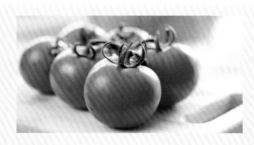

1. 饮食要均衡，六大类食物都要摄取。体内营养素充足，能调节免疫力，降低过敏的发生率。

2. 摄取足够的维生素A与类胡萝卜素，这两种营养素能修复呼吸道上皮组织、强化免疫系统，改善鼻子过敏发炎。富含维生素A、类胡萝卜素的食物有橙色或黄色蔬菜，如南瓜、木瓜、西红柿、玉米等。从动物肝脏、蛋黄、牛奶等食物里也能摄取相关营养素。

3. 多吃新鲜的蔬果。新鲜蔬果含有丰富的维生素C，能提升免疫功能，改善过敏性鼻炎的不适。

4. 摄取足够的维生素B_6，因其能预防过敏、促进新陈代谢。富含维生素B_6的食物有坚果类、肉类、豆类、全谷类。

5. 摄取足够的维生素E，因其能抑制发炎物质的形成，减缓过敏性鼻炎的症状，预防并改善鼻子过敏。菠菜、黄豆、谷类、坚果类食物皆含有丰富的维生素E。

宜食忌食问答

过敏性鼻炎患者不能喝牛奶？

除非对牛奶过敏，否则不需要避免喝牛奶。

　　民间常有"过敏体质的人、过敏性鼻炎患者不能喝牛奶"的说法。实际上，导致过敏性鼻炎的过敏原很多，只有大约10%是对食物过敏，最常见的是对尘螨过敏，其他还有可能对霉菌、宠物毛皮屑、蟑螂、棉絮等过敏。如果确定牛奶是过敏原，则当然应该避免饮用，以免引发过敏。如果过敏不是牛奶所致，则可正常饮用牛奶。

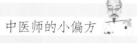

● 中医师的小偏方

1. 具有健脾、养肾、补肺功效的药材，如冬虫夏草、当归、黄芪、枸杞子、花旗参、红枣、茴香等能改善过敏体质，平日可熬煮汤汁饮用。

2. 准备红枣3颗、葱白2根、姜1片、麦芽糖10克，葱白洗净，留根须；红枣泡软后拍裂，放入锅中用大火煮约20分钟；再放入葱白、姜片，以小火煮10分钟，待沸，去渣后加入麦芽糖，搅拌至溶化即可。

● 改善过敏体质特效茶汤

1. 参枣茶：准备花旗参5克、红枣2颗、生黄芪8克，红枣泡软拍裂；所有材料用300毫升水煮约30分钟，即可饮用。

2. 黄芪枸杞红枣汤：准备黄芪15克，枸杞子、红枣各11克，红枣泡软拍裂；所有材料用300毫升水煮约30分钟，即可饮用。

韭菜拌核桃

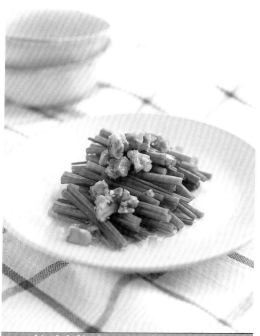

材料：
韭菜100克，核桃仁20克

调味料：
橄榄油、盐、白糖各1小匙

做法：
1. 韭菜洗净，去根部和老叶，切成长段。
2. 锅中倒半锅水煮至沸腾，放入韭菜段煮至变色，捞出，沥干。
3. 韭菜段放入碗中，加入压碎的核桃仁，和橄榄油、盐、白糖拌匀即可。

抑制发炎 + 调节免疫力

保健功效

　　韭菜含丰富的类胡萝卜素，有助于维护鼻腔黏膜细胞的健康，减缓鼻炎的发生；核桃富含B族维生素和维生素E，能调节免疫力，抑制炎症物质的形成。两者一起作用，可降低身体受到病毒和细菌感染的概率，减少过敏反应，改善过敏性鼻炎。

罗勒玉米蛋饼

材料：
鸡蛋3个，玉米粒20克，罗勒末15克，枸杞子5克

调味料：
橄榄油2大匙，盐1/2小匙

做法：
1. 鸡蛋打入碗中，加盐打匀，再加罗勒末、玉米粒和枸杞子，拌匀。
2. 锅内放油，加热，倒入步骤①的材料，以小火煎至两面金黄，卷起后切段，按自己的喜好摆盘装饰即可。

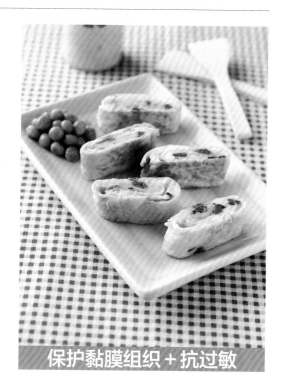

保健功效

　　玉米中的B族维生素可降低过敏发作的程度。玉米中的类胡萝卜素和鸡蛋中的维生素E一起作用，能使修复上皮细胞与黏膜组织的效果更加显著，有效对抗过敏性鼻炎。

保护黏膜组织 + 抗过敏

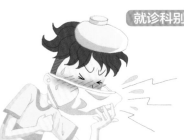

就诊科别 儿科、耳鼻喉科、内科、中医内科

Nasosinusitis

鼻窦炎

健康警讯 鼻塞、流黄鼻涕或脓绿色鼻涕、头痛、鼻涕倒流、脸颊或前额疼痛

✛ 为什么会得鼻窦炎？

鼻窦炎就是鼻窦黏膜肿胀、发炎。根据发生时间的长短，可分为急性与慢性两种。造成鼻窦炎的原因有多种，感冒引起鼻黏膜肿胀，进而造成分泌物聚积，也会引发鼻窦炎。

鼻子过敏、鼻中隔偏曲、过敏体质、鼻息肉、鼻内异物、吸烟、空气污染、空气干冷、免疫功能下降、游泳或潜水时吸入脏水、情绪压力大等都是造成鼻窦炎的可能因素。

✛ 鼻窦炎症状停看听

急性鼻窦炎最常见的症状是发热、流黄或脓绿色鼻涕、鼻涕倒流、咳嗽、头痛、脸颊或前额疼痛，其症状持续时间通常小于4周，治疗后可痊愈。

慢性鼻窦炎症状为颜面疼痛、鼻塞、流脓鼻涕、嗅觉降低、咳嗽。也有可能出现口臭、牙齿疼痛、疲倦等症状。慢性鼻窦炎症状的持续时间可超过4周。

✛ 医生小叮咛

① 家中可使用加湿器，预防鼻腔及鼻窦干燥。

② 多喝水，每天2000～3000毫升。补充水分可以稀释黏液以化痰，保持鼻腔的通畅。

③ 擤鼻涕时，一次擤一边，防止形成压力，逼细菌进入鼻腔更深的地方。

④ 使用暖气时放一盆水，以维持室内适当湿度。

⑤ 远离烟、污浊的空气、尘螨、花粉。

⑥ 维持均衡饮食的习惯，正常作息，充分睡眠。

⑦ 避免油炸、含咖啡因等的刺激性食物与饮料。

⑧ 适度运动。运动时分泌的肾上腺素能收缩血管，消除鼻窦肿胀。

舒缓不适小妙招

① 洗澡时浴室充满热蒸气，可帮助通鼻腔。

② 鼻窦疼痛时，可以用指腹按摩疼痛部位，促进新鲜血液流至此处，缓解不适。

③ 鼻窦炎发作时，可以将毛巾泡温水，拧干后覆盖在眼睛及颧骨上，能缓解鼻窦疼痛。

④ 喝杯温水，能舒缓鼻窦炎带来的不适。

鼻窦炎
营养素需求

- 维生素A
- B族维生素
- 维生素C
- 维生素E
- 类胡萝卜素
- 类黄酮
- 硒
- 锰
- 镁

鼻窦炎饮食宜忌公布栏

宜吃的食物 ○	根茎类	洋葱 胡萝卜
	瓜果类	南瓜 西红柿
	叶菜类	西蓝花 圆白菜 苋菜
	水果类	葡萄 樱桃 柳橙 柠檬 草莓 木瓜 菠萝
	其他类	豆类 坚果 鸡蛋
忌吃的食物 ✕	海鲜类	蟹 虾
	水果类	香蕉 杧果 荔枝 榴梿
	辛香类	辣椒 胡椒 芥末
	肉类	炸鸡 腌肉 腊肉
	其他类	浓茶 薯条

食材配对 西蓝花 ＋ 洋葱 ＝ 保护黏膜＋抗炎

营养加分

❶ 西蓝花里的胡萝卜素进入体内经代谢转换成维生素A，可增进上皮细胞和黏膜组织的健康，避免发生发炎现象；维生素C与类黄酮可增强鼻窦组织对疾病的抵抗力。

❷ 洋葱含有强而有力的抗菌成分——硫化合物，可抑制细菌的生长，对抗炎症；洋葱中丰富的维生素C能增强身体的抵抗力。

❸ 西蓝花搭配洋葱，能让鼻腔黏膜细胞更健康，有效预防或减缓发炎状况。

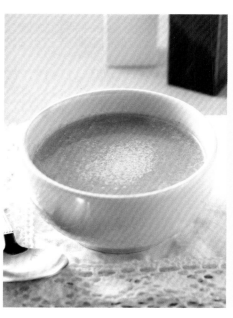

洋葱西蓝花浓汤 ②人份

■材料：
西蓝花75克，洋葱块25克，乳酪粉1小匙，高汤500毫升

■调味料：
橄榄油1小匙，盐1/4小匙

■做法：

❶ 锅内放油，加热，加西蓝花和洋葱块翻炒，倒入高汤，小火煮30分钟，加盐调匀，放凉，倒入果汁机中打成汁。

❷ 蔬菜汁倒入锅中煮至沸腾，食用前撒上乳酪粉即可。

明星食材 →西蓝花

■增强抵抗力　■保护黏膜
■抗氧化　■美化肌肤
■预防动脉硬化

鼻窦炎饮食调养重点

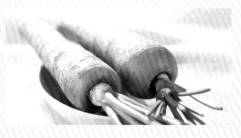

❶ 摄取均衡的营养，不要偏食，六大类食物都要吃。营养足够，身体的免疫力、抵抗力才会提升。

❷ 多吃新鲜的蔬菜。蔬菜含有丰富的维生素C，能对抗病毒和细菌感染，减缓鼻窦炎的不适症状。

❸ 摄取足够的维生素A，因其能有效强化免疫系统的功能，同时修复呼吸道上皮组织。动物肝脏、鱼肝油等富含维生素A。

❹ 可以适量选择温性的食物，如韭菜，可以减轻鼻黏膜肿胀充血，改善流鼻涕的症状。

❺ 补充足够的β-胡萝卜素。β-胡萝卜素经胃肠道消化分解后会转化成维生素A。β-胡萝卜素存在于许多天然的食物中，黄色、橙色、绿色蔬菜，如木瓜、胡萝卜、南瓜、西红柿、菠菜、红薯等都是摄取来源。

❻ 少吃辛辣刺激、肥腻、生冷、易过敏食物，如麻辣火锅、炸鸡、冰激凌、虾、蟹等。

宜食忌食问答

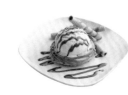

鼻窦炎患者可以吃冰吗？

尽量少吃。若要吃，则应小口慢慢吃。

　　鼻窦炎患者的鼻腔黏膜比一般人敏感，且因为发炎，所以对温度的反应较大。当摄取冰品、冰激凌时，会造成身体自主神经反应，连带鼻腔黏膜也会产生刺激反应，进而引发一连串不适症状。如果真的很想吃，建议小口小口进食，可减少寒冷的刺激反应。为了鼻腔健康，建议鼻窦炎患者尽量不吃冰激凌、不喝冰饮料。

● 中医师的小偏方

❶ 中医认为，草本植物辣根、蒜、葱、葫芦巴、鱼腥草能帮助减少黏液分泌，缓解鼻窦炎，改善流鼻涕症状。

❷ 准备黄芪30克，防风、白芷各12克，苍耳子8克，甘草4克；将药材放入锅中，加入1000毫升水，以中火熬煮至沸腾，再煮15分钟；之后熄火，去渣取汁，即可饮用。

● 舒缓鼻窦炎不适特效茶饮

❶ 川芎白芷茶：准备川芎、白芷各12克，用1000毫升水熬煮，取药汁，加适量绿茶和红糖即成。

❷ 菊花蔓荆子茶：菊花、蔓荆子各15克，用1000毫升水熬煮10分钟，取汁并加适量白糖，即可饮用。

苋菜香炒皮蛋

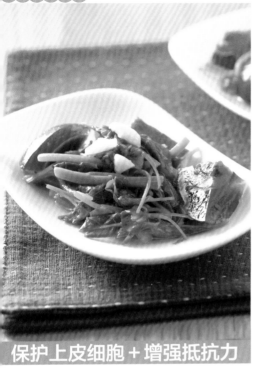

材料：
苋菜100克，皮蛋1个，蒜1瓣

调味料：
盐、白糖各1/4小匙，色拉油1小匙，酱油1/2小匙

做法：
1. 苋菜洗净，切段；皮蛋去壳，以冷水冲净，切成小块；蒜去皮，切碎。
2. 油锅加热，爆香蒜末，加苋菜段炒至熟软，加皮蛋块略炒。
3. 加酱油、盐和白糖调匀即可。

保健功效

苋菜和皮蛋的蛋黄含有丰富的类胡萝卜素、维生素A，能维护上皮细胞与黏膜组织健康，有效对抗细菌的入侵；苋菜含有大量维生素C，能强化身体对抗疾病的能力，并能和维生素A协同作用，发挥更强功效，预防或减轻鼻腔阻塞、发炎等不适。

保护上皮细胞 + 增强抵抗力

清煮南瓜

材料：
南瓜120克

调味料：
酱油、水淀粉、白糖各1大匙

做法：
1. 南瓜洗净，去皮，去瓤，切成大块。
2. 锅中倒入半锅水煮至温热，放入南瓜块，以大火煮至沸腾。
3. 加入酱油、白糖和水淀粉拌匀，转小火，续煮至南瓜块熟软，根据自己的喜好摆盘装饰即可。

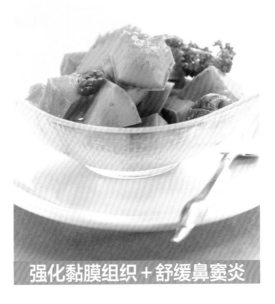

保健功效

南瓜中胡萝卜素、维生素C的含量皆相当高，且其中的胡萝卜素经加热也不易被破坏，可维护鼻腔黏膜细胞健康，有助于改善鼻窦炎的症状。

强化黏膜组织 + 舒缓鼻窦炎

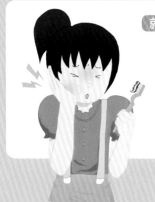

就诊科别　牙科、中医内科

Periodontal Disease

牙周病

健康警讯　牙龈红肿发炎，刷牙时流血，牙龈出血、萎缩、化脓，口臭，牙齿动摇

✚ 为什么会得牙周病?

牙周病就是支持牙齿稳固的组织，包括牙龈、齿槽骨及牙周韧带发生病变，无法紧密包住牙齿，导致牙齿松动等现象而发生的疾病。牙周病是一种慢性疾病，一般可分为牙龈炎和牙周炎。

牙菌斑是造成牙周病的主要元凶，口腔卫生习惯不良是导致牙菌斑滋生的原因。吸烟者、怀孕妇女、压力过大者、有磨牙习惯者、糖尿病患者、白血病患者、酗酒者等均为牙周病的高危险人群。

✚ 牙周病症状停看听

牙周病早期没有明显症状，只会偶尔出现牙龈红肿、刷牙时流血等现象，常被认为是火热内盛而忽略。随着病情恶化，症状才会逐渐明显，如牙龈发炎、萎缩、出血、化脓，口臭，牙齿松动、移位，牙齿显得较长，咀嚼时疼痛等症状。牙周病患者若不加以治疗，最后会导致牙齿掉落。

✚ 医生小叮咛

① 养成饭后立刻刷牙的好习惯。至少早、晚各使用1次牙线，并用牙刷清洁口腔。也可使用电动牙刷，帮助去除牙垢。

② 刷完牙将牙刷放入杯中，刷头朝上，让牙刷风干，减少细菌滋生。

③ 刷牙时应该连同牙龈一起轻刷，将牙刷倾斜45°接触牙龈和牙齿交界点，一次刷2颗牙。一次动作勿刷太多颗牙，以免损伤牙龈。

④ 补充维生素C与钙质，以保护牙龈与牙齿。

⑤ 漱口水不能代替刷牙。

⑥ 学会缓解压力，过度紧张会造成牙龈负担。

预防牙周病的妙招

① 每天使用2次牙线，可减少牙齿间的牙垢。

② 刷牙时记得刷舌头，以去除细菌毒素，减少口腔内的细菌。

③ 把手洗干净，用拇指及食指夹住牙龈，来回摩擦以按摩牙龈，可以促进牙龈内的血液循环。

牙周病
营养素需求

| ●维生素A | ●叶酸 | ●维生素C | ●维生素D | ●钙 |
| ●磷 | ●氟 | ●锌 | ●类胡萝卜素 | |

牙周病饮食宜忌公布栏

宜吃的食物 ○	蔬菜、菇蕈类	胡萝卜 牛蒡 西红柿 青椒 芹菜 魔芋 豆芽菜 上海青 菠菜 红薯叶 茼蒿 芥蓝 西蓝花 芦笋 香菇
	水果类	番石榴 葡萄 莲雾 火龙果 苹果 猕猴桃 香蕉
	海鲜类	沙丁鱼 银鱼 鳗鱼 虾 蟹 蚬 文蛤 牡蛎
	谷类	胚芽米 糙米 大麦 小麦 燕麦
	奶蛋类	牛奶 酸奶 乳酪 鸡蛋
	其他类	无糖口香糖 瘦肉
忌吃的食物 ✕	饮品类	碳酸饮料
	其他类	巧克力 含糖口香糖 糖果 饼干 奶油蛋糕 果酱 蜂蜜 棉花糖

食材配对 **乳酪** ＋ **西红柿** ＝ 强健牙齿＋保护牙龈

营养加分

1. 乳酪的钙含量非常丰富，又容易被人体吸收，具有强健骨骼与保护牙齿的作用，能提高骨质密度，强化珐琅质，让牙齿更坚固。
2. 西红柿的维生素C及类胡萝卜素含量丰富，能减缓血管氧化、强化毛细血管、保持血管的弹性，也可以防止牙龈肿胀、流血或牙齿松动等症状。
3. 乳酪的钙质和西红柿的维生素C、类胡萝卜素是维护牙齿与牙龈健康的重要营养素。两者搭配，能预防并减缓牙周病等相关症状。

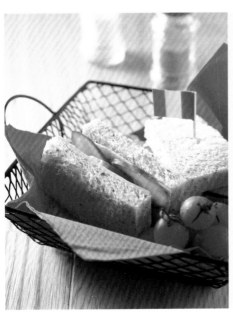

西红柿乳酪三明治 ①人份

■材料：
全麦吐司2片，西红柿1片，小黄瓜片10克
■调味料：
低脂乳酪1片
■做法：

1. 低脂乳酪片置于吐司上，擦干西红柿的水分，和小黄瓜依序置于乳酪片上。
2. 用另一片吐司将材料夹起来，再以锡箔纸将吐司包好。
3. 放进预热好的烤箱，烤8～10分钟，根据自己的喜好摆盘装饰即可。

明星食材 →乳酪

■强化珐琅质　■防止蛀牙
■强健骨骼　　■保护牙齿

193

牙周病饮食调养重点

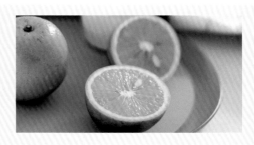

1. 多吃新鲜的蔬果，因其富含维生素C，能促进胶原蛋白生成，让牙床更结实，防止牙龈出血，降低牙周病发生的概率。

2. 补充足够的叶酸，因叶酸能减少牙龈发炎及肿大的情形。富含叶酸的食物有全谷类、豆类、绿色蔬菜、柑橘类水果。

3. 摄取足够的维生素A和类胡萝卜素，这两种营养素能维持牙齿及牙周组织的健康。平日可以从牛奶、动物肝脏、鱼肝油、南瓜、鸡蛋中获取维生素A；从橙色、黄色、绿色蔬果中获取类胡萝卜素。

4. 不偏食，均衡摄取六大类营养物质，吸收足够营养素，以维持牙周组织健康。

5. 补充足够的维生素D。缺乏维生素D会影响牙周韧带和齿槽骨的健康。阳光中的紫外线照射到皮肤，可促使维生素D合成。平日可以在清晨或黄昏时，晒15分钟太阳，也可摄取含有维生素D的乳制品、蛋黄、小鱼干等食物。

宜食忌食问答

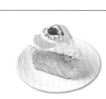

有牙周病的人可以吃甜食吗？

只要做好口腔卫生管理，不要过量就可以。

　　想要预防牙周病，在进食上是有技巧的。甜食容易产生酸性物质，造成口腔问题。想要降低蛀牙、牙周病发生的概率，就应该减少甜食在口腔中停留的时间。我们的口腔有自动清洁机制，进食20分钟内口水会自动增加分泌、洗刷残渣，建议在20分钟内吃完甜食，之后马上刷牙漱口，别让糖分滞留在口腔中。

中医师的小偏方

1. 中医认为，使用蒲公英、金银花、菊花、黄连、夏枯草、知母、玉竹、麦门冬、黄檗等药材所煮的药汁漱口，能预防牙周病。

2. 中医认为，由生地黄、熟地黄、麦门冬、天门冬、枇杷叶、茵陈、枳壳、石斛、黄芩、甘草组成的甘露饮，以及由熟地黄、山药、山萸肉、茯苓、泽泻、牡丹皮组成的六味地黄丸，均能对抗牙周病。

缓解牙龈出血、牙龈肿痛特效茶饮

1. 莲子茶：用600毫升沸水闷泡3克干燥的莲子心3~5分钟，茶水变黄色后沥掉莲子心，即可饮用。

2. 薄荷茶：准备薄荷3克、绿茶5克，放入杯中，倒入350毫升沸水，闷泡约10分钟，即可饮用。

银鱼炒苋菜

材料：

苋菜100克，银鱼25克，蒜1瓣，姜1片，水30毫升

调味料：

米酒、盐各1/4小匙，色拉油2小匙，香油1/3小匙

做法：

❶ 苋菜洗净，切小段；蒜去皮，切末；姜切丝。

❷ 锅内放油，加热，爆香蒜末、姜丝，放入苋菜段、银鱼、米酒、盐和香油，大火快炒均匀。

❸ 加水，煮至沸腾后转小火，炒至苋菜段熟软即可。

保健功效

　　银鱼钙质含量相当丰富，鱼骨又极为细软，可轻易被人体吸收，对骨骼与牙齿有益；苋菜的钙含量和维生素C含量皆不低，具有保护牙齿与牙龈的功效，能预防或减缓牙龈发炎、牙齿松动等现象。苋菜中的镁能帮助银鱼中钙质的保存，两者搭配食用，更能强化牙齿与牙龈的健康。

强化牙齿＋改善牙龈出血

柠檬汁

材料：

柠檬1个，冷开水350毫升，柠檬片适量

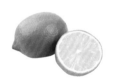

做法：

❶ 柠檬洗净，榨成柠檬原汁。

❷ 将柠檬原汁倒入水杯，加入适量水，搅拌均匀。

❸ 饮用前，可加入适量冰块，放入柠檬片装饰。

保健功效

　　柠檬富含维生素C，能减缓血管氧化，保持血管弹性，保护牙龈的健康，防止牙龈肿胀、出血等牙周病相关症状的出现。

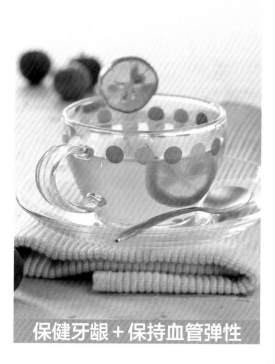

保健牙龈＋保持血管弹性

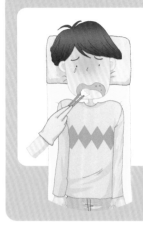

牙科疾病

就诊科别 牙科、中医内科

Canker Sore

口腔溃疡

健康警讯 嘴破、口腔黏膜上出现小溃疡

➕ 为什么会得口腔溃疡？

常见的口腔溃疡有口疮性溃疡、外伤性口腔溃疡及感染性口腔溃疡。

口疮性溃疡在压力过大、熬夜、生理期前后等状况下容易发生；外伤性口腔溃疡多由外伤引起，如咬伤、烫伤、佩戴不适合的假牙等；感染性口腔溃疡可能由Ⅰ型单纯疱疹病毒、艾滋病、肺结核、梅毒、淋病引起，某些皮肤病也会引发口腔溃疡。

➕ 口腔溃疡症状停看听

口腔溃疡明显的症状是嘴破疼痛，口腔黏膜会出现一到数个浅浅的小溃疡，周围有红色发炎的区域。

口腔溃疡依照不同类型有不同特征。口疮性溃疡多半只有1个溃疡部位。感染性口腔溃疡，在溃疡出现前，会先形成多个不痛的水疱；水疱破后溃疡便形成，疼痛感才会出现。

➕ 医生小叮咛

① 口腔溃疡期间多喝水。
② 刷牙要避免碰到伤口，以免加重病情。
③ 溃疡时宜吃软的食物，避免食用粗硬食物。
④ 维持稳定、轻松、愉快的心情，学会缓解压力。
⑤ 生活作息要正常，避免熬夜、睡眠不足。
⑥ 少吃辛辣、油炸、高热量、口味重的食物。
⑦ 补充足够的B族维生素及铁质。
⑧ 做好口腔清洁，减少口腔溃疡的发生。
⑨ 涂抹药膏前先询问医生，以免影响康复。
⑩ 若假牙是引发溃疡的因素，宜请牙医治疗。

舒缓不适小妙招

① 将1/3小匙盐溶于250毫升温开水中，进食前后各漱口1次，能促进伤口愈合。
② 在进食前15分钟口含干净的碎冰，有助于减缓进食时伤口的疼痛感。
③ 一般来说，口疮性溃疡发病1～2周后会自动痊愈，若想缩短病程，可请医生开药治疗。

口腔溃疡
营养素需求

- 维生素A
- 维生素B₁
- 维生素B₂
- 维生素B₅
- 维生素B₆
- 维生素H
- 维生素B₁₂
- 维生素C
- 铁
- 锌
- 叶酸
- 类黄酮
- 硫

口腔溃疡饮食宜忌公布栏

宜吃的食物	肉类	鸡肉 猪肉 牛肉
	海鲜类	鳗鱼 银鱼
	奶蛋类	牛奶 乳酪 酸奶 鸡蛋
	谷类	糙米 胚芽米 燕麦 小麦
	蔬菜、菇蕈、藻类	西蓝花 菠菜 圆白菜 胡萝卜 白萝卜 芦笋 冬瓜 苦瓜 南瓜 土豆 红薯 芹菜 西红柿 香菇 黑木耳 海藻 紫菜
	水果类	番石榴 苹果 葡萄 西瓜 杧果 荔枝 香蕉
	其他类	冰水 酵母 黄豆 豆腐
忌吃的食物		花生 核桃 杏仁 腰果 巧克力 柠檬 辣椒 花椒 胡椒 葱 姜 蒜 韭菜 咖喱 芥末 羊肉

食材配对 燕麦 + 小麦 = 防口腔溃疡+强健黏膜

营养加分

❶ 燕麦含有丰富的B族维生素和矿物质。B族维生素具有维护口腔黏膜健康的作用，能促进细胞再生，提高伤口的复原能力；矿物质则有助于伤口的愈合。

❷ 小麦皮中B族维生素的含量丰富，可维护黏膜健康。适当补充，能降低口腔溃疡发生的频率。

❸ 燕麦与小麦都含有丰富的B族维生素，可强化细胞再生和复原的能力，加快口腔溃疡的愈合。

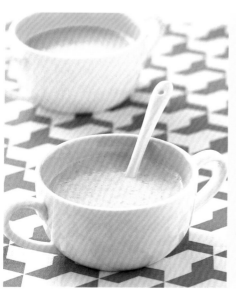

香甜燕麦浆 ①人份

■**材料：**
燕麦、小麦胚芽各25克，水350毫升

■**调味料：**
白糖1小匙

■**做法：**

❶ 将燕麦、小麦胚芽洗净，燕麦泡水3小时。

❷ 燕麦与小麦胚芽放入食物调理机中，加110毫升水，打成浆状。

❸ 将麦浆倒入锅中，加240毫升水煮至沸腾，再加白糖调匀即可。

明星食材 →燕麦

■修复黏膜细胞　■调节血糖
■预防动脉硬化
■调节身体免疫
■促进伤口愈合

口腔溃疡饮食调养重点

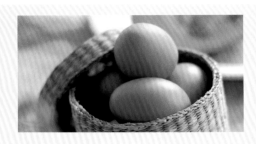

1. 均衡摄取六大类营养物质，调节身体的免疫力。当免疫功能失调时，容易造成黏膜血液循环不良，导致口腔长出大大小小的溃疡。

2. 补充足够的B族维生素，可以从全谷类、肉类、豆类、蛋奶类、深色蔬菜中获取B族维生素。

3. 摄取新鲜的蔬果，因其富含维生素C，能促进伤口愈合。

4. 摄取足够的维生素A或类胡萝卜素，这两种营养素可以保护皮肤与黏膜。平日可以从南瓜、胡萝卜等黄色或橙色蔬菜及芦笋、西蓝花等深绿色蔬菜，以及动物肝脏中取得。

5. 补充足够的叶酸。当叶酸不足时，容易引发口腔溃疡。富含叶酸的食物有绿色叶菜类蔬菜、柑橘类水果、土豆、胡萝卜、五谷杂粮、牛奶等。

6. 适量补充铁与锌，两者能加速伤口的愈合。富含铁的食物有肉类、深色蔬菜、全谷类、豆类等；富含锌的食物有海鲜、肉类、豆类、全谷类。

宜食忌食问答

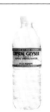

喝盐水可以让口腔溃疡好得更快？

不行。口腔溃疡患者应该多喝白开水。

有人认为，盐具有杀菌的效果，当口腔长溃疡时，喜欢喝大量盐水，希望通过盐水将口腔内的细菌杀死。其实，当口腔长溃疡时，维持唾液的分泌能保持口腔黏膜组织血液循环良好，促进溃疡的康复；喝下大量盐水，反而会促使水分随着盐分流失，产生反作用。想要杀菌，可以用淡盐水漱口，多喝白开水，维持唾液正常分泌。

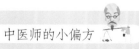

中医师的小偏方

1. 准备枸杞子8克、黄芪1克，用300毫升沸水冲泡，待降温后，即可饮用。

2. 选择一些凉润但不冰的食物，如鲜甘蔗汁、鲜莲藕汁、鲜梨汁、木耳、百合、荸荠、麦门冬等，以改善口腔溃疡的发炎与疼痛。

3. 将西瓜皮洗净，削去外面的青皮，切成细丝，加一点盐，揉搓后去除水分；最后加一点白糖和醋，拌匀即可食用。

舒缓嘴破疼痛的特效食品

1. 冰激凌：冰激凌可以补充因为减少饮食而摄取不足的热量及营养。冰凉的温度能镇静伤口，舒缓疼痛。

2. 冰鲜奶：冰鲜奶所含营养素能帮助修复伤口。饮用时，可以让鲜奶在口中停留久一点，以舒缓疼痛、加速伤口愈合。

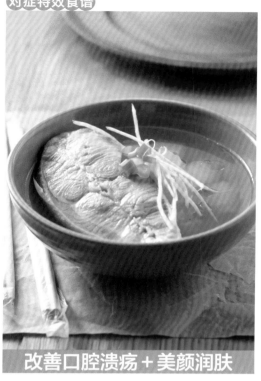

改善口腔溃疡 + 美颜润肤

冬瓜三文鱼汤

材料：
三文鱼50克，冬瓜100克，水350毫升，葱白丝、葱花各适量

调味料：
色拉油1小匙，盐1/4小匙

做法：
❶ 冬瓜洗净，去皮去籽，切小块；三文鱼洗净。
❷ 油锅加热，倒水，以大火煮至沸腾，转小火，放入冬瓜块续煮15分钟。
❸ 加入三文鱼，再煮15分钟，最后加盐调味，盛碗后放上葱白丝和葱花装饰即可。

保健功效

　　冬瓜含有丰富的维生素C，可调节身体免疫力，促进黏膜愈合；三文鱼富含B族维生素，能促进细胞的新生与新陈代谢。冬瓜中的维生素C会促进鱼肉中B族维生素的作用，两者搭配，可加强伤口的复原能力，改善口腔溃疡。

降火芦笋苦瓜汁

材料：
苦瓜50克，芦笋75克，冷开水300毫升

调味料：
蜂蜜2小匙

做法：
❶ 芦笋洗净，去老皮，切段；苦瓜洗净，去籽，切成小块。
❷ 芦笋段、苦瓜块放入果汁机中，加冷开水和蜂蜜，搅打均匀，滤去粗渣，取汁。
❸ 饮用前，可加入适量冰块，提升美味度。

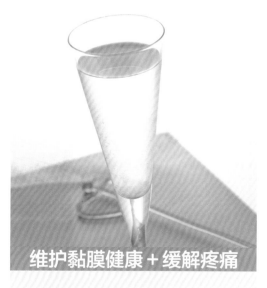

维护黏膜健康 + 缓解疼痛

保健功效

　　苦瓜可以清热降火，所含维生素C与苦瓜蛋白能帮助组织修复，加快口腔黏膜愈合；芦笋含有丰富维生素C与类胡萝卜素，能维护黏膜健康。两者搭配，可缓解口腔溃烂引起的疼痛。

1人份	糖类：13.5克	蛋白质：2.1克
	脂肪：0.3克	膳食纤维：2.4克

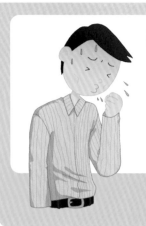

就诊科别 胸外科、肿瘤科

Lung Cancer、 Cancer Of Lung

肺癌

健康警讯 咳嗽、痰中带血、胸部闷痛、发热、呼吸困难、声音沙哑

为什么会得肺癌？

　　肺癌是肺部出现的恶性肿瘤。病因众多，据研究显示，遗传基因会影响肺癌的发病率。吸烟，长期吸二手烟，生活在空气污染严重的区域，时常暴露于烹调油烟下，长期接触含石棉、石油、沥青、镍、氯乙烯、砷、苯胺染料、氡气、放射线、亚硝酸盐等毒性物质，摄取过多高脂肪食物，曾罹患肺炎、慢性支气管炎等肺部疾病的人，都是罹患肺癌的高危人群。

肺癌症状停看听

　　肺癌初期的症状并不明显，但仍有蛛丝马迹可循。若身体出现慢性咳嗽、胸部感到闷痛或压迫感、痰中带血、呼吸困难、呼吸有类似气喘的哮鸣声、声音沙哑、经常性不明原因发热、反复性肺炎或支气管炎、颈部和脸部肿胀、食欲降低、体重减轻、疲倦等不适症状，最好尽快就医诊断。

✚ 医生小叮咛

① 及早戒烟是预防肺癌最好的方法。

② 拒绝二手烟，可降低肺癌的发病率。

③ 因职业关系必须接触致癌物质者，工作期间应确保使用保护器材，并遵守工作安全程序。

④ 长期处于工业区或空气污染区域者，可以安装空气净化机，以过滤污染物。

⑤ 减少高油温和油炸的料理方式，定期清理油烟机。

⑥ 家中习惯点香、蚊香者，要保持室内空气流通，建议不在卧室中使用。

⑦ 40岁以上者，宜每年做1次胸部X光检查。

预防肺癌小妙招

① 每天在空气清新的环境下做运动，可以促进血液循环，强化肺部功能。

② 每天早、晚用手掌轻轻来回按摩胸部，可以舒缓呼吸肌。

③ 照顾好自己的呼吸系统，有呼吸道感染时要妥善治疗。

肺癌
营养素需求

- 维生素A
- 维生素B₂
- 维生素C
- 蛋白质
- 硒
- 锌
- 类胡萝卜素
- 类黄酮
- 槲皮素

肺癌饮食宜忌公布栏

<table>
<tr><td rowspan="5">
宜吃的食物</td><td>肉类</td><td>瘦肉 牛肉 鸡肉 鱼肉</td></tr>
<tr><td>谷类</td><td>糙米 燕麦 全麦 米麸 黑麦 荞麦 薏苡仁</td></tr>
<tr><td>蔬菜、菇蕈类</td><td>圆白菜 大白菜 小白菜 上海青 油菜 芥菜 西蓝花 芥蓝
白萝卜 莲藕 西红柿 黑木耳 银耳 胡萝卜 山药 南瓜</td></tr>
<tr><td>水果类</td><td>葡萄 柑橘 草莓 苹果 木瓜</td></tr>
<tr><td>其他类</td><td>牛奶 鸡蛋 黄豆 豆腐 豆浆 豆干 杏仁 松子 核桃
莲子</td></tr>
<tr><td>✕
忌吃的食物</td><td colspan="2">香肠 火腿 蜜饯 腌肉 炸鸡排 熏鸡 辣椒 咖喱 胡椒粉 芥末 咖啡
浓茶</td></tr>
</table>

食材配对　**花椰菜** ＋ **胡萝卜** ＝ 抗氧化＋防癌变

营养加分

① 花椰菜含有一种叫槲皮素的物质，具有抗炎与抗癌作用。

② 胡萝卜中的胡萝卜素进入体内，经由肝脏代谢转换成维生素A，能减少细胞癌变；膳食纤维可促进胃肠蠕动，减少致癌物滞留；硒元素可提升免疫力，减少癌细胞的产生。

③ 花椰菜含丰富的维生素C，与富含胡萝卜素的胡萝卜搭配食用，可发挥更好的抗氧化功能。

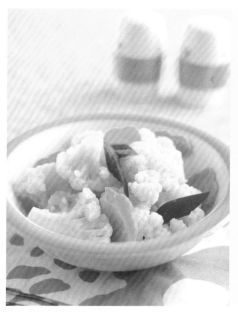

糖醋凉拌花椰菜

（1人份）

■材料：
花椰菜100克，胡萝卜、红甜椒各10克

■调味料：
醋1小匙，盐1/3小匙，白糖1/2小匙

■做法：

① 材料洗净。花椰菜切成小朵；胡萝卜去皮，和红甜椒均切片。

② 水倒入锅中煮沸，放入花椰菜、胡萝卜片、红甜椒片煮熟，捞起、沥干，盛入盘中，加醋、盐和白糖拌匀即可。

明星食材 →**花椰菜**

■抗氧化　　■防癌抗老
■调节免疫力　■美颜润肤
■预防贫血　　■减少皱纹

肺癌饮食调养重点

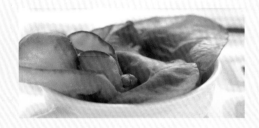

1. 多吃新鲜蔬果，其所含营养素可清除肺部的致癌物，还可协助修复受损的肺部组织，达到预防肺癌及抑制癌细胞生长的效果。

2. 摄取花椰菜、上海青、芦笋、莴苣、圆白菜、菠菜等深色蔬菜。

3. 红色、橙色、黄色的蔬果，如南瓜、胡萝卜、西红柿、枇杷、红薯等，含丰富的类胡萝卜素，可减少肺癌的发生。

4. 绿茶中的特殊成分会使癌化的细胞容易凋亡。长期适量饮用绿茶，可以改善并加强体内抗氧化的状态，降低肺癌的发病率。

5. 多选择易消化的蛋白质，如豆腐。

6. 想预防肺癌，可摄取补肺、益肺食物，如百合、枇杷、银耳、山药、水梨、莲藕、蜂蜜、莲子。

7. 长时间处于空气污染较严重环境里的人，可适量补充类胡萝卜素、维生素A和维生素C。

8. 饮食方面，把握"少油、少盐、少糖"的原则。

宜食忌食问答

生机饮食较天然，最适合肺癌患者采用？

不能将生机饮食作为唯一的饮食方式。

　　生机饮食是指食用未经烹煮的无污染食材和新鲜植物。虽可摄取较多易被热破坏的营养素，但寄生虫与细菌污染的疑虑和营养不均衡的问题不容忽视。临床上可见使用生机饮食不当，造成体力不足、免疫力降低而无法继续常规治疗的案例。肺癌患者需要均衡且卫生的饮食，除非能完全确认食物来源，否则尽量勿生食，更不能把生机饮食当成唯一的饮食方式。

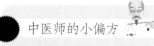

中医师的小偏方

1. 莲藕有修复肺部组织、清除有害物质的作用，摄取莲藕汁或泡莲藕粉，有益肺部健康。

2. 可活用山药与百合调养肺部，将其入菜，做成百合炒虾仁、百合炒芦笋、百合炒山药等。

3. 肺癌患者需要补充高营养、高蛋白食物，可把黑芝麻、阿胶等药材放入菜肴里，如黑芝麻糊、阿胶炖牛肉，以摄取植物性蛋白质和动物性胶原蛋白。

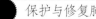

保护与修复肺部组织特效饮品

1. 莲藕饮：莲藕2节，洗净，以沸水汆烫数分钟，取出切薄片，置果汁机中，加350毫升冷开水打成汁，去渣加白糖即可。

2. 胡萝卜汁：胡萝卜1根，洗净，去皮，汆烫后切丝，与350毫升冷开水和蜂蜜一同放入果汁机中打汁，去渣即可。

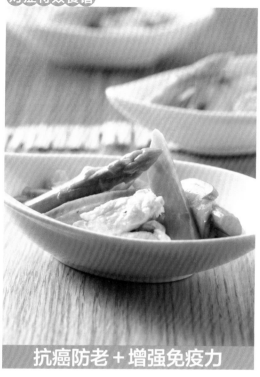

芦笋炒三丝

材料：

芦笋50克，新鲜香菇1朵，胡萝卜10克，鸡胸肉35克，蒜1瓣

调味料：

色拉油2小匙，盐1/4小匙

做法：

1. 材料洗净。芦笋切段，新鲜香菇、胡萝卜、鸡胸肉切粗丝，蒜去皮、切末。
2. 色拉油倒入锅中加热，放入蒜末爆香，再加入其余材料翻炒至熟。
3. 加盐调味即可。

抗癌防老 + 增强免疫力

保健功效

芦笋富含类胡萝卜素和维生素C，具有抗氧化作用。香菇中的多糖体可增强T淋巴细胞的免疫功能。胡萝卜中的胡萝卜素进入体内后，经作用会转换成维生素A，有助于减少细胞癌变；加入鸡肉一起煮，溶于脂肪，将更容易被肠道吸收。所有食材搭配食用，可发挥更强大的防癌效果。

上海青炒香菇

材料：

上海青125克，干香菇4朵，蒜1瓣，水15毫升

调味料：

米酒、盐各1/2小匙，色拉油2小匙

做法：

1. 材料洗净。上海青切段。
2. 干香菇浸泡于水中至软，切块；蒜切末。
3. 锅内放油，加热，爆香蒜末、香菇块，放入上海青段、米酒、盐和水，大火快炒至菜熟软，即可熄火起锅。

保健功效

香菇中的硒与上海青中的维生素E、类胡萝卜素一起作用，能增强抗氧化效果，避免身体因细胞氧化而加速老化，更可减少细胞氧化所发生的突变，降低致癌风险。

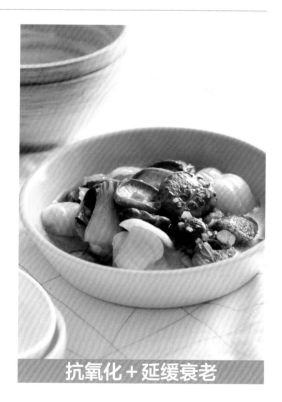

抗氧化 + 延缓衰老

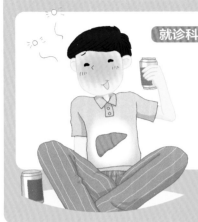

就诊科别 普通内科、肿瘤科

Liver Cancer

肝癌

健康警讯 食欲下降、体重减轻、容易感到疲倦、发热、腹部肿胀、皮肤和巩膜变黄

为什么会得肝癌？

肝癌是肝细胞因异常分裂增生形成的肿瘤，也称为"恶性肝肿瘤"或"肝细胞癌"。

研究显示，乙型病毒性肝炎携带者、丙型病毒性肝炎携带者、肝硬化患者，经常食用发霉食物（如发霉的花生、玉米或谷类），摄取过量铁、铜元素，长期酗酒和服用过量肾上腺皮质激素、雌激素等药物，皆和肝癌的发生有密切关系。

肝癌症状停看听

容易感到疲倦、食欲不振、体重下降、身体虚弱、上腹部有肿块、右上腹出现疼痛感并延伸到背部和肩膀、腹部肿胀、腹部胀气、皮肤和巩膜变黄、出现茶色的尿，都是肝癌可能出现的症状。

上述症状初期通常不明显，当症状明显时，多半已进入较严重阶段。定期检查是早期发现肝癌的最好方法。

✚ 医生小叮咛

1. 预防肝癌，平日要预防乙型病毒性肝炎或丙型病毒性肝炎感染。
2. 乙型病毒性肝炎和丙型病毒性肝炎携带者、慢性肝炎患者、肝硬化患者、家族中有罹患肝癌者，每半年要做血清甲胎蛋白、肝功能和腹部B超等检查。
3. 远离香烟，少喝酒。
4. 避免不必要的注射和输血。
5. 采用手术方式治疗者，术后要遵照医生嘱咐，补充适量的维生素且定期追踪。
6. 患者有淤血或刷牙流血等现象，要立即就医。
7. 不宜乱服成药或偏方，以免增加肝脏负担。
8. 患者应保持规律生活，不熬夜，摄取适量蔬果。

保护肝脏简易运动

1. 两手搓热后，双手中间3指向内，以一般力度缓缓插入乳头外侧肋骨的下方2～3厘米深。
2. 双手交叉环抱于胸前，左手在外。身体慢慢扭向左边45°，深深吸气到不能吸为止，再缓缓呼气。身体向右扭45°，再进行一次上述深吸呼动作。

肝癌
营养素需求

- 维生素A
- 维生素B_1
- 维生素B_2
- 维生素B_3
- 维生素B_5
- 维生素B_6
- 叶酸
- 维生素B_{12}
- 维生素C
- 维生素E
- 维生素H
- 蛋白质
- 中链脂肪

肝癌饮食宜忌公布栏

宜吃的食物	谷类	糙米 小米 燕麦 米麸 黑麦 荞麦 薏苡仁
	蔬菜类	青椒 圆白菜 苋菜 西蓝花 西红柿 菠菜 芥菜 苦瓜 芹菜 小白菜
	水果类	葡萄柚 柳橙 柑橘 猕猴桃 柠檬 草莓
	海藻类	紫菜 洋菜 海藻
	菇蕈类	香菇 草菇 蘑菇 银耳
	其他类	海参 鸡蛋
忌吃的食物	饮料类	碳酸饮料 高糖饮料
	其他类	炸鸡 薯条 火腿 香肠 腊肉

食材配对 **香菇** + **鳕鱼** 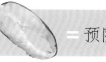 = 预防癌症 + 调节免疫力

营养加分

❶ 香菇低脂、低胆固醇、低热量，含蛋白质、B族维生素、维生素D、钙、碘、镁、钾、铁等成分，营养价值高。其中，B族维生素有助于肝脏的新陈代谢；多糖体可调节免疫力，抑制肿瘤细胞的生长。

❷ 鳕鱼含丰富的优质蛋白质、EPA、DHA和维生素A，可降低细胞发生癌变的概率。

❸ 香菇中的维生素D和鳕鱼中的维生素A一起作用，可调节人体的免疫功能，或抑制病情的恶化。

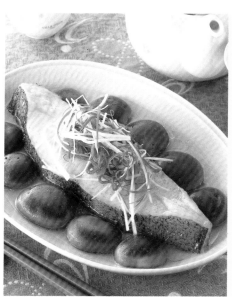

清蒸鲜菇鳕鱼

■材料：
鳕鱼100克，新鲜香菇10朵，葱1根，姜2片，红辣椒丝适量

■调味料：
色拉油1大匙，盐1/3小匙

■做法：

❶ 香菇洗净，去蒂，汆烫，沥干；姜、葱切丝；鳕鱼以盐腌10分钟。

❷ 鳕鱼、香菇摆盘，蒸10分钟取出。

❸ 撒上葱丝、姜丝、红辣椒丝，淋上加热的色拉油即可。

明星食材 →**香菇**

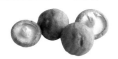

■抑制肿瘤生长　■预防癌症
■促进血液循环　■预防便秘
■降血压和胆固醇

肝癌饮食调养重点

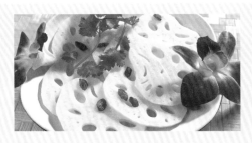

1. 尽量少吃高脂食品，如比萨、薯片、甜点、香肠、肥肉和皮脂。在营养均衡的原则下，脂肪的摄取仍有必要，可适量补充低脂肪食品，如低脂牛奶，或以植物油炒菜。

2. 远离烟酒、少吃辛辣和腌渍的食物。姜母鸭、麻油鸡等容易上火的食物，也不宜吃太多。

3. 摄取足量的新鲜蔬果，如红凤菜、莲藕、菠萝、猕猴桃等。

4. 伴随消化道出血、牙龈出血和皮下出血等症状者，宜摄取富含维生素C、维生素K的食品，如圆白菜、西蓝花、西红柿、橘子、草莓、葡萄等。

5. 补充鸡蛋，新鲜的海鲜，猪、牛、鸡的瘦肉，摄取足够蛋白质。

6. 摄取牛蒡、糙米、薏苡仁等膳食纤维含量高的食材，有助于排便顺畅，减少体内毒素。

7. 不可食用发霉的谷类、坚果、豆类。

8. 合并有食管静脉曲张的患者，要避免食用粗糙、坚硬的食物，流质食物是比较好的选择。

宜食忌食问答

肝癌患者胃口差，容易营养不良，应多吃保健品？

除非咨询过医生，否则不可随意吃保健品。

　　市面上的保健品琳琅满目，除了制造来源、合格与否等问题，任意或偏重某一种营养素的补充，都有可能增加肝脏的负担，不但达不到改善病情的效果，反而可能让病情加重。肝癌患者的饮食，建议尽量采用天然新鲜食材进行烹调，若营养的摄取依然不足，想要通过保健品进行补充，也一定要和医生讨论，不可随意购买食用，以免出现相反的效果。

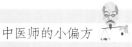

● 中医师的小偏方

1. 红枣味甘，性温，含蛋白质、类胡萝卜素、维生素C、氨基酸等多种营养成分，不仅具有补中益气、养血安神的作用，还能提高体内免疫细胞的吞噬功能，有效保护肝脏。一般大众平日就可食用，慢性肝炎病毒携带者也可食用，预防病情恶化，远离肝癌威胁。

2. 白藜芦醇与儿茶素可预防肝癌，平日不妨适量食用坚果、葡萄、莲藕，喝些绿茶。

● 保护肝脏特效茶饮

1. 红枣茶：红枣10颗，洗净后在表面划几刀，泡于装有350毫升沸水的加盖杯中2小时，再隔水蒸1小时。每天1杯，可护肝。

2. 虫草茶：准备冬虫夏草15克，洗净放入陶锅，加350毫升水，大火煮沸后转小火，续煮5分钟。经常饮用，可增强抵抗力。

红枣百合炒豆苗

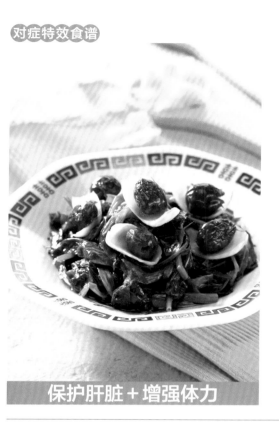

材料：

新鲜百合、枸杞子各20克，豆苗75克，红枣6颗，香椿8克，蒜1瓣，水15毫升

调味料：

盐1/2小匙，色拉油1大匙

做法：

❶ 蒜去皮，切末；香椿洗净，放在纱布袋内；豆苗洗净，切段。

❷ 锅内放油，加热，爆香蒜末，加入豆苗段、盐、水，炒至豆苗段变软，盛入盘中。

❸ 将洗净的红枣、百合、枸杞子和纱布袋用500毫升水以慢火煮15分钟，捞出百合与红枣，放在豆苗段上，淋上些汤汁即可。

保健功效

　　红枣含蛋白质、类胡萝卜素、维生素C等营养成分，能增加血中含氧量、提高体内免疫细胞的吞噬功能、保护肝脏、增强体力；百合含有类黄酮，可减少肿瘤的发生；豆苗中的膳食纤维可促进胃肠蠕动、加强排毒功能，保护肝脏。

保护肝脏＋增强体力

小黄瓜炒猪肝

材料：

猪肝片、小黄瓜各50克，胡萝卜25克，葱1根，姜1片，红辣椒片适量

调味料：

盐、淀粉各1/4小匙，色拉油2小匙，酱油1小匙

做法：

❶ 猪肝片以酱油、淀粉腌5分钟；小黄瓜、胡萝卜洗净，切片；葱切段。

❷ 色拉油倒入锅中加热，加小黄瓜片炒至半熟，先盛起。

❸ 放入猪肝片炒至半熟，加小黄瓜片、胡萝卜片、葱段、姜片和红辣椒片，大火炒熟。

❹ 加盐调味即完成。

保健功效

　　猪肝富含维生素B₁和维生素B₂，有助于肝脏的新陈代谢；小黄瓜含有丰富的维生素C、维生素E，可提高人体免疫力，保护血管。两者搭配，能强化身体代谢排毒的功能。

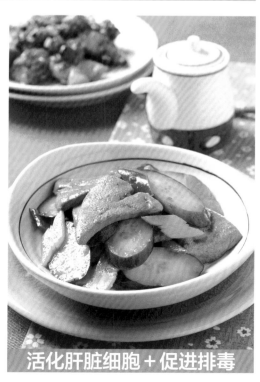

活化肝脏细胞＋促进排毒

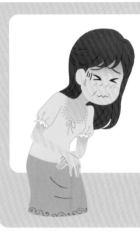

就诊科别 妇产科、肿瘤科

Cervical Cancer

子宫颈癌

健康警讯 阴道分泌物有异味或臭味、阴道异常出血、性行为后出血、停经后阴道出血

为什么会得子宫颈癌?

子宫颈癌是最常见的妇科癌症，研究显示，高达99.7%以上的子宫颈癌患者由人乳头瘤病毒的感染所致。

有多位性伴侣、18岁前即有性行为、母亲或姐妹曾罹患子宫颈癌、有吸烟习惯、长期吸二手烟、曾罹患性病、免疫功能不全者，患艾滋病或长期服用肾上腺皮质激素的女性，特别易受人乳头瘤病毒感染，进而发展成子宫颈癌。

子宫颈癌症状停看听

子宫颈癌早期症状通常不明显，若出现阴道分泌物过多，带有异味或臭味，甚至混合少许血丝、阴道不规则出血、性行为后出血、经间期出血、停经后出血、剧烈运动后出血、下腹部疼痛等状况，都有可能是子宫颈癌的警讯，应即时就医检查。

定期接受盆腔检查和子宫颈刮片检查，是筛检子宫颈癌的最佳途径。

医生小叮咛

① 根据资料显示，发生子宫颈癌的人群近年有年轻化的趋势，30岁以下女性患癌比例日渐升高。身上存在一种或多种危险因素的女性朋友每年至少进行一次子宫颈刮片检查，以筛检癌症。

② 子宫颈癌从感染到患癌，需要10～20年。如果平时能多关注自己的身体，早发现、早治疗，就能有效控制病情。

③ 注意个人卫生、行房注意清洁、经期和产褥期避免性行为、避免多位性伴侣、避免婚外性行为，可远离子宫颈癌的威胁。

子宫颈癌疫苗

子宫颈癌疫苗可预防4种人乳头瘤病毒所引起的疾病，包括70%的子宫颈癌、90%的男性生殖器疣及50%的阴道肿瘤和外阴肿瘤。子宫颈癌疫苗共有3剂，应于6个月内分3次施打，适用于9岁以上的女性，在开始有性行为之前注射，效果最为理想。需注意，接种过子宫颈癌疫苗的女性，仍需定期接受子宫颈刮片检查。

子宫颈癌
营养素需求

- 维生素A
- 维生素B₁
- 维生素B₂
- 维生素B₃
- 维生素B₅
- 维生素B₆
- 维生素H
- 维生素B₁₂
- 维生素C
- 维生素E
- 叶酸
- 类胡萝卜素
- 异黄酮
- 硒
- 锌

子宫颈癌饮食宜忌公布栏

宜吃的食物	叶菜、花菜类	茼蒿 油菜 菠菜 韭菜 西蓝花
	瓜果、根茎类	玉米 红甜椒 黄甜椒 南瓜 胡萝卜
	水果类	番石榴 猕猴桃 葡萄 柑橘 木瓜
	果仁及坚果类	花生 葵花子 腰果 核桃 芝麻 杏仁
	谷类	糙米 燕麦 全麦 米麸 黑麦 荞麦 小麦胚芽
	黄豆及其制品	黄豆 豆腐 豆浆
	肉类	瘦肉
忌吃的食物	饮料类	碳酸饮料 含糖饮料
	其他类	炸鸡 薯条 火腿 香肠 腊肉 肥肉 熏鸡 熏鸭 榨菜 酸菜 酱菜 罐头

食材配对 **金针菇** + **胡萝卜** = 抗老化+提高免疫力

营养加分

1. 金针菇含有丰富的B族维生素、蛋白质、钾、磷、膳食纤维，其中所含的多糖体具有对抗癌症的作用，能提高人体免疫力，抑制癌细胞的生长。
2. 胡萝卜中的胡萝卜素进入体内经代谢转换成维生素A后，能抑制细胞癌变。膳食纤维可促进胃肠蠕动，减少致癌物滞留于体内。
3. 胡萝卜中的胡萝卜素可加强金针菇的抗氧化效果，降低细胞突变的概率，达到抗老与防癌作用。

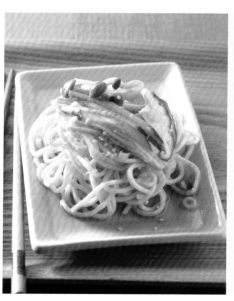

香拌三菇凉面 （1人份）

■材料：
金针菇、松茸菇、香菇各25克，胡萝卜、小黄瓜各20克，面条40克

■调味料：
盐、香油各1/2小匙，白芝麻适量

■做法：
1. 胡萝卜和小黄瓜洗净，均切丝。
2. 面条与所有菇类分别放入沸腾的水中煮熟，捞起，再以冷水冲凉，沥干。
3. 面条盛入盘中，加入其余材料，再加盐、白芝麻和香油拌匀。

明星食材 →金针菇

■减少细胞突变　■抗衰老
■消除便秘　■预防骨质疏松
■抑制肿瘤细胞生长

209

子宫颈癌饮食调养重点

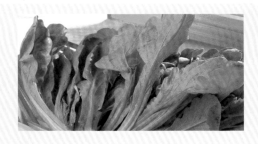

1. 类胡萝卜素可调节身体细胞和细胞之间的联系，减少子宫颈肿瘤的生长，让癌细胞不易蔓延，防止癌症恶化。患者要多吃富含类胡萝卜素的蔬果，如胡萝卜、南瓜、红薯、西红柿等黄色蔬菜，红凤菜、红苋菜等红色蔬菜，上海青、芥蓝、菠菜等深绿色蔬菜。

2. 多吃西蓝花、茼蒿、上海青、橘子、柿子、木瓜、杧果、葡萄、番石榴等富含维生素C、维生素E、类胡萝卜素的蔬果。这些食物能促进上皮细胞健康，调节免疫反应，预防与对抗子宫颈癌。

3. 少吃油炸、烟熏和腌制的食物。

4. 选择含蛋白质且容易消化的食物，如土豆、发芽种子、发芽谷类、坚果等，以增强免疫力。

5. 远离烟酒、辛辣等刺激性食物。

6. 饮食宜清淡，尽量避免太过油腻的烹调方式。

7. 多补充叶酸，可从深色蔬果、鸡肉、乳酪、牛肉、牛奶、三文鱼、金枪鱼等食物中获取。

宜食忌食问答

生理期吃冰冷食物的人更容易罹患子宫颈癌？

错误。子宫颈癌和人乳头瘤病毒有关。

　　民间流传着在生理期吃冰冷食物、洗头比较容易罹患子宫颈癌的说法，这完全是无稽之谈。医学研究证实，子宫颈癌与感染人乳头瘤病毒有关，和饮食没有直接关联。生理期吃冰冷食物，可能会导致子宫剧烈收缩，进而引发痛经，并不会提高罹患子宫颈癌的概率。想要避免罹患子宫颈癌，维持单一固定性伴侣、避免感染人乳头瘤病毒是不二法门。

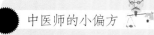

中医师的小偏方

1. 中医认为，芡实、莲子、菱角、薏苡仁等五谷杂粮，可以减少子宫颈癌对女性朋友的威胁。建议将上述食材放入平日饮食中，作为主食的一部分。

2. 中医建议，每日可饮用富含叶绿素的小麦草原汁、牧草原汁、明日叶原汁、蒲公英原汁50～100毫升，以保护子宫颈，降低致癌风险，避免癌症的发生。

保护子宫颈特效食品

1. 西红柿汁：西红柿洗净，切块，放入果汁机中，加350毫升冷开水打成汁。每天喝1杯，能保护子宫颈，降低患癌的概率。

2. 薏苡仁菱角粥：30克薏苡仁泡水3小时，和60克菱角、500毫升水煮至浓稠粥状。每日1碗，可降低罹患子宫颈癌的概率。

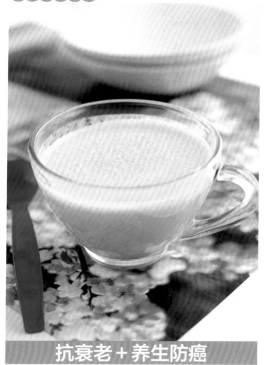

黄金南瓜豆奶

材料：
南瓜80克，无菌鸡蛋1个，豆浆150毫升

调味料：
蜂蜜1大匙

做法：
1. 南瓜去皮和瓤，洗净，切薄片；鸡蛋取蛋黄。
2. 南瓜片置于盘中，放进微波炉加热1分钟，取出。
3. 南瓜片、蛋黄、豆浆和蜂蜜分别倒入果汁机中，打匀，再倒入杯中，即可饮用。

保健功效

　　南瓜含有抗癌最佳组合——丰富的类胡萝卜素、维生素C和维生素E，能清除自由基，有效对抗肿瘤细胞；色泽偏红的南瓜还含有番茄红素，抗氧化功效更强大；豆浆中的皂苷也具有抗氧化作用，可减少细胞癌变。两者搭配，能降低癌症发生或恶化的概率。

抗衰老 + 养生防癌

杏仁土豆浓汤

材料：
鲜奶、水各100毫升，杏仁30克，土豆60克

调味料：
盐1/4小匙

做法：
1. 水倒入锅中煮至沸腾。土豆去皮，洗净，切块，放入沸水中煮熟，捞出，水留着备用。
2. 土豆块放入果汁机中，倒入鲜奶、煮土豆的水和盐，打匀，倒入碗中。
3. 杏仁压碎，撒入汤中拌匀即可。

保健功效

　　杏仁的维生素E含量高，有抗氧化的功能，可预防氧化产生致癌物质，降低癌症发生和恶化的概率；土豆含维生素C和酚类化合物，可抑制致癌物的产生。两者搭配，能发挥更强大的抗癌功效。

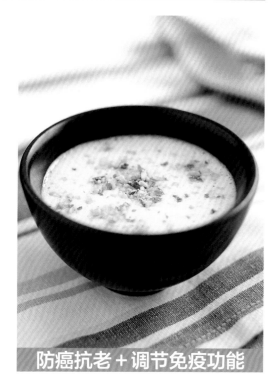

防癌抗老 + 调节免疫功能

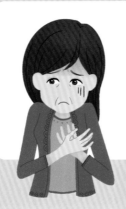

就诊科别 普通外科、乳腺外科

Breast Cancer

乳腺癌

健康警讯 乳房有硬块、乳头凹陷或出现异常分泌物、乳房或乳头疼痛、乳房皮肤红肿或溃烂

为什么会得乳腺癌？

乳腺癌是乳房内的乳腺细胞不正常分裂与增生形成的恶性肿瘤，发生原因众多。

研究显示，母亲或姐妹中有人罹患乳腺癌、月经初潮早于12岁，停经晚于55岁、未曾怀孕、30岁后首次怀孕、停经后肥胖、患有卵巢癌或子宫内膜癌、胸部曾大量接受放射线照射、常摄取高脂和高热量食物、停经后补充激素的女性，罹患乳腺癌的概率较高。

乳腺癌症状停看听

乳腺癌的主要症状有乳头凹陷，乳房出现无痛感硬块，乳头有异常分泌物（尤其是带血分泌物），乳房皮肤有粗糙的橘皮样变化、红肿或溃烂，腋下淋巴结肿大等。

女性应每月定期自我检查，注意乳房是否有异常肿块，随时提高警惕，万一发现乳腺癌，可及早治疗。

医生小叮咛

1. 女性朋友应于月经结束后1周自我检查，若摸到任何肿块，或有异样，应立即就医。
2. 减少脂肪摄取量，多吃蔬菜与水果。
3. 不过量饮酒，才能远离乳腺癌的威胁。
4. 每天运动30分钟，维持正常体重，可降低罹患乳腺癌的概率。
5. 具有患乳腺癌危险因素的女性，最好从35岁起开始定期接受医生的检查。
6. 所有女性朋友应于40岁做第一次乳房X光摄片，之后每年以B超和X光摄片交替检查。
7. 50岁以上的女性做乳房检查时，以X光摄片为主。

乳房自我检查步骤

1. 站在镜前，双臂自然下垂，观察两边乳房有无异样。
2. 双手上举，观察两边乳房是否对称。
3. 洗澡后仰卧，将枕头置于肩下，以中指、无名指指腹触摸乳房，右手检查左侧乳房，左手检查右侧乳房，再检查锁骨上窝、腋窝、胸骨以下至腋下等部位。

乳腺癌
营养素需求

- 维生素B$_1$
- 维生素B$_2$
- 维生素B$_3$
- 维生素B$_5$
- 维生素B$_6$
- 叶酸
- 维生素B$_{12}$
- 维生素D
- 维生素H
- 膳食纤维
- 类黄酮
- 木酚素
- 花青素

乳腺癌饮食宜忌公布栏

宜吃的食物	谷类	糙米 燕麦 全麦 米麸 黑麦 荞麦 小麦胚芽
	叶菜、花菜类	芥蓝 油菜 西蓝花 圆白菜 苋菜 荠菜 菠菜 红苋菜 红凤菜 上海青
	瓜果、根茎类	胡萝卜 白萝卜 芜菁 南瓜 甜椒 青椒 红薯 西红柿
	水果类	木瓜 番石榴 猕猴桃 葡萄 柑橘
	黄豆及其制品	黄豆 豆腐 豆浆
	其他类	瘦肉 鸡蛋 南瓜子 亚麻籽
忌吃的食物	饮料类	碳酸饮料 加工果汁 含糖饮料
	其他类	炸鸡 薯条 火腿 香肠 腊肉 热狗 肥肉 熏鸡 熏鸭 榨菜 酸菜 酱菜

食材配对 芥蓝 + 蒜 = 抗癌+增强体力

营养加分

❶ 芥蓝含多种抗氧化营养素，如类胡萝卜素、维生素C、萝卜硫素和异硫氢酸盐，具有优秀的抗氧化功能，可阻止细胞因氧化而发生病变，降低癌症的发生率。

❷ 蒜含有强大的抗氧化物质——维生素C和硒元素，能避免细胞因氧化而出现病变，降低致癌的可能性。

❸ 芥蓝与蒜均含有多种抗氧化营养素，两者搭配，能增强抗氧化效果，防止细胞变异。

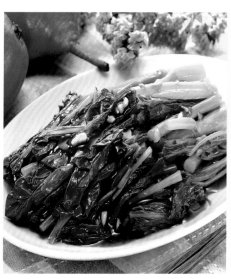

香蒜芥蓝

 1人份

■**材料：**
芥蓝100克，蒜2瓣，水50毫升

■**调味料：**
盐1/4小匙，橄榄油1小匙

■**做法：**
❶ 芥蓝洗净，切成小段；蒜去皮，拍碎。
❷ 水倒入锅中，以中大火煮沸，加入蒜碎略煮，再放入芥蓝段，拌煮至叶片熟软，捞起。
❸ 加盐和橄榄油拌匀，即可食用。

明星食材 →芥蓝

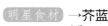

■减少细胞变异　　■抗氧化
■防癌抗老　　　　■清除宿便
■降低胆固醇
■改善血液循环

乳腺癌饮食调养重点

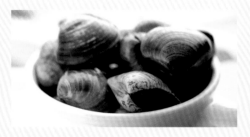

1. 每天至少吃5份蔬菜与水果，并食用全谷类食物。摄取足够的膳食纤维，能刺激胃肠蠕动，定时排便，减少肠道黏膜和致癌分子接触的时间。

2. 摄食肉类以白肉为主，大约70%的鸡肉、鱼肉、鹅肉、虾贝类等白肉，30%的牛肉、羊肉、猪肉等红肉。

3. 减少脂肪的摄取量，尤其是动物性脂肪，并避免油炸、油煎，以及高脂的糕饼类。

4. 适量摄取黄豆制品，如豆浆，可降低乳腺癌发生或恶化的概率。

5. 不吃发霉食物，并少吃熏烤和加硝酸盐的肉类，如烤肉、培根、香肠等。

6. 增加摄取含有丰富ω-3不饱和脂肪酸的食物，如三文鱼、秋刀鱼、鲭鱼。

7. 料理食物时可使用蒜调味，因蒜能抑制乳腺癌细胞的生成。烹煮前先去皮、切末，放置10~15分钟再煮，最能发挥其功效。

8. 摄取深绿色蔬菜，如菠菜、西蓝花、空心菜、上海青、芥蓝、红薯叶、青椒、龙须菜等。

宜食忌食问答

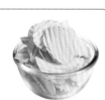

爱吃薯条的人容易得乳腺癌？

不是因为薯条本身，而是因为油炸、高脂、高热量。

　　研究显示，女性朋友爱吃薯条，罹患乳腺癌的概率较高，其中致癌的原因并不是"薯条"这种食物，而是薯条是油炸类、高脂肪、高热量的食物。高温油炸的食品容易含有丙烯酰胺，易导致染色体变异，提高癌变概率，是危险的致癌物质。除了薯条，薯片、油条、炸鸡等，对身体健康皆不利。想要避免罹患癌症，油炸类食物最好少吃。

 中医师的小偏方

1. 蒲公英、金银花、夏枯草、青橘皮、青橘叶、橘核、南瓜蒂等药材，对于预防和改善乳腺癌皆有一定效果。可将上述药材按比例熬煮成茶，如夏枯草、蒲公英、金银花各9克，用500毫升水煮至沸腾；蒲公英10克，用250毫升水煮至沸腾，降温后饮用。

2. 新鲜蘑菇、香菇、银耳、山药、百合等食材与药材，皆能改善乳腺癌。

 减轻乳腺癌症状特效饮品

1. 金银黑豆茶：金银花9.5克，黑豆37.5克，甘草5.5克，洗净放入锅中，加2500毫升水煮30分钟。当茶喝，可改善病情。

2. 蔬果蜜汁：菠菜130克，胡萝卜1/2根，柠檬汁1小匙，蜂蜜1大匙；所有材料放入果汁机中，加250毫升冷开水打成汁。

醋拌彩椒西蓝花

材料：
红甜椒、黄甜椒各30克，西蓝花75克

调味料：
橄榄油、水果醋各1/2大匙

做法：
1. 材料洗净。西蓝花切成小朵；红、黄甜椒切成长条。
2. 西蓝花以煮沸的水汆汤，捞起，沥干。
3. 西蓝花和甜椒条放入盘中，加入橄榄油和水果醋，搅拌均匀即可。

防癌抗老＋增强抵抗力

保健功效

西蓝花中的槲皮素、类胡萝卜素和维生素C都具有对抗细胞氧化的作用，能使体内细胞不因氧化而变性，降低癌症发生或恶化的概率；甜椒含有丰富的胡萝卜素、维生素C、番茄红素等，有抗氧化效果，能增强抵抗力。两者一起作用，可发挥更强大的抗氧化功能，阻止细胞突变，提升抗癌效果。

什锦海鲜面

材料：
油面50克，小白菜25克，乌贼15克，胡萝卜10克，虾1只，高汤350毫升

调味料：
盐1/4小匙

做法：
1. 乌贼洗净，切花后切片；小白菜洗净，切段；胡萝卜洗净，切片；虾挑肠泥。
2. 乌贼片、小白菜段、胡萝卜片和虾略烫后捞出。
3. 高汤倒入锅中煮沸，加入其余材料和盐，煮熟即可。

保健功效

小白菜中的类胡萝卜素、维生素C可防止细胞衰老和异变；乌贼含EPA、DHA和维生素E，能延缓老化。小白菜中的维生素C能和乌贼中的维生素E协同作用，能发挥强大的抗氧化效果。

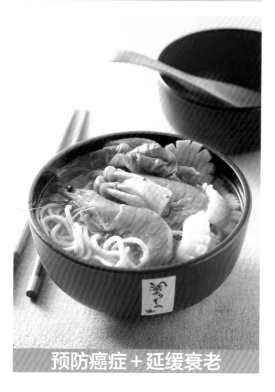

预防癌症＋延缓衰老

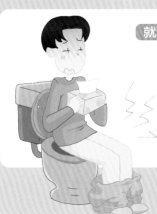

就诊科别 肛肠科、肿瘤科、中医内科

Colorectal Cancer

结肠直肠癌

健康警讯 排便习惯改变、腹泻、大便内有血、大便形状较以前细、肛门出血、便秘

➕ 为什么会得结肠直肠癌？

结肠和直肠是消化系统的一部分，两者形成一条长管子，结肠在前端、直肠在末端。癌细胞源于结肠部位，称为结肠癌；癌细胞源于直肠部位，称为直肠癌。当两者皆发生癌变，则为结肠直肠癌。

有多种原因会增高结肠直肠癌的发病率，如年龄增长，高脂血症，高热量、低纤维的饮食习惯，有结肠或直肠息肉病史、结肠直肠癌家族史。

➕ 结肠直肠癌症状停看听

排便习惯改变、排便次数增多、腹部常有胀气或痉挛的现象发生、腹痛、消化不良、食欲不振、肛门出血、大便内有血、大便形状较以前细、腹泻、便秘、常有无法解干净大便的感觉、体重突然快速下降、容易感到疲倦、恶心、呕吐、贫血等，均为结肠直肠癌可能会出现的症状。

➕ 医生小叮咛

1. 结肠直肠癌的早期症状并不明显，容易被忽略，当大便习惯改变、大便中带血、腹部不适、贫血等状况持续出现时，不可掉以轻心，应到医院就诊。

2. 溃疡性结肠炎患者罹患结肠癌的概率比一般人高，应定期做肠镜检查。

3. 40岁以后应每年进行一次粪便潜血测试，每2～3年接受肠镜检查。

4. 保持良好的饮食习惯、健康的生活习惯，能有效预防结肠直肠癌的发生。

5. 烧烤、油炸等食物容易含有致癌物质，建议少吃。

保护结肠、直肠的方法

1. 纠正高蛋白、高脂肪、低纤维的饮食方式。

2. 每天多吃新鲜蔬果，儿童5份、女性7份、男性9份。1份约拳头大小。

3. 控制体重，三餐定时定量，勿暴饮暴食。

4. 养成良好的排便习惯，减少粪便堆积在肠道内的时间。

结肠直肠癌
营养素需求

- 维生素A
- 维生素C
- 维生素D
- 维 生 素 E
- 类胡萝卜素
- 次亚麻油酸
- DHA
- EPA
- 硒
- 钙
- 木酚素

结肠直肠癌饮食宜忌公布栏

宜吃的食物	肉奶蛋类	鸡肉 鱼肉 牛肉 猪肉 低脂牛奶 酸奶 鸡蛋
	五谷、坚果类	米饭 面粉 全麦 小米 燕麦 糙米 薏苡仁 花生 杏仁 芝麻 核桃 腰果 松子
	豆类及其制品	红豆 绿豆 黑豆 豆浆 豆腐 豆干 豆花
	水果类	番石榴 菠萝 柚子 枣 水梨 哈密瓜 木瓜 葡萄 苹果 香蕉 桃
	蔬菜类	圆白菜 芥菜 南瓜 芹菜 韭菜 菠菜 洋葱 竹笋 土豆 黄瓜 红薯 苋菜 胡萝卜
忌吃的食物		咸鱼 腌肉 腊肠 烤肉 炸鸡 豆腐乳 豆豉 酱瓜 酸菜 霉干菜 榨菜 面筋 油条 薯条 蜜饯 炼乳 冰激凌 糖果 布丁 甜点 糕饼 比萨 薯片

 食材配对 木瓜 + 牛奶 = 帮助消化 + 对抗癌症

营养加分

❶ 木瓜中的类胡萝卜素、维生素C是天然的抗氧化剂，可对抗自由基，阻止自由基对身体细胞造成伤害，预防细胞病变与癌症的发生。

❷ 木瓜中的水溶性膳食纤维有助于消化，能改善便秘，预防结肠直肠癌。

❸ 牛奶中丰富的钙质能和肠道内的胆酸结合，减轻胆酸对肠道细胞的刺激，预防结肠直肠癌。

❹ 木瓜中的木瓜蛋白酶可帮助牛奶中蛋白质的分解、促进肠道吸收蛋白质，达到增强体力和抵抗力的功效。

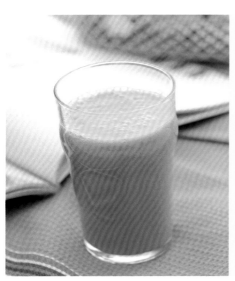

木瓜牛奶 （1人份）

■ **材料：**
木瓜、低脂牛奶各200毫升

■ **做法：**
❶ 木瓜去皮和籽，切成小丁。
❷ 木瓜丁放入果汁机中，加入牛奶，搅打均匀成汁，倒入杯中。
❸ 若想提升风味，可在饮用前加一些冰块。

明星食材 →木瓜

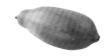

■ 增强免疫力　■ 帮助消化
■ 对抗癌症　　■ 延缓衰老
■ 养颜美容　　■ 舒缓痉挛
■ 强化肝脏解毒功能

结肠直肠癌饮食调养重点

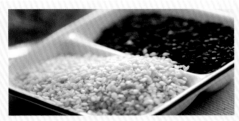

1. 治疗期间，适当摄取高蛋白、高热量的食物。

2. 治疗期间，尽量吃柔软、温和的食物，避免过辣、过酸等刺激性食物。

3. 治疗期间，如果有呕吐现象，可喝姜汁帮助缓解症状。

4. 治疗期间，如果有腹泻现象，可吃低纤维、易消化的食物，如乳酪或通心粉。若有便秘现象，则可吃点麦片粥、新鲜蔬果等。

5. 平日多吃新鲜蔬果，补充足够膳食纤维、维生素C、维生素E等抗氧化物质，增加排便次数，减少粪便停留在肠道的时间，以保护肠道健康。

6. 补充足够的钙质。研究发现，钙质在肠道内和胆酸、脂肪酸结合，会减少胆酸、脂肪酸对肠道黏膜细胞的刺激，降低大肠癌发生的概率。富含钙质的食物有小鱼干、黑芝麻、牛奶等。

7. 适量摄取硒，能抑制结肠直肠癌的发生。平日可以从蒜、麸糠、金枪鱼、西红柿等食物中获得硒。

8. 均衡饮食，补充足够的营养素。

宜食忌食问答

爱吃肉的人更容易得结肠直肠癌吗？

只爱吃肉，蔬菜、水果吃得少，会提高结肠直肠癌的罹患率。

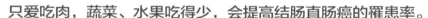

　　研究显示，高脂、低纤的饮食习惯，会使肠道内有害细菌滋生，促使脂肪分解成具有致癌作用的物质，其中，又以饱和脂肪的致癌风险最高。脂肪可分为饱和脂肪与不饱和脂肪，肉类所含的饱和脂肪量高，过量食用对肠道健康不利。饮食中摄取的膳食纤维不足，会增加致癌物质与大肠黏膜接触的时间。肉吃得多，蔬菜又吃得少，自然比较容易诱发癌变。

 中医师的小偏方

1. 中医认为，平日可将茯苓、芡实、莲子、山药、薏苡仁、决明子、何首乌、丹参等药材来作茶饮或烹饪的配料，以维护肠道的健康。

2. 准备杏仁粉50克、薏苡仁粉50克、夏枯草20克、决明子20克，用500毫升水熬煮上述材料，煮沸后转小火熬煮5分钟，即可熄火，降温后饮用。

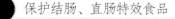 保护结肠、直肠特效食品

1. 绿豆决明茶：准备绿豆80克，决明子10克；将绿豆和决明子放入锅中，加入600毫升水，用大火将其煮至沸腾，转小火继续煮5分钟，即可去渣饮用。

2. 蒸红薯：把红薯洗净沥干，放入蒸锅，蒸熟即可食用。

双菇凉拌鸡肉

材料：

干香菇、蘑菇各2朵，鸡胸肉75克

调味料：

白糖、醋各1小匙，盐1/4小匙，柴鱼酱油2小匙

做法：

1. 材料洗净。干香菇泡软，去蒂切块；蘑菇切片；鸡胸肉、香菇片、蘑菇烫熟后捞出；鸡胸肉、蘑菇撕成细丝。
2. 将步骤①的材料放入碗中，加盐、白糖、醋拌匀，冷藏30分钟。
3. 食用前淋上柴鱼酱油拌匀即可。

保健功效

香菇和蘑菇含丰富的膳食纤维，能促进胃肠蠕动，具有整肠通便功效，可改善便秘状况；多糖体能强化自然杀手细胞的功能，提高身体免疫力，抑制肿瘤细胞的增生，防止癌症恶化。鸡胸肉含有维生素A、B族维生素、维生素E、蛋白质，可提高身体免疫力，防止细胞病变。

防癌抗老＋增强免疫力

味噌豆腐汤

材料：

豆腐1/4块，葱1/2根，水350毫升

调味料：

味噌1小匙，盐1/2小匙，白糖1/4小匙

做法：

1. 葱洗净，切丝；豆腐洗净，切成小块。
2. 水倒入锅中，大火煮至沸腾，加味噌、盐和白糖，煮沸后转小火。
3. 加入豆腐块，煮5分钟左右。
4. 撒上葱丝，略煮即可。

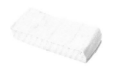

保健功效

豆腐中的维生素E是抗氧化物质，可防止细胞老化与病变；钙质能减少胆酸、脂肪酸对肠道黏膜的刺激，预防结肠直肠癌。味噌中的植物性雌激素可抑制恶性肿瘤的生成。

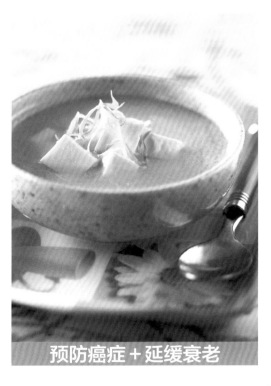

预防癌症＋延缓衰老

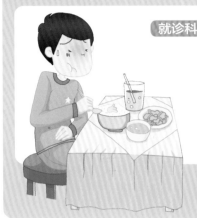

就诊科别 普通外科、肿瘤科、中医内科

Stomach Cancer

胃癌

健康警讯 消化不良，上腹胀、上腹疼痛、恶心、胃灼热感、打嗝、排黑便

+ 为什么会得胃癌？

胃癌是胃部的恶性肿瘤，由胃部细胞不正常繁殖与增生所致，最常见的是胃腺细胞癌，还有胃平滑肌瘤、胃淋巴瘤、胃神经细胞瘤等。

胃癌通常由许多因素造成。幽门螺杆菌感染，长期大量吃腌渍、烧烤、油炸等食物，遗传体质，萎缩性胃炎并肠上皮化生，胃腺瘤性息肉，曾经接受胃切除手术等，都可能增加罹患胃癌的概率。

+ 胃癌症状停看听

早期胃癌没有明显症状，表现和慢性胃炎、消化性溃疡等一般胃部疾病类似，症状有消化不良、上腹胀、上腹疼痛、恶心、胃灼热、打嗝、排黑便等。

晚期胃癌会出现体重减轻、贫血、食欲不振、疲倦、吞咽困难、腹胀、持续呕吐、腹部可摸到肿块等症状。

+ 医生小叮咛

1. 三餐定时定量，勿暴饮暴食。
2. 进食的时候应细嚼慢咽，别狼吞虎咽。
3. 不要吃过冷、热烫及纤维太粗的食物。
4. 饮食勿太咸，以免太过刺激，加重胃部负担。
5. 应节制食用刺激性食物，如辣椒、酒、咖啡，会刺激胃液过度分泌，使胃黏膜受损。
6. 少吃腌渍、烧烤、煎炸的食物。
7. 每天运动30分钟，学会纾解压力。
8. 最好饭后再食用酸度较高的水果。
9. 糯米类制品，如年糕、粽子，会加重胃部负担，应少食。

保护胃部的妙招

1. 维持正常作息，保证充足的睡眠。
2. 三餐定时定量，勿暴饮暴食。
3. 控制用餐速度，细嚼慢咽。
4. 胃部不舒服时，应该就医，别自行服用止痛药。
5. 找出压力源，学会纾解自己的压力。

胃癌
营养素需求

- 维生素A
- 维生素C
- 类胡萝卜素
- 铁
- 硒
- 果胶

胃癌饮食宜忌公布栏

宜吃的食物	蔬菜、菇蕈类	冬瓜 甜瓜 南瓜 西蓝花 芥蓝 大白菜 圆白菜 莴苣 上海青 芥菜 秋葵 甜菜 红薯叶 空心菜 白萝卜 胡萝卜 土豆 蒜 葱 洋葱 香菇 银耳
	五谷、坚果类	胚芽米 米糠 糙米 燕麦 薏苡仁 杏仁 莲子
	水果类	枇果 木瓜 香蕉 水梨 桃子 柳橙 柚子 草莓 柑橘 苹果 葡萄柚 猕猴桃 桑葚 葡萄 柠檬 番石榴 西瓜 金橘
	其他类	全麦面包 黑面包 麸皮面包
忌吃的食物		腊肠 腌肉 肉干 咸鱼 腌花瓜 豆豉 酸菜 霉干菜 酱瓜 豆腐乳 薯条 酸萝卜 榨菜 烤肉 炸鸡 油条

食材配对 莴苣 + 猕猴桃 = 增强抵抗力 + 防癌

营养加分

❶ 莴苣中的类胡萝卜素进入体内，经肝脏代谢转换成维生素A，能抑制细胞异变；维生素C可阻断致癌物质亚硝胺的合成，减少胃部受到的伤害；莴苣苦素可分解亚硝胺，预防胃癌；膳食纤维能促进胃肠蠕动，减少致癌物滞留于肠道的时间。

❷ 猕猴桃含有维生素C，可提高身体免疫力，抵抗病毒与细菌侵袭，降低癌症发病率。

❸ 莴苣和猕猴桃搭配食用，可加强抗氧化的作用，防止细胞因氧化发生病变，预防衰老与癌症。

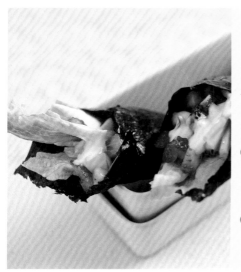

鲜果蔬菜卷
（1人份）

■**材料：**
猕猴桃（去皮）1个，莴苣50克，胡萝卜30克，草莓2颗，寿司海苔1张

■**调味料：**
原味酸奶1大匙

■**做法：**

❶ 胡萝卜洗净，用沸水煮软放凉，和猕猴桃、草莓均切成粗条。莴苣撕成片状。

❷ 寿司海苔摊平，摆入步骤❶的材料，淋上原味酸奶，再卷成筒状即可。

明星食材 →莴苣

■抗氧化　■防癌抗老
■保护心血管　■消除水肿
■改善脂肪肝

胃癌饮食调养重点

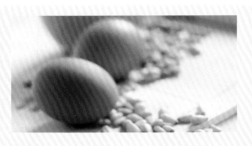

① 患者在接受治疗期间，应少食多餐，并选择温和、易消化的食物，如面包、饼干、牛奶、布丁、奶昔、蒸蛋等。

② 治疗期间，要摄取足量的营养素、热量、蛋白质。

③ 平日多摄取十字花科蔬菜，如西蓝花、芥蓝、圆白菜、大白菜、油菜。十字花科蔬菜所含营养素具有不错的抗癌效果。

④ 多吃富含维生素C的新鲜蔬果，如番石榴、西红柿、圆白菜、猕猴桃、柑橘、草莓等。维生素C能阻断致癌物亚硝胺的合成，减少胃部受到的伤害，降低癌变的概率。

⑤ 摄取足够的维生素A、类胡萝卜素，提高身体的免疫力。富含维生素A、类胡萝卜素的食物有木瓜、胡萝卜、南瓜、红薯、动物肝脏、菠菜、上海青等。

⑥ 摄取富含硒的食物，因硒能抑制肿瘤，具有抗癌效果。富含硒的食物有芝麻、麦芽、海鲜、蒜、芦笋、蘑菇、肉类、动物内脏等。

宜食忌食问答

香肠配养乐多，容易引发胃癌？

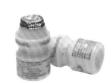

目前还没有医学报告证实此说法。

　　网络上流传一则说法，香肠、腊肉所含的添加物硝酸盐或亚硝酸盐类，与养乐多、酸奶等饮料中所含的胺类结合，可产生致癌物质亚硝胺。理论上，胃酸的环境有可能促进亚硝酸盐与胺类的反应，但是，目前还没有医学报告指出两者一起食用会提高胃癌发病率。

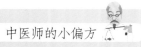

中医师的小偏方

① 中医认为，姜黄具有促进消化、促进胆汁分泌、活化肝功能、抑制幽门螺杆菌的作用。想要保证胃部健康，可以适量食用姜黄。

② 咖喱粉含有姜黄素，能抑制幽门螺杆菌，降低胃癌的发病率。建议平日多利用咖喱粉烹饪，达到保护胃部的效果。

③ 洋葱、蒜、葱、韭菜等葱属蔬菜含有硫化物，具有抗癌效果，建议平日适量食用。

对抗胃癌的特效食物

① 猕猴桃：猕猴桃富含维生素C，抗氧化作用良好，能抑制癌细胞的产生。

② 蒜汁：蒜汁可抑制胃内亚硝胺的合成，预防胃癌的发生。

③ 绿茶：茶叶具有不错的抗癌效果，其中又以绿茶效果最好。

水果土豆泥

材料：

土豆75克，猕猴桃1/2个，苹果1/3个，小黄瓜1/4根

调味料：

橄榄油1/2小匙，牛奶1小匙，盐1/8小匙

做法：

1. 材料洗净。猕猴桃、苹果、小黄瓜切丁。
2. 土豆表面用刀划"十"字，放入水中煮熟，捞起泡入冰水，撕皮，放入碗中捣成泥。
3. 橄榄油、牛奶和盐拌入土豆泥中，再加蔬果丁混匀即可。

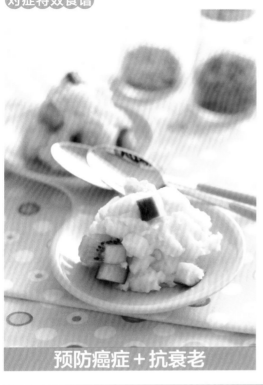

预防癌症 + 抗衰老

保健功效

　　土豆和猕猴桃中丰富的维生素C能阻断致癌物亚硝胺的合成，保护胃部不受伤害，降低癌变的概率；猕猴桃、苹果和小黄瓜中的膳食纤维有助于促进胃肠蠕动，使排便顺畅，减少致癌物质滞留体内；小黄瓜中的维生素E可和土豆、猕猴桃中的维生素C协同作用，发挥更好的抗氧化效果。

红烧茄子

材料：

茄子125克，猪肉末50克，蒜3瓣，香菜适量

调味料：

色拉油2大匙，淀粉1小匙，白糖1/2小匙，酱油4小匙

做法：

1. 材料洗净。茄子切块，蒜去皮、拍碎，猪肉末用1小匙酱油和淀粉腌10分钟。
2. 锅内放油，加热，爆香蒜碎，加猪肉末，炒至散开，加茄子块翻炒至熟。
3. 加3小匙酱油、白糖，用小火焖煮一下，盛盘后放上洗净的香菜即可。

保健功效

　　茄子中的类黄酮和花青素可抑制消化道肿瘤的发生；维生素C能阻断致癌物亚硝胺的合成；胡萝卜素可增强免疫力；膳食纤维有助于促进胃肠蠕动，减少致癌物质滞留在肠道。

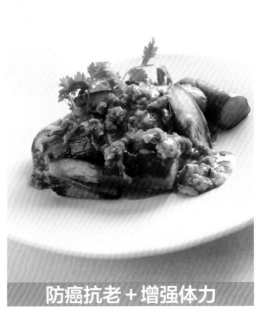

防癌抗老 + 增强体力

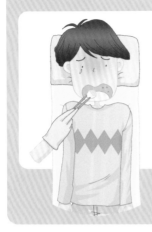

就诊科别 耳鼻喉科、口腔科、中医内科

Oral Cancer

口腔癌

健康警讯 吞咽困难、声音改变、口腔溃疡、牙龈肿胀、口腔内有白斑或红斑、耳朵疼痛

为什么会得口腔癌?

口腔癌就是唇、颊黏膜、下牙槽脊、上牙槽脊、臼齿后三角区、口腔底、硬腭或舌前2/3等区域的细胞，发生不正常的分裂生长，进而造成的恶性肿瘤。

口腔癌和许多因素有关，主要为吸烟、喝酒及长期嚼槟榔。其他如口腔卫生不佳，长期嗜吃高温食物，舌头、齿龈或咽颊等部位长期受到刺激，口腔黏膜上长白斑，都可能导致口腔癌。

口腔癌症状停看听

口腔癌可能会出现的症状有嘴溃疡或口腔溃疡，且超过2周都不愈合，嘴唇或口腔内部有肿块，口腔黏膜有白色或红色脱屑的斑块出现，口腔内发生不明原因的出血、疼痛或麻木感，喉咙有异物感，咽喉疼痛且一直没好转，吞咽、咀嚼时感到困难或疼痛，声音改变，耳朵疼痛。

医生小叮咛

1. 戒除嚼槟榔的习惯。槟榔长期对唇、舌、口腔黏膜产生刺激，会明显增加口腔癌的发生率。
2. 避免烟草长期对唇、舌和口腔黏膜的刺激。习惯吸烟者，建议戒烟。
3. 少喝酒，尤其应该少喝烈酒。
4. 平日要做好口腔保健。
5. 每年应该定期接受口腔检查。
6. 口腔内若有任何肿块赘肉、脱皮、颜色变化等症状，并且超过2周还没有痊愈，就应该尽快就医。
7. 饮食正常、营养均衡，能使体内获得充足的营养素，降低患癌的概率。

预防口腔癌这样做

1. 尖锐或粗糙的牙齿或假牙摩擦到周遭组织时，一定要请牙医矫正。
2. 不要长期食用温度太高的食物。
3. 养成正确的刷牙习惯，保护口腔健康。
4. 喝汤和热饮时，最好待其稍微降温后再饮用。

口腔癌
营养素需求

- 维生素A
- B族维生素
- 维生素C
- 维生素E
- 硒
- 类胡萝卜素
- DHA
- EPA

口腔癌饮食宜忌公布栏

宜吃的食物	肉奶蛋类	猪肉 牛肉 鸡肉 鱼肉 鸡蛋 牛奶
	蔬菜、菇蕈类	菠菜 空心菜 苋菜 莴苣 西蓝花 上海青 丝瓜 圆白菜 红薯 土豆 芹菜 蒜 洋葱 莲藕 红薯叶 山药 胡萝卜 牛蒡 茼蒿 香菇 黑木耳
	坚果、豆类	杏仁 芝麻 花生 核桃 腰果 松子 黄豆 黑豆 红豆 绿豆
	谷类	小麦 胚芽米 燕麦 糙米 薏苡仁 小米
	水果类	蓝莓 蔓越莓 葡萄柚 柠檬 柑橘 草莓 葡萄 苹果 金橘 猕猴桃 香蕉 柳橙
忌吃的食物		动物油 动物内脏 肥肉 辣椒 胡椒 腌肉 蛋挞 酱瓜 炸鸡 薯条 烧鸭 叉烧 酒

食材配对 **燕麦** + **鸡蛋** = 增强抵抗力 + 预防癌症

营养加分

❶ 燕麦中的植化素具有抗癌作用；燕麦麸中丰富的膳食纤维可促进胃肠蠕动、清除毒素，减少致癌物质滞留于体内，降低癌症的发病率。

❷ 鸡蛋含有蛋白质、维生素A、维生素E、B族维生素、铁、卵磷脂等多种成分，可提供多样营养素。其中，维生素A和维生素E是优良的抗氧化营养素，可提升免疫力，抑制肿瘤细胞的生长。

❸ 鸡蛋中的维生素A、维生素E和燕麦中的B族维生素、维生素E一起作用，可增强免疫力，减少细胞氧化所发生的突变，预防癌症。

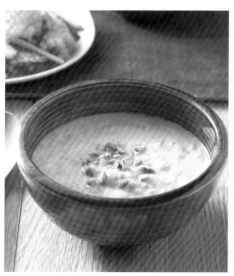

蛋花燕麦粥

①人份

■材料：
燕麦片30克，花生仁10克，鸡蛋1个，水350毫升

■调味料：
奶粉、白糖各15克

■做法：

❶ 水煮沸。鸡蛋打入碗中搅拌成蛋汁。

❷ 燕麦片、奶粉和白糖倒入煮沸的水中，搅拌均匀。

❸ 加入蛋汁，煮约2分钟，熄火，再撒上压碎的花生仁即可。

明星食材 →燕麦

■预防动脉硬化　■对抗癌症
■改善高血糖　　■预防便秘
■瘦身美颜　　　■稳定情绪

口腔癌饮食调养重点

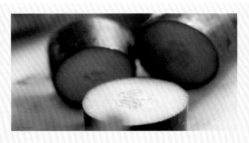

1. 在治疗期间，应少食多餐，一天6~8餐。如果还有咀嚼能力，可以给予半流质食物，如稀饭、面条。

2. 治疗期间，进食时应选择质地较软且易吞咽的食物，如肉末蒸蛋、小鱼、豆腐或嫩菜叶、瓜类等。

3. 摄取足够的硒。因其能抑制肿瘤，具有抗癌效果。富含硒的食物有芝麻、麦芽、海鲜类、蒜、芦笋、蘑菇、肉类等。

4. 摄取黄色、橙色、红色蔬果。此类蔬果富含类胡萝卜素、β-胡萝卜素，具有强大的抗氧化效果，可以保护细胞，降低癌变的概率。

5. 均衡摄取六大类营养素。补充足够营养，提升免疫力，预防癌症。

6. 多吃新鲜蔬果。新鲜蔬果中的维生素C能清除体内的自由基，具有抗氧化效果，能抑制癌细胞的生长。

7. 多摄取维生素E。因其能增强人体免疫力，阻止自由基伤害细胞。平日可以从坚果类、豆类、蛋类、全谷类等食物中摄取维生素E。

宜食忌食问答

吃槟榔真的容易得口腔癌吗？

是。槟榔中的槟榔素、槟榔碱具有潜在的致癌风险。

　　一般所谓的槟榔，除了槟榔果，有时会以荖叶、荖花、荖藤和石灰作为配料。经研究显示，槟榔果中的槟榔素和槟榔碱具有潜在的致癌风险。配料中的荖花、荖藤、石灰皆含有致癌性化学物质。多项研究显示，槟榔与口腔癌具有密切关系。如果嚼槟榔又合并吸烟者，患头颈部癌症的比例会更高；嚼槟榔、吸烟又合并喝酒者，则患癌率更高。

● 中医师的小偏方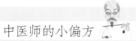

1. 天花粉、天门冬、麦冬、知母、石斛、玉竹、沙参、生地黄、丹皮、赤芍、金银花、紫草、青黛、仙鹤草等药材，能舒缓口腔黏膜的红肿疼痛。
2. 桃仁、赤芍、三七、银杏、川芎、藕节等药材，有助于改善口腔组织纤维化。
3. 白花蛇舌草、半枝莲、栀子、蒲公英、薄荷、败酱草、紫花地丁等药材，能改善口腔黏膜发炎的状况。

● 舒缓口腔发炎特效饮品

1. 柠檬苦瓜汁：准备苦瓜1/2根，柠檬1/2个，蜂蜜10毫升，冷开水300毫升。柠檬榨汁，苦瓜切块，和冷开水、蜂蜜一起放入果汁机中打匀，即可饮用。
2. 黄连茶饮：准备黄连4克，用250毫升沸水冲泡，闷约2分钟即可饮用。

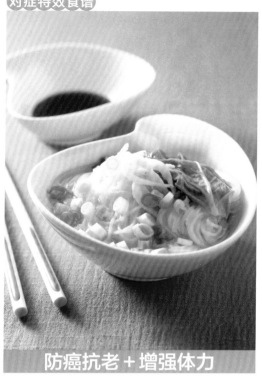

防癌抗老＋增强体力

白菜银鱼面

材料：

小白菜、银鱼各30克，面条1把，高汤350毫升，葱末少许

做法：

❶ 小白菜洗净，切段；面条放入沸腾的水中余烫至熟，迅速捞起。

❷ 高汤倒入锅中，以大火煮至沸腾，加银鱼煮熟。

❸ 加面条、小白菜段略煮，熄火，撒上葱末即可。

保健功效

　　银鱼含有丰富的维生素A、维生素C、钙、钠、磷、钾等成分，可提供多种营养素，且容易被人体消化吸收；其中的维生素A、维生素C是重要的抗氧化剂，可阻止身体受到自由基的伤害，防止细胞发生异变。和小白菜中的类胡萝卜素、维生素C一起作用，可发挥更强大的抗氧化作用，增强身体免疫力，防止病情恶化。

胡萝卜猪肉粥

材料：

猪肉末70克，胡萝卜30克，米饭1/2碗，海带芽15克，高汤360毫升

调味料：

色拉油1小匙，盐1/4小匙

做法：

❶ 胡萝卜洗净，切丝；色拉油倒入猪肉末中，搅拌均匀。

❷ 高汤倒入锅中，以大火煮至沸腾，加胡萝卜丝、海带芽，煮熟后转小火，加米饭，熬煮成粥。

❸ 加猪肉末煮至熟，最后加盐调味即可。

保健功效

　　胡萝卜中的胡萝卜素进入人体，经由肝脏代谢转换成维生素A，能减少细胞癌变；和具有良好抗氧化作用的维生素C一起作用，可强化身体免疫力，抑制肿瘤细胞的生长。

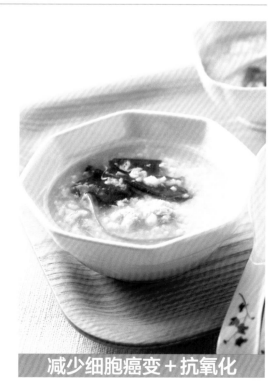

减少细胞癌变＋抗氧化

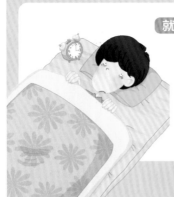

 就诊科别 精神科、神经内科、中医内科

Insomnia

失眠

健康
警讯 难以入睡、半夜易醒、疲倦无力、头痛、
焦躁易怒、盗汗、胸闷

✚ 为什么会失眠?

在患者最常向医生求助的问题中，睡眠障碍仅次于感冒、头痛或胃痛。可见饱受失眠所苦者大有人在。

睡不着、睡不好的原因有很多，如用脑过度、狂喜、狂悲、愤怒、焦虑、压力过大、受挫折等，使脑神经运作太过活跃，自主神经处于亢奋状态。此外，有些慢性病患者，如糖尿病、高血压患者，也比较容易失眠。

✚ 失眠症状停看听

除了最直接的睡不着，浅眠、易醒、多梦、睡不饱，也属于失眠症状。由于睡眠质量不佳，自主神经功能失调，身体往往容易出现心悸、胸闷、多汗、头痛等情形。

睡眠质量若长期没有获得改善，可能导致忧郁、脾气暴躁、记忆力衰退等情绪和精神上的不良反应。

✚ 医生小叮咛

❶ 维持规律的生活作息，按时上床、起床。

❷ 非睡觉时间尽量不要赖在床上，养成一上床就睡觉的习惯。

❸ 睡前应保持平静心情，以培养睡眠情绪。

❹ 16点以后不要喝咖啡、茶等含咖啡因的饮料，以免干扰夜间的睡眠。

❺ 早点吃晚餐，避免消化不良而干扰睡眠。若睡前饥饿难耐，可在睡前3小时喝杯温牛奶，或吃点清淡的含糖类食物，如稀饭、面条等。

❻ 睡前勿摄取大量水分，避免睡眠受到干扰。

❼ 可利用眼罩、耳塞，阻绝外在环境的干扰。

舒缓不适小妙招

❶ 睡前1小时洗个温水澡，可舒缓情绪，有助入眠。

❷ 上床15分钟后仍毫无睡意，可起身做点和缓的伸展运动，放松肌肉与情绪。

❸ 薰衣草、迷迭香、洋甘菊等精油有助眠效果，可适量喷洒在枕头旁，提升睡眠质量。

失眠
营养素需求

● 维生素B₁	● 维生素B₃	● 维生素B₅	● 维生素B₆	● 维生素B₁₂
● 维生素C	● 维生素E	● 维生素H	● 色氨酸	● 钙
● 镁	● 锌	● 钾		

失眠饮食宜忌公布栏

宜吃的食物	肉类	鸡肉 牛肉 三文鱼 鲭鱼 秋刀鱼
	奶蛋类	蛋 乳制品 牛奶
	蔬果、菇蕈、藻类	紫菜 香菇 海藻 红薯叶 菠菜 上海青 西蓝花 空心菜 红薯 南瓜 土豆 玉米 葡萄 菠萝 甘蔗 苹果 香蕉
	谷类	糙米 燕麦 麦片 紫米 小麦胚芽 荞麦 小米
	果仁及坚果类	核桃 花生 杏仁 芝麻 松子 葵花子 莲子
	豆类	红豆 绿豆
忌吃的食物		浓茶 咖啡 碳酸饮料 巧克力 辣椒 胡椒

食材配对 南瓜 + 糙米 = 舒缓情绪+帮助睡眠

营养加分

❶ 南瓜含有多种有益睡眠的营养成分,如B族维生素、维生素C、钙、镁等。B族维生素具有稳定神经的作用,可改善容易紧张、压力过大的状况;维生素C有助于身体合成对抗压力的肾上腺皮质激素;钙、镁则具有镇定神经的作用。

❷ 糙米中的褪黑素能改善睡眠质量;B族维生素能舒缓紧张的情绪,其中维生素B_6有助于色氨酸转换成血清素,让人放松心情,产生睡意;维生素E可缓和焦躁不安的情绪,帮助睡眠。

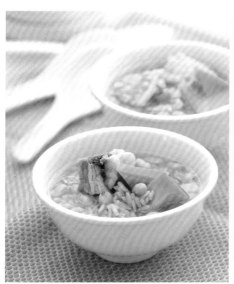

南瓜糙米粥 （1人份）

■材料:
糙米100克,南瓜、黄豆各50克,排骨块75克,水720毫升

■做法:

❶ 材料洗净。黄豆、糙米先浸泡于水中30分钟,捞出;南瓜去皮、瓤,切小块;排骨块用沸腾的水汆烫。

❷ 排骨块放入锅中,加水,以中火煮沸。

❸ 加黄豆、糙米、南瓜块,转大火煮至沸腾,转小火煮至熟软即可。

明星食材 →南瓜

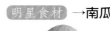

■维护视力健康　■帮助消化
■防止皮肤粗糙　■抗氧化
■改善高血糖　　■稳定情绪

失眠饮食调养重点

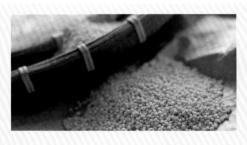

1. 摄取富含色氨酸及糖类的食物。色氨酸是大脑制造血清素的原料，能让人放松心情，舒缓神经活动，产生睡意。富含色氨酸的食物有小米、荞麦、全麦面包、黄豆等。糖类能帮助色氨酸作用于大脑，强化助眠效果。

2. 摄取足够的B族维生素。B族维生素能镇定神经，平日可以从谷类、深色蔬菜、坚果类、动物内脏中获得。

3. 多摄取含钙、镁的食物，钙和镁皆有镇定神经的作用。富含钙的食物有牛奶、奶制品、绿色蔬菜等；富含镁的食物有深色蔬菜、香蕉、坚果类。

4. 睡前2小时内勿吃夜宵。

5. 多吃蔬果。因新鲜蔬果含维生素C，能帮身体合成对抗压力的肾上腺皮质激素。建议选择绿色且口感带酸的水果，如猕猴桃、柠檬等。

6. 16点之后勿喝含咖啡因的饮料，晚餐勿食用易引发胀气与刺激性的食物。

7. 晚餐应选择清淡且易消化的食物，以七八分饱为宜。

宜食忌食问答

喝牛奶真的能帮助睡眠？

要看失眠的具体原因，若是钙质缺乏或过度紧张、压力较大引起的失眠就可以。

许多人都听过"睡前喝杯温牛奶，可以睡得更好"这个说法。实际上，失眠的原因很多，缺乏钙质会使人神经紧张而失眠，如果是因为钙质缺乏或过度紧张、压力过大引起的失眠，睡前喝杯温牛奶的确能帮助入眠。但若是其他原因，如疼痛、甲状腺功能异常等，则没有帮助。

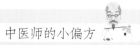

中医师的小偏方

1. 中医认为，银耳、黑木耳、百合、金针菜、莲子、龙眼、莴苣等食物具有不错的安神效果，有失眠困扰的人不妨适量食用。

2. 准备莲子心2克、生甘草3克，用沸水冲泡，闷泡约2分钟后，即可饮用。

3. 中医认为，琥珀、珍珠母、牡蛎、酸枣仁、柏子仁、五味子、远志、石菖蒲、夜交藤、合欢皮、茯神等药材具有安神效果，可熬煮饮用。

帮助睡眠特效饮品

1. 薰衣草茶：准备干燥的薰衣草花蕾5克，放入杯中，用沸水冲泡，闷泡约5分钟即可饮用。薰衣草具有镇定效果，能助眠。

2. 蜂蜜水：准备蜂蜜15克，用250毫升温开水冲泡，稀释后即可饮用。蜂蜜能帮助色氨酸作用于脑部，舒缓神经，帮助睡眠。

核桃苹果沙拉

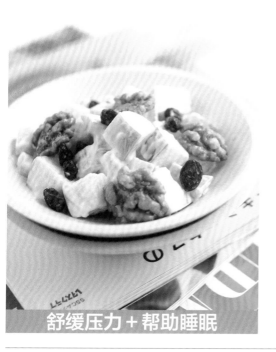

舒缓压力 + 帮助睡眠

材料：

核桃仁25克，西芹45克，苹果1小个，葡萄干1大匙，酸奶2大匙

做法：

❶ 材料洗净。苹果去皮，切小丁；西芹切小段；核桃仁捣碎。

❷ 苹果丁、西芹段、核桃仁放入碗中，淋上酸奶，搅拌均匀。

❸ 撒上葡萄干即可。

保健功效

　　核桃中的B族维生素、维生素E、钙和镁可舒解压力和紧绷的情绪，有助于睡眠。核桃和酸奶含丰富的色氨酸，有助于放松心情，使人产生睡意。西芹含有丰富的维生素C，有助于核桃、酸奶中钙质的吸收和作用，也可帮助身体合成对抗压力的肾上腺皮质激素，改善压力过大造成的失眠。

糖醋菠萝鸡肉

材料：

菠萝（去皮）60克，鸡肉75克，鸡蛋1个，姜1片，红甜椒30克，水10毫升

调味料：

盐、白糖、香油各1/4小匙，色拉油2小匙，淀粉1/2小匙，醋1/2大匙

做法：

❶ 菠萝切块；鸡蛋取蛋白；姜和红甜椒切丝；鸡肉撕成丝状，加淀粉和蛋白拌匀。

❷ 将1小匙油倒入锅中加热，加鸡肉丝，略炒，捞起。

❸ 用剩余的油热锅，放入姜丝、红甜椒丝、菠萝块和鸡肉丝均匀翻炒。

❹ 加盐、白糖、醋和香油，拌匀即可食用。

保健功效

　　鸡肉含B族维生素，菠萝含维生素C。B族维生素可稳定情绪、舒缓压力，能改善容易紧张所导致的失眠问题；维生素C有助于舒缓压力，可改善因压力过大造成的失眠。

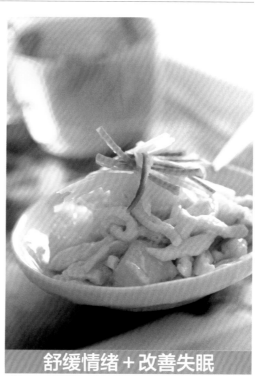

舒缓情绪 + 改善失眠

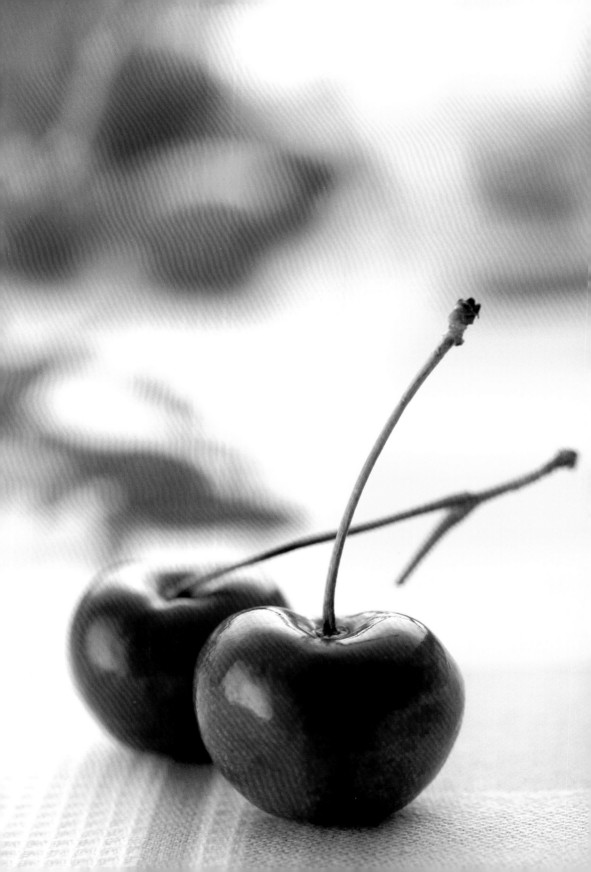

第三章
吃对营养 健康100分

想要拥有健康的身体，

您知道该怎么补充营养素吗？

天然食材中含有哪些营养素？

在不同的人生阶段，营养素需求有什么不同？

让我们一起了解必备健康常识，

掌握健康一生的饮食关键。

不可不吃的七大营养素

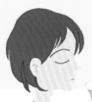

为什么说"药补不如食补"？为什么说"药食同源"？因为在天然的食物里，含有各式各样的营养成分，可以帮助人体正常运作，调节生理功能。我们只要依照身体所需分量，均衡地摄取，就能轻松对抗疾病、维持健康。

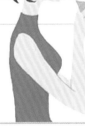

水

构成体液的重要元素

"你我都是水做的"，在我们的身体里，有60%~70%是水分。吃进肚子里的营养，得靠水来协助，才能顺利运送到全身；代谢后的物质与毒素也得靠水排出。此外，水还有调节体温、维持电解质平衡等许多重要的生理功能。

如果没有适当补充水分，轻则脱水，影响身体健康，严重的话可能导致死亡。水本身虽不能给身体提供热量，但非常重要，是人体不可或缺的营养素。

营养档案

水

生理功能
- 调节体温
- 促进新陈代谢
- 平衡体内电解质
- 降低血液黏稠度

摄取来源
水、蔬菜或水果

每日建议摄取量
2000~2500毫升

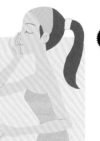

● 小叮咛
1. 每天流汗，或经由表皮蒸发的水分约有700毫升。
2. 一天至少补充6~8大杯水，才能维持体内水液平衡。
3. 有便秘、痛风、泌尿系结石的患者，可增加水分摄取量至每日2500~3000毫升。
4. 血液透析或心脏病患者，请遵照医生指示，适量摄取水分。

● 少量多次，有益健康

一天最好喝足2000毫升水，但一口气喝下这么多，不但不健康，还可能引发"水中毒"。比较适当的饮水方式是"少量多次"。

在特定时段喝水，特别有益健康，如早晨起床后，先喝一杯温水，能启动身体的代谢机制；洗澡前先喝一杯水，可加速新陈代谢；洗澡后再喝一杯水，能补充因大量排汗而流失的水分。

蛋白质

维持生命的重要基础物质

　　人体约有15%是蛋白质，它们以多种形式存在于内脏器官、肌肉、骨骼与组织之间，如消化酶、胰岛素、肌动蛋白、胶原蛋白。

　　蛋白质具有重要的生理调节功能，生长发育、消化吸收、新陈代谢、输送物质、细胞增殖、疾病防御、细胞修复等，皆需蛋白质的参与。蛋白质的摄取是否足够或恰当，是关系身体健康与否的主要因素之一。

　　依照食物来源，蛋白质可分为动物性蛋白质和植物性蛋白质。动物性蛋白质比较容易被人体吸收利用，被视为优质蛋白。植物性蛋白质因含有膳食纤维，同时不必担心胆固醇的问题，对血脂过高或有心血管疾病的患者而言，是更合适的选择。

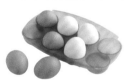

营养档案

蛋白质

生理功能

- 促进新陈代谢
- 维持身体结构
- 修复细胞组织
- 构成肌肉、内脏
- 维持血液酸碱平衡
- 维持水液平衡，避免水肿

摄取来源

动物性蛋白质：奶、蛋、各种肉类

植物性蛋白质：豆类、坚果类、全谷类

每日建议摄取量

- 每千克体重0.9～1.2克
- 所需热量（千焦）×（2.8%～3.6%）÷4

蛋白质摄取量计算公式 ❶ 依体重计算

公式	每日蛋白质建议摄取量（克）＝体重（千克）×（0.9～1.2）
范例	体重50千克，摄取量： 50×（0.9～1.2）＝45～60

蛋白质摄取量计算公式 ❷ 依热量计算

公式	每日蛋白质建议摄取量（克）＝每日所需热量（千焦）×（2.8%～3.6%）÷4
范例	以8000千焦为例，摄取量： 8000×（2.8%～3.6%）÷4≈56～72

● 小叮咛

　　①每克蛋白质约可提供17千焦热量。

　　②一般成年男性每天约需9209千焦热量，应摄取蛋白质约82克；而女性每日所需热量约6697千焦，大约需摄取蛋白质56克。

● 妥善搭配，重质不重量

　　蛋白质摄取不足有损健康，但过量会增加肾脏负担，造成钙质流失、尿酸增加等问题。蛋白质是否好吸收，会影响其利用率，如果"质"不佳，只好增加摄取量，弥补身体所需。

糖类

身体能量的关键来源

　　糖类由碳、氢、氧三种元素组成，也称为碳水化合物，能为身体各组织提供能量。我们的身体通过食物摄取糖类之后，将它分解成葡萄糖，通过血液输送，供给全身细胞使用，若有剩余便转化为脂肪与肝糖，储存在体内，等身体有需要时，脂肪和肝糖会再次转化为葡萄糖。

　　糖类可分为单糖、双糖、寡糖和多糖。吃起来有甜味的糖，多半是单糖、双糖和寡糖。

4大糖类一览表

结构	单糖	双糖	寡糖	多糖
种类	葡萄糖 果糖 半乳糖	乳糖 白糖（蔗糖） 麦芽糖	乳寡糖 果寡糖	淀粉 糊精

糖类摄取量计算公式 ❶ 依体重计算

公式	每日糖类建议摄取量（克）＝体重（千克）×6
范例	体重50千克，摄取量： $50 \times 6 = 300$

糖类摄取量计算公式 ❷ 依热量计算

公式	每日糖类建议摄取量（克）＝每日所需热量（千焦）× $(12\% \sim 14.3\%) \div 4$
范例	以8000千焦为例，摄取量： $8000 \times (12\% \sim 14.3\%) \div 4 \approx 240 \sim 286$

小叮咛
❶ 每克糖类为人体带来约17千焦热量。
❷ 若糖类摄取量不足，可能会使人缺乏活力，还会影响蛋白质与脂质的代谢。

糖类换算概念

　　吃1克糖，不等于吃1克糖类食物，以下利用数种常见食物，做个简单的换算示范。

食物	分量／重量	含糖量
馒头	1个	60克
米饭	1碗	60克
青菜	100克	5克

脂质

可储存和提供能量的营养素

脂质又称脂肪或油脂，除提供热量，脂质在人体中还有两大主要作用：一是固定、保护内脏器官；二是储存于皮下，维持体温。

按照来源的不同，脂质可分为动物性脂质和植物性脂质。我们常听说的饱和脂肪酸、多不饱和脂肪酸、单不饱和脂肪酸，是指脂肪酸的结构种类。天然油脂里，这三种脂肪酸都有，只是含量多寡不一，哪一种脂肪酸最多，就会被归纳为哪一类。

 小叮咛

每克脂质可为人体带来约38千焦热量。摄入过多油脂，容易造成肥胖、高血压、高脂血症、动脉硬化。缺乏脂质，不只无法顺利吸收脂溶性维生素，还可能导致代谢不良、激素分泌不足。脂质摄取过量或不足，都会危害健康。

 营养档案

脂质

生理功能

- 提供身体运作所需能量
- 防止蛋白质过度消耗
- 保护内脏器官
- 运送脂溶性维生素
- 维护皮肤结构健康
- 辅助人体自行合成胆碱和维生素D

摄取来源

动物性脂质：奶类、肉类
植物性脂质：种子、豆类、坚果类

每日建议摄取量

所需总热量的5%~7%

三种脂肪酸比较表

脂肪酸种类	优点	缺点	常见代表油品
饱和脂肪酸	● 稳定性高 ● 耐高温	● 易增加血中总胆固醇、低密度胆固醇 ● 易引起心血管疾病	● 牛油、猪油 ● 酥油 ● 椰子油、棕榈油
多不饱和脂肪酸	● 富含人体无法自行制造的必需脂肪酸 ● 能调节生理功能 ● 可降低血中总胆固醇	● 稳定性差 ● 高温烹煮容易形成聚合物，有碍健康	● 红花籽油 ● 葵花子油 ● 大豆油 ● 玉米油
单不饱和脂肪酸	● 稳定性较多不饱和脂肪酸高 ● 能降低血液中低密度脂蛋白、保留高密度脂蛋白 ● 可预防心血管疾病	无	● 橄榄油 ● 苦茶油 ● 芥花油 ● 花生油 ● 菜籽油

矿物质

人体无法自行合成的营养素

矿物质又称为无机盐，能维持人体正常生理功能和新陈代谢，虽然矿物质在人体中的含量仅有5%，但是不可或缺的重要角色。

依身体需求量的多寡，矿物质可分为：每日需求量超过100毫克的常量元素，如钙、钾、镁、钠、磷、氯等；每天所需低于100毫克的微量元素，如铁、铜、碘、锌、硒、锰、矽、硼、镍、锡、钴、氟、铬、锗等。

 小叮咛

人体无法自行合成任何一种矿物质，必须通过食物和保健食品来摄取。

人体长期缺乏足量矿物质，会出现免疫功能下降、内分泌失调、细胞病变等症状。

 营养档案

矿物质

生理功能

- 调节肌肉收缩、神经传导
- 激活酶
- 维持血液酸碱平衡
- 维持细胞膜的运输功能

钙、磷：维持骨骼健康

钠、钾：协助神经系统、
　　　　肌肉正常运作

镁：促进神经传导、应激
　　反应

钠：调节体内水液平衡

磷：调节体内酸碱平衡

氯：形成胃酸，帮助消化

铁：协助氧气运输

铜：有助于红细胞合成

碘：合成甲状腺激素

锌：调节免疫力

硒：抗氧化

矿物质摄取来源&每日建议摄取量

矿物质名称		主要摄取来源	每日建议摄取量
常量元素	钙	乳制品、深色蔬菜、豆类	1000毫克
	钾	芹菜、菠菜、空心菜、香菇	2000毫克
	镁	深色蔬菜、全谷类、坚果类	成年男性360毫克、女性315毫克
	钠	盐、肉类	2000毫克
	磷	牛奶、面粉、豆类、肉类	800毫克
	氯	水、菠菜、芹菜、茼蒿	750毫克
微量元素	铁	动物肝脏、黑木耳、紫菜、芝麻	成年男性10毫克、女性15毫克
	铜	肉类、鱼类、全谷类、坚果类	1.5～3毫克
	碘	海藻类	120～150微克
	锌	牡蛎、鱼肉、动物肝脏、坚果类	成年男性15毫克、女性12毫克
	硒	蒜、南瓜、瘦肉	50微克

维生素

维持生长和健康的重要元素

维生素种类繁多，是维系人体正常功能的重要营养素，一般分为脂溶性维生素与水溶性维生素两大类。

脂溶性维生素有维生素A、维生素D、维生素E、维生素K，特性是要和脂肪结合，才能达到良好的吸收效果；水溶性维生素以B族维生素、维生素C为代表，经吸收后容易随尿液排出，不易长久停留于体内，建议经常补充。

 小叮咛

多数维生素须通过食物的营养取得，人体无法自行合成。若出现容易疲倦、牙龈出血、失眠等症状，可能是维生素不足的警讯。

维生素及其别称

维生素B$_3$＝烟碱酸、维生素B$_5$＝泛酸、维生素P＝芦丁

 营养档案

维生素

生理功能

维生素A：保护眼睛与黏膜
维生素B$_1$：消除疲劳
维生素B$_2$：维护肝脏健康、强健神经纤维
维生素B$_3$：维持消化道功能、促进血液循环
维生素B$_5$：协助合成抗体
维生素B$_6$：加强新陈代谢
维生素B$_{12}$：预防贫血、代谢脂肪酸
维生素C：调节免疫力
维生素D：强化骨骼发育
维生素E：预防血管栓塞、抗氧化
维生素K：促进血液凝固
维生素P：对抗自由基、维持毛细血管弹性

维生素摄取来源&每日建议摄取量

维生素名称		主要摄取来源	每日建议摄取量
脂溶性维生素	维生素A	动物肝脏、胡萝卜、南瓜	成年男性600微克、女性500微克
	维生素D	鱼肝油、鸡蛋、牛奶	19～50岁5微克、50岁以上10微克
	维生素E	鸡蛋、牛奶、深海鱼	12毫克
	维生素K	圆白菜、西蓝花	50～70微克
水溶性维生素	维生素B$_1$	全谷类、牛奶、动物肝脏	成年男性0.9～1.4毫克、女性0.8～1.1毫克
	维生素B$_2$	香菇、黑木耳、花生	成年男性1.0～1.6毫克、女性0.9～1.3毫克
	维生素B$_3$	全谷类、酵母、西红柿	成年男性12～18毫克、女性10～15毫克
	维生素B$_5$	玉米、黄豆、牛奶	5～10毫克
	维生素B$_6$	土豆、糙米、西红柿	19～50岁1.5毫克、50岁以上1.6毫克
	维生素B$_{12}$	牛奶、鸡蛋、动物肝脏	2.4微克
	维生素C	深色蔬菜、番石榴	100毫克
	维生素P	柠檬、茄子、枣	25毫克

膳食纤维

维持人体健康的关键元素

　　膳食纤维因无法被肠道消化吸收，故不能供给人体热量，以往被认为是没有价值的成分，后来才发现它的重要性。

　　膳食纤维可分为水溶性膳食纤维与非水溶性膳食纤维两种。水溶性膳食纤维可帮助胆固醇代谢；非水溶性膳食纤维能促进肠道蠕动。对饮食习惯日渐西化者而言，膳食纤维是不可或缺的第七类营养素。

 小叮咛

　　膳食纤维虽然有益健康，但并不是吃得越多越好，摄取过量可能会干扰其他营养素的吸收，也会造成肠道负担，宜注意。特别需补充养分、胃肠功能较弱的婴幼儿和年长者，应适量摄取。

 营养档案

膳食纤维

生理功能

- 帮助控制体重
- 降低血中胆固醇含量
- 预防心血管疾病
- 减缓饭后血糖上升的速度
- 促进肠道蠕动
- 预防便秘
- 有助于增加肠道益生菌
- 降低肠癌、乳腺癌发病率

摄取来源

全谷类、蔬果类、海藻类

每日建议摄取量

25～35克

膳食纤维一览表

类型	常见代表	成分说明
水溶性膳食纤维	植物胶	燕麦、爱玉子等植物中含量丰富，能够溶于水，形成胶状，且具黏性
	果胶	不仅苹果、香蕉、草莓与柑橘类水果中含量丰富，还存在于土豆、南瓜、圆白菜等蔬菜中，特点是吸水性很强
	黏质	普遍存在于海藻类和种子中，黏性及吸水性都很强，遇水容易形成胶状，可将肠道内的废物包覆起来，排出体外
非水溶性膳食纤维	纤维素	葡萄糖聚合物，吸水性强，吃进体内能产生饱腹感。全麦面粉、豆类、根茎类、叶菜类中的含量都很丰富
	半纤维素	人食用后可通过肠内细菌分解，得到木寡糖。全谷类、海藻类、芥菜等食材中含量丰富
	木质素	植物中最为粗糙的部分，如果皮、蔬菜根茎。由于较为粗糙，若摄取过量，可能导致便秘

六大类食物的黄金比例

水、膳食纤维、脂质、蛋白质、矿物质、维生素和糖类，对人体的生理运作机制很重要，缺一不可！平日，我们通过均衡摄取各类食物来获得不同养分，但所谓的均衡可不是等量。到底如何吃才算均衡饮食呢？以下就来认识六大类食物的黄金比例。

● 小叮咛

六大类食物多少都含有水分，但为促进新陈代谢，每天还是应直接饮用水，额外补足约2000毫升水。

奶类
- **主要来源**：牛奶、羊奶、酸奶、乳酪
- **营养成分**：蛋白质、钙、维生素B₂
- **每日建议摄取量**：1～2杯，每杯约240毫升

蔬菜类
- **主要来源**：新鲜蔬菜
- **营养成分**：矿物质、维生素、膳食纤维
- **每日建议摄取量**：3～5份，每份约100克

油脂类
- **主要来源**：食用油、肉类中的脂肪、坚果类
- **营养成分**：脂质、脂溶性维生素
- **每日建议摄取量**：2～3大匙，每匙约15克

鱼、肉、豆、蛋类
- **主要来源**
  鱼、虾、蟹、贝、牛、猪、羊、鸡、鸭、黄豆、豆腐、鸡蛋、鸭蛋
- **营养成分**：蛋白质
- **每日建议摄取量**：4份，每份约37.5克鱼或肉、1块豆腐、1个鸡蛋

水果类
- **主要来源**：新鲜水果
- **营养成分**：维生素、有机酸
- **每日建议摄取量**：2～4份，每份约100克

五谷根茎类
- **主要来源**：米饭、面食（面包、面条、馒头）、红薯、玉米
- **营养成分**：蛋白质、糖类、B族维生素、膳食纤维
- **每日建议摄取量**：300～600克

吃出一家老小的健康

褓褓中的婴儿、学龄期的儿童、发育中的青少年，一直到白发苍苍的老年人，不同年龄层的营养需求不同，要怎么让全家老小一起吃出健康？不妨参考以下饮食建议。

婴儿

除了母乳或配方奶，4～6个月以上的婴儿也可开始食用稠状辅食，但内容越单纯越好。最好一次只吃一种新食物，且不宜过量、过浓稠。满周岁之前，尽量避免含牛奶、鸡蛋与海鲜类的食物，以免诱发过敏体质。

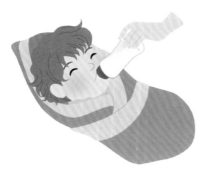

营养需求重点

维生素A、B族维生素、维生素C、维生素D、维生素E、蛋白质、脂质、钙、铁

建议摄取食物

母乳、新鲜蔬果（6个月后大多可食用）、五谷根茎类（6个月后可食稀粥、面粉糊等）

幼儿

学龄前的孩童以3岁为分水岭，1～3岁的小朋友每日需要的热量为4395～5023千焦，4～6岁的小朋友每日则需要热量5542～6907千焦。为促进生长发育，蛋白质要足量摄取。

为了满足热量需求，同时不增加胃肠负担，可采用少食多餐的方式来补充营养。在三餐间隔，以新鲜蔬果、牛奶、豆花、面包等食物作为点心。注意避开高糖分、高油脂，或盐分过重的食物。

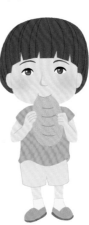

营养需求重点

维生素A、B族维生素、维生素C、维生素D、维生素E、脂质、钙、铁、蛋白质

建议摄取食物

牛奶、鸡蛋、肉类、鱼类、全谷类、蔬菜、水果

青少年

此阶段的男生、女生正迈入青春期，是发育的关键时期，要保证身高、体重正常增加，生殖器官完整发育，都是该阶段的饮食重点。男生每天需要9000～11093千焦热量；女生则略少一些，为8790～9209千焦。

虽然热量需求较高，但高油、高糖的零食和饮料还是少吃为宜，以免只获得了热量，却没摄取营养。女生则应避免刻意节食减肥，若因营养不均衡而影响发育，反倒得不偿失。

早餐一定要吃

蛋白质和糖类搭配组合，能有效提振精神，激发一天的活力。早餐一定要吃，可选择鸡蛋饼、包子、金枪鱼三明治等。

8分饱最好

吃太饱容易使人嗜睡，感到头脑昏沉，因此每餐以8分饱为宜。

维生素A保护眼睛

长时间专注于阅读，易使眼睛疲劳，维生素A、类胡萝卜素可达到保健视力的功效。建议多摄取深绿色、深黄色蔬菜，如菠菜、芥蓝、西蓝花、胡萝卜、南瓜等。

DHA、EPA活化脑细胞

深海鱼类富含DHA、EPA，可以辅助脑神经细胞的传导，活化脑细胞，达到集中注意力、提升记忆力的效果。

营养需求重点

蛋白质、维生素A、维生素B_2、维生素B_6、维生素C、钙、铁、锌

建议摄取食物

鱼类、肉类、鸡蛋、牛奶、新鲜蔬果、海带、牡蛎、全谷类

补充钙质，强健骨骼

青春期是身体快速发育的阶段，摄取足够钙质，有助于骨骼生长完善。此外，多晒太阳能促进维生素D的合成，进而促进人体对钙质的吸收。

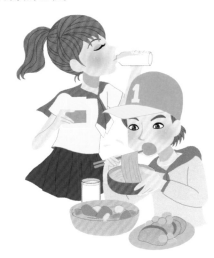

营养补充 男女有别

青少年时期正值发育阶段，对男生或女生来说，蛋白质与钙质是非常重要的营养素。补充足够的蛋白质，能促进各方面的发育；钙质则可帮助骨骼生长。此外，女生因月经来潮，更需要适量补充铁质。

青壮年

20~40岁，进入成熟的青壮年期，这是一个很微妙的阶段。20岁左右，体能状态达到巅峰，自30岁起则开始逐步往下走，40岁后则逐渐迈入中年阶段。因此，青壮年时期的饮食重点，应该是调节生理功能、强化免疫力，为延缓衰老做准备。

B族维生素，维持体力的好帮手

B族维生素能帮助体力的调节，减轻神经系统的压力，同时改善胃肠、精神、代谢等问题。对于经常面对压力的青壮年来说，是不可或缺的营养素。

新鲜蔬果不能少

新鲜蔬果富含维生素C、维生素E，能保护黏膜细胞、组织的健康。维生素C、维生素E具有理想的抗氧化效果，可以对抗自由基对人体所造成的伤害，保护皮肤，并且防止身体功能老化。

均衡饮食，定时定量

忙碌的青壮年人群容易忽略膳食纤维的摄取。饮食应该把握少油、少盐、少脂肪、多纤维的原则。定时定量且勿摄取过多热量，以免加速身体功能老化。

把握机会，打造强健骨骼

人类骨质含量约在30岁到达巅峰，以后随年纪渐长，骨质密度会逐渐降低。青壮年时期多补充维生素C、维生素D和钙，能预防老年性骨质疏松症。

营养需求重点

锌、硒、钙、类胡萝卜素、维生素A、B族维生素、维生素C、维生素D、维生素E、维生素K、膳食纤维

建议摄取食物

三文鱼、鲭鱼、瘦肉、糙米、金针菇、全麦、核桃、牛奶、菠菜、西蓝花、山药、胡萝卜、草莓、葡萄、樱桃

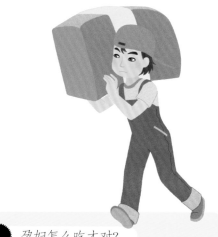

孕妇怎么吃才对?

在为期40周的怀孕过程中，每个阶段的营养素需求都不尽相同。

- **怀孕初期：** 为预防胎儿脑神经受损，孕妇应该补充叶酸。
- **怀孕中期：** 为满足胎儿成长与母体需要，钙质和蛋白质的补充绝对不能少。
- **怀孕后期：** 要多补充铁质。
- 整个孕期都需要足够的B族维生素、维生素C、矿物质。

有些孕妇会孕吐，有些孕妇食欲特别好。无论是哪种，为了自身和胎儿的健康，孕期的体重增加以10~14千克为宜。

体重增加过少，可能导致胎儿发育不良；过多可能出现孕妇生产不顺，诱发妊娠毒血症、妊娠糖尿病、妊娠高血压等状况。

中年

　　40岁后迈入中年，身体的代谢速度变慢，即便吃得和往常一样多，如果缺乏运动，身体就很容易"发福"。无论是男性还是女性，都应该注意保持正常的腰臀比例，男性勿超过0.9，女性勿超过0.85。

　　中年时期的饮食原则是少油、少糖、少盐，过多的脂肪与糖类易导致肥胖。水分的补充也很重要，摄取足够的水分可帮助胃肠消化，也可调节生理功能，将废物代谢出去。

糖类不能少

　　米饭、面食等糖类食物，能提供热量，又有饱腹感，最适合因劳动工作而快速消耗能量者，有助于恢复体力。

维生素很重要

　　疲倦与酸痛常是劳动工作的副产品，建议从深色蔬菜、瘦肉、动物肝脏或全谷类食物当中摄取B族维生素，以提振精神、消除疲劳。至于肌肉酸痛，可以摄取番石榴、柑橘、木瓜等水果，补充维生素C，有助于排除使肌肉酸痛的乳酸物质。

随时补充水分

　　喝水时最好选择温水，大口喝冰水虽然有畅快感，但容易对心脏造成负担。此外，运动饮料可补充钠与钾，维持体内酸碱平衡。每天以不超过300毫升为宜。

营养需求重点

镁、钙、B族维生素、维生素C、维生素D、维生素E

建议摄取食物

小鱼干、豆类、苹果、葡萄、核桃、脱脂牛奶、杏仁、西蓝花、胡萝卜、腰果

多摄取膳食纤维

　　随着年龄增长，血管弹性渐渐不如以往。在饮食中，多摄取高纤维食物，可以帮助降低血液中的胆固醇，维持血管健康；还能促进肠道蠕动，促进有毒物质的代谢，维持良好的生理功能。

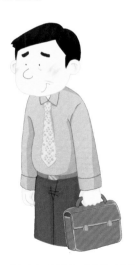

● 应酬一族怎么吃才对？

　　外出工作，难免需要应酬喝酒。不论是美食佳肴，还是酒精类饮料，摄取过量，对身体都有伤害。建议多饮用绿茶，食用新鲜蔬果，或者服用综合维生素，以增强身体的免疫力。

更年期

中年女性除了和男性一样，体力日渐下降、新陈代谢速度变慢，还得面临另一道关卡，那就是更年期。

由于激素分泌减少，各种更年期症状纷纷出现，例如皮肤干燥、潮红燥热、盗汗、心悸、失眠、情绪不稳定等，有的人症状严重，影响日常生活，有的人则十分轻微。程度不一除了受个人体质的影响，跟饮食内容也有关联。减少油脂、盐分与糖分的摄取，补充各类维生素、钙质和铁质，多喝水，远离香烟与酒精，更年期也可以轻松度过。

减少油脂摄取

更年期女性的激素分泌减少，血中胆固醇浓度较容易上升。减少油脂摄取，有利健康。

饮食宜清淡

雌激素减少，会提升血液中胆固醇的含量，提高罹患高血压的概率，宜控制盐分及油脂的摄取。

多食用豆制品

黄豆中的大豆异黄酮是天然的雌激素，能舒缓更年期不适。建议更年期女性多食用豆制品。

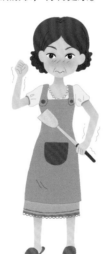

营养需求重点

维生素A、B族维生素、维生素C、维生素D、维生素E、钙、镁、铁、大豆异黄酮、类胡萝卜素

建议摄取食物

三文鱼、秋刀鱼、银鱼、豆类、菠菜、西蓝花、山药、西红柿、坚果类

钙与铁很重要

更年期女性应多补充钙质、铁质。更年期激素分泌不稳定，容易造成大量出血现象。适量补充铁质能改善疲倦、贫血现象；钙质则能补充骨骼保健所需的养分。

上班族怎么吃才对?

上班族平均每天得花1/3以上的时间坐在办公桌前埋头苦干。三餐以外食居多，又常缺乏运动，因此虽不过四五十岁，但有"三高"困扰者大有人在。

除了配合医生治疗和控制，改善饮食也是适当的保健方法。提供三大简单的原则：多吃深色蔬果，少喝咖啡、浓茶，远离烟酒。

深色蔬果富含类胡萝卜素、维生素C、维生素E与B族维生素，可以保护眼睛、促进黏膜组织健康、预防静脉曲张，同时纾解工作压力。对于整天对着电脑而用眼过度、办公环境空气不流通、总是久坐少动的上班族而言，是不可或缺的营养素。

节制摄取咖啡、浓茶与烟酒，钙质等营养素才不会快速流失，尤其是B族维生素。

老年期

　　随着医疗技术的进步，加上养生观念的盛行，虽然从65岁开始便迈入老年期，但人们的平均寿命已延长至78岁左右。为了更长寿、更健康，日常饮食是重要的一环。

　　老年期人体生理功能逐渐退化，舌头上的味蕾数目减少，使味觉变得迟钝，常常觉得吃什么都没味道，导致越吃越咸、越吃越甜。为了避免重口味增加身体负担，建议在烹调方式方面"下功夫"，利用醋、柠檬、西红柿等食材的酸味，或利用香菇、柴鱼的甘甜，以及罗勒、葱、姜、蒜等辛香料的特殊气息来提味。此外，年长者的牙齿与胃肠功能均不佳，应采用少食多餐的方式进食，且以易咀嚼、易消化的食物为宜。

多吃蔬果

　　摄取足量的膳食纤维，可预防便秘、降低胆固醇。补充矿物质、维生素，能减缓老化的速度。

少油

　　油腻食物不易消化，而且容易引发心血管疾病，还是少吃为妙。

少糖

　　年长者常有血糖偏高的倾向，况且糖的热量高，容易导致肥胖，宜少吃。

少盐

　　盐分摄取过量，和高血压之间有密不可分的关系，建议年长者最好吃得清淡些。各类腌制食品或罐头食品也要少吃。

健脑营养素要足够

　　为了避免脑部功能退化，在平日饮食中应补充足够的蛋白质与DHA，以活化脑细胞和大脑神经。

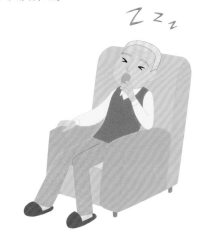

营养需求重点

钙、钾、蛋白质、维生素D、膳食纤维

建议摄取食物

牛肉、猪肉、小鱼干、三文鱼、酸奶、牛奶、叶菜类、西红柿、香蕉、猕猴桃、芝麻、豆腐

● 老年人怎么吃才对?

　　太胖、太瘦对身体来说都是负担，老年人由于新陈代谢减缓，应该注意热量的摄取，以保持理想的体重。

　　不偏食，餐餐定时定量，再搭配正确的饮食原则，便能健康、轻松地享受高龄生活。

健康一生的饮食观念

食物负责提供我们身体每日所需的营养素，可以说是生命的基础。想要身体功能正常运作，吃得适当、吃得健康是关键所在。拥有正确的饮食观念，才能让食物发挥最大的营养功效，维持身体健康。

这样吃就对了——正确饮食原则

根据研究显示，许多慢性疾病和不良的饮食习惯有着密切的关联。俗话说"水能载舟，亦能覆舟"，食物之于健康，也是这个道理。培养健康、正确的饮食观念，能帮助我们享受美食，并获得健康。

原则❶ 早餐重质也重量

早餐以蛋白质搭配糖类为最佳组合，如馒头夹蛋、三明治等。摄取足够的热量，不仅能提供活力，还有助于提升记忆力。

原则❷ 午餐多蔬菜、适量淀粉

午餐与晚餐之间的间隔较长，因此午餐最好吃饱点。米饭、面食等淀粉虽然可带来饱腹感，但糖类会使血糖快速飙高，让人昏昏沉沉。建议午餐多吃蔬菜，蔬菜中大量的膳食纤维能延缓血糖上升的速度，并带来饱腹感。

原则❸ 晚餐简单比较好

晚餐不宜吃得太复杂、太丰富，免得加重胃肠消化负担。建议多摄取可稳定神经的食物，如深绿色蔬菜、全谷类，少吃蛋白质和脂肪类。

原则❹ "蔬果579"健康天天有

我国台湾地区"癌症基金会"近年来大力提倡"蔬果579"的观念（详见第249页的表格），尤其是新鲜的有色蔬果。不仅可以补充膳食纤维，蔬菜中所含丰富的维生素与矿物质更能解决现代人几项常见困扰，如便秘、高胆固醇血症、高血糖与其他心血管疾病，同时能预防癌症。

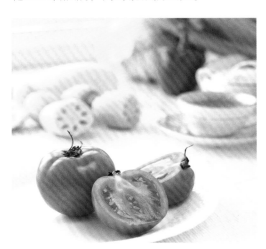

原则⑤ 水果可在饭前吃

水果含糖量高，饭后吃会增高血糖上升的幅度，膳食纤维则会让人感觉更饱。如果饭后要吃水果，最好等半小时后再吃。

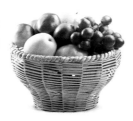

适宜饭后吃的水果有哪些?

多数水果可在饭前吃，下列三种类型的水果则建议饭后吃。

- **太酸的水果：**空腹食用易伤胃，如柠檬、葡萄柚。
- **含鞣酸的水果：**易和胃酸起化学作用，导致胀气，如西红柿、柿子。
- **含消化酶的水果：**可帮助消化，如猕猴桃、木瓜、香蕉与菠萝。

原则⑥ 喝水有技巧

每人每天要摄取2000～2500毫升水，饮料无法取代白开水。饮料含糖量太高，会带来过多热量，导致肥胖，如有盐分，也会增加肾脏负担。每天的饮料摄取量勿超过600毫升。

小叮咛

饭后不宜大量喝水，以免冲淡胃酸和胃液的浓度，影响消化，并容易造成血压上升。

原则⑦ 食物种类越多越好

不同食物含有不同营养素，长期固定食用某几种食物，易造成某些营养过剩、某些营养不足的情况，身体状态恐怕失衡。

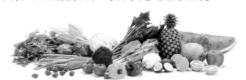

重要营养素的缺乏症状及主要摄取来源

营养素	缺乏症状	主要摄取来源
蛋白质	发育不良、抵抗力差、易疲倦	奶蛋类、豆类、鱼肉类
维生素A	皮肤干燥、夜盲症、呼吸系统易感染	奶蛋类、黄绿色蔬菜、鱼肝油
维生素B_1	食欲不振、容易疲倦	全谷类、豆类、瘦肉
维生素B_2	嘴角发炎溃烂、抵抗力差	奶蛋类、豆类、瘦肉
维生素B_3	便秘与腹泻交错、抵抗力差	全谷类、豆类、鱼类
维生素C	易出血、伤口愈合速度慢	新鲜蔬果
钙	牙齿及骨骼发育不良	奶蛋类、豆类、绿色蔬菜
铁	贫血、容易疲倦	肉类、蛋类

"蔬果579"每日建议食用量 （注：1份蔬果≈1个拳头大小）

对象	蔬菜食用量	水果食用量	蔬果合计食用量
儿童及青少年	3份	2份	5份
成年女性	4份	3份	7份
成年男性	5份	4份	9份

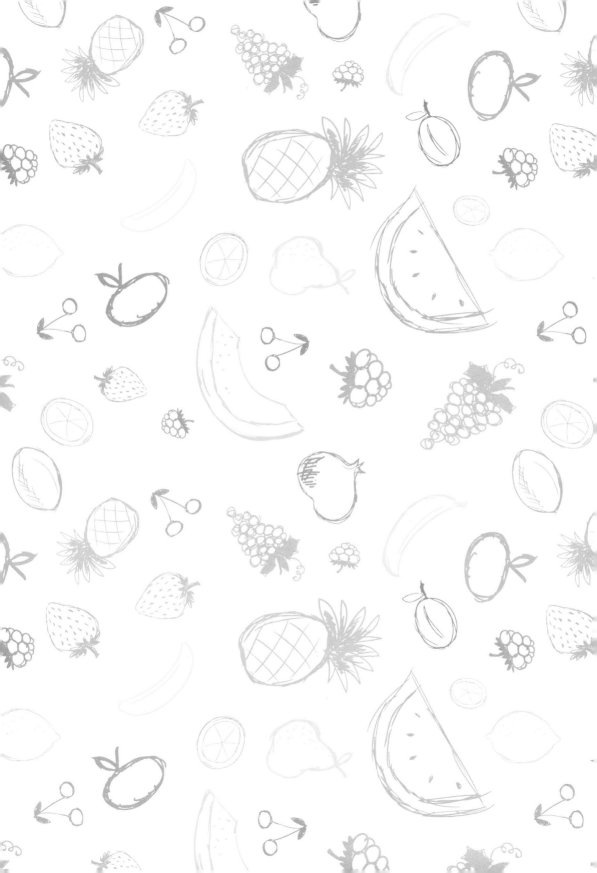

品质悦读｜畅享生活